Accéder à son énergie sacrée

JUDITH ORLOFF

Accéder à son énergie sacrée

10 prescriptions exceptionnelles
pour augmenter votre énergie
améliorer vos rapports à autrui
et combattre les vampires d'énergie

ARIANE

Texte original anglais :
Positive Energy

Published by Harmony Books, New York, New York.
Member of the Crown Publishing Group, a division of Random House, Inc.

Cette traduction est publiée grâce à une entente avec Harmony Books, une division de Random House, Inc.

Ariane Éditions inc.
1209, av. Bernard O., bureau 110, Outremont, Qc, Canada H2V 1V7
Téléphone : (514) 276-2949, télécopieur : (514) 276-4121
Courrier électronique : info@ariane.qc.ca
Site Internet : www.ariane.qc.ca

Traduction : Marie-Blanche Daigneault
Révision linguistique : Colene Bergeron, Michelle Bachand
Révision : Martine Vallée
Graphisme et mise en page : Carl Lemyre

Première impression : août 2005

ISBN : 2-89626-005-6
Dépôt légal : 3e trimestre
Bibliothèque nationale du Québec
Bibliothèque nationale du Canada
Bibliothèque nationale de Paris

Diffusion
Québec : ADA Diffusion – (450) 929-0296
www.ada-inc.com
France et Belgique : D.G. Diffusion – 05.61.000.999
www.dgdiffusion.com
Suisse : Transat – 23.42.77.40

Imprimé au Canada

À Berenice Glass, ma meilleure amie

Remerciements

Je tiens à remercier tous ceux qui m'ont apporté leur appui pour la rédaction de ce livre : Richard Pine, mon agent littéraire et un fervent partisan de mon travail ; Betsy Rapoport, une réviseure hautement appréciée dont l'humour chaleureux et l'intelligence m'ont inspirée ; Shaye Areheart, mon éditeure, une femme d'esprit et une adepte inconditionnelle de ce projet ; Thomas Farber et Susan Golant qui m'ont aidée à donner forme à cet ouvrage et à le structurer ; Coleman Barks, un amant de la langue, de l'intuition et de la vérité, et Stephan Schwartz, mon ami et mentor, qui est également un explorateur intrépide de la conscience. J'offre aussi toute ma gratitude à Tina Constable, à Penny Simon et à Katherine Beitner de Harmony Books, ainsi qu'à Heidi Krupp, pour avoir fait connaître mon travail de par le monde.

Je tiens à remercier tout spécialement les célébrités et personnalités renommées qui m'ont accordé des entrevues en vue de ce livre : Jamie Lee Curtis, John Densmore, Eve Ensler, Wavy Gravy, Amy Gross, Quincy

Jones, Naomi Judd, Goldie Hawn, Larry King, Norman Lear, Kenny Loggins, Shirley Maclaine, Rosa Parks, Cheryl Tiegs et Iyanla Vanzant.

J'exprime par ailleurs mon appréciation pour les histoires personnelles, les suggestions et le soutien spirituel de mes deux (!) psychothérapeutes, Richard Metzner et Regina Pally. Des remerciements vont également à Hafsat Abiola, Lori Andiman, Barbara Baird, Michael Beckwith, Laurie Sue Brockway, Ann Buck, Janus Cercone, Paula Cizmar, Laura Crouse, Jennifer Cook, Molly Malone Cook, Elizabeth Cox, Larry Dossey, Dan Duncan, Linda Garbett, Weili Gu, Catherine Ingram, Tom Justin, Jonathan Kirsch, Michael Manheim, MaryEl McKinley, Mary Morrissey, Caroline Myss, Mary Oliver, Dean Ornish, Dean Orloff, Phyllis Paul, Charlotte Reznick, Sharon Salzberg, Lisa Schneiderman, Madeleine Schwab, Hayden Schwartz, Mark Seltzer, Danny Sheehan, Don Singer, Christina Snyder, Leong Tan, Suzanne Taylor, Roy Tuckman, Cynthia Watson, Mary Williams, Beth Zacher et à Zuleikha. Enfin, je voudrais remercier mes parents, défunts sans être pour autant oubliés, Maxine Ostrum-Orloff et Theodore Orloff, qui veillent désormais sur moi depuis l'au-delà.

Pour finir, je dois énormément à mes patients et aux participants à mes séminaires ; ils m'ont beaucoup appris et m'apprennent encore. J'ai toutefois modifié leurs noms et les traits susceptibles de révéler leur identité afin de protéger leur vie privée.

Table des matières

Deuxième partie
Nouer des relations favorables et combattre les vampires d'énergie

Quand tout sera terminé, je voudrais pouvoir dire :
ma vie tout entière,
Je fus l'épousée, mariée à l'émerveillement.
Je fus l'époux, étreignant le monde entre mes bras…
Je ne veux pas n'avoir été qu'une passagère ici-bas.

- Mary Olivier

Accéder à son énergie sacrée

Introduction à la méthode pour épanouir l'énergie sacrée et à la psychiatrie énergétique : retrouvez vos ressources d'énergie

Passez-vous votre temps à courir, au seuil de l'effondrement ? Croulez-vous sous les engagements, incapable de les refuser ? Les vampires d'énergie ont-ils laissé sur vous les traces de leur morsure ? Le journal télévisé saturé de violence tarit-il votre énergie ?

Une crise énergétique souterraine menace notre monde. Notre société hautement technologique et lunatique induit en nous un épuisement persistant tant physique qu'affectif et spirituel. Nous sommes assaillis par une pléthore d'informations. Et notre asservissement aux téléavertisseurs, au courrier électronique, au télécopieur et au téléphone nous éreinte tant et si bien que le technodésespoir forme désormais notre lot à tous. Par ailleurs, nous voici opprimés par les réalités géopolitiques ; des forces hostiles s'opposent à nous et ce, à l'échelle globale. Pas étonnant que notre énergie en pâtisse ! Le plus inquiétant, c'est que nous en sommes venus à considérer comme normaux ces états de fatigue et d'abattement. Il faut impérativement modifier cette attitude insensée que conforte notre société, peu importe les menaces extérieures. Grâce à des procédés uniques capables de libérer l'énergie, cet ouvrage vous apprendra comment vous débarrasser des tensions qui vous tuent et comment concevoir un mode de vie épanouissant et gratifiant.

Avec ce livre, je veux également vous introduire à la psychiatrie énergétique, une expression de mon cru qui fait référence à une forme nouvelle de psychothérapie que j'ai mise au point afin de traiter les bases énergétiques subtiles qui sous-tendent la santé et le comportement.

La psychiatrie énergétique est une sous-spécialité de la médecine énergétique ; elle conçoit le corps humain et l'esprit comme l'expression d'énergies subtiles. Les traditions thérapeutiques dans plusieurs cultures envisagent ces énergies subtiles comme la force vitale, un concept qui fait déplorablement défaut dans le domaine des soins de santé. Quel leurre ! Car il s'avère impossible de définir l'être humain sans cette notion. La psychiatrie énergétique fait appel à la science médicale conventionnelle, mais elle fait également appel à ce concept d'énergie subtile afin de maximiser notre force vitale grâce à des méthodes qui peuvent être utilisées au quotidien. Cette approche amène un vaste éventail de connaissances sur l'énergie subtile et l'applique spécifiquement à la psychiatrie, domaine qui utilise de plus en plus la médication et qui est de plus en plus en mal de nouvelles idées.

Par ailleurs, l'ensemble des soins de la santé bénéficiera de mon approche. Je suis psychiatre et professeure adjointe en clinique à l'Université de Californie à Los Angeles (UCLA) ; j'ai à mon actif vingt ans d'exercice dans le domaine. Je suis désormais persuadée que les transformations les plus marquantes ne peuvent survenir que sur le plan énergétique. J'ai connu plusieurs personnes qui ont passé beaucoup de temps et dépensé des sommes considérables à des thérapies axées sur l'intellect, dans l'espoir qu'une compréhension de soi abstraite suffirait à leur apporter le bonheur. À n'en pas douter, l'esprit vous mettra sur la bonne voie et peut produire une guérison psychologique appréciable. Néanmoins, même si je suis favorable aux approches thérapeutiques conventionnelles et holistiques, et que j'y fasse moi-même appel, je les allie à une reconstruction consciente des énergies subtiles. Il faut apprendre à manipuler votre force vitale à l'état brut.

En tant que psychiatre, je n'ai jamais consenti à me montrer prudente dans le seul but de me conformer au statu quo. Pour que mes patients bénéficient de l'ensemble de mes ressources, j'ai dû aller au-delà des normes établies définissant ce que doit être un médecin. Outre ma formation universitaire, je suis aussi une personne intuitive, issue d'une longue lignée de femmes douées de cette faculté – ma grand-mère, ma mère, mes tantes, jusqu'à ma tante Bertha, une embaumeuse spécialiste du tarot. Mon approche fait appel à des messages non linéaires constitués d'images, de connaissances et d'interprétations de champs énergétiques ; ces messages me permettent d'aider mes patients. Voilà une puissante alchimie qui améliore ma pratique de la médecine. (Mes efforts pour associer l'intuition au domaine aride de la science sont décrits dans mes ouvrages *Dr Judith Orloff's Guide to Intuitive Healing* et *Second Sight.*) Davantage qu'un travail, c'est la passion de toute une vie. Une séance avec un patient est une période sacrée. Pendant cinquante minutes, ce dernier devient mon univers, il retient toute mon attention. J'écoute ce qu'il a à dire, mais aussi ce qu'il tait. Suivre mes patients avec l'intellect et l'intuition est passionnant ; je suis un instrument bien affûté, un médium qui délivre des prescriptions étonnantes pour des situations en apparence insolubles.

Malheureusement, les cours de médecine n'abordent pas la question de l'énergie. J'ai toujours éprouvé une curiosité irrépressible, nuancée de tendances rebelles. Rejeter ce qui me semble faux ne me pose donc pas de problème. (À l'instar de mes prédécesseurs féminins, j'ai émergé du ventre de ma mère, entêtée et forte !) Pas étonnant que, lorsque j'étais étudiante, la perception assommante de l'énergie qu'entretient le corps médical ne m'ait jamais intéressée. Les professeurs nous enseignaient, l'air blasé, que l'énergie ressemble à de l'essence : *on la reconstitue grâce à un régime alimentaire sain, au sommeil et à l'exercice, puis l'on se lance à la conquête du monde.* (Et même ces notions élémentaires n'étaient abordées que comme accessoires aux sciences « pures et dures ».) Nous mesurons notre niveau d'énergie à notre capacité de réalisation. Lorsque le réservoir baisse, il faut refaire le plein. Malgré la gratitude que j'éprouve pour ma formation médicale – à mes yeux, c'était une formation initiatique –, j'ai pris conscience que cette conception de l'énergie est pour le moins anachronique. Elle ne tient compte de l'énergie que dans sa forme la plus grossière. Pour accéder à une source plus vaste, il faut également puiser aux énergies subtiles latentes au-delà de la surface. Chez la plupart des gens, elles demeurent à l'état potentiel.

Il faut revoir les programmes des écoles de médecine pour qu'ils enseignent aux étudiants la manière de sentir le plein spectre de leur réserve énergétique et d'y accéder. Il ne suffit pas d'indiquer à quelqu'un comment bien s'alimenter, il faut aussi lui apprendre à choisir des aliments qui procurent une recrudescence énergétique spécifique. À quoi bon conseiller à un patient de dormir davantage si vous ne lui enseignez pas à se détendre ? Voilà pourquoi les recommandations traditionnelles sur l'énergie n'ont aucun effet. Vous suivez les instructions du médecin à la lettre et vous vous sentez toujours épuisé ? Vous n'êtes pas responsable. Il vous faut une prescription plus complète. Je vous l'offre ici.

Ce livre est un manifeste appelant à l'activisme, un appel incitant à retrouver votre vitalité grâce aux méthodes de la psychiatrie énergétique. Il s'adresse aux gens sous pression qui voient leur vitalité compromise ou qui ne suffisent pas à la tâche. Si vous êtes un bourreau de travail, si votre boulot occupe chaque minute de votre temps ou si vous êtes un parent jonglant avec la famille et la carrière, cet ouvrage vous sera d'un précieux secours. Vous serez heureux d'y découvrir des solutions aux symptômes soi-disant psychosomatiques, tels que la fatigue chronique, la fibromyalgie, la dépression et l'anxiété. Cet ouvrage s'adresse également aux personnes que les tumultes de notre époque touchent fortement et qui luttent pour demeurer équilibrées. Vous apprendrez à vous prémunir contre les gens qui siphonnent votre énergie, ainsi que la manière de combattre ces sentiments d'impuissance ou de panique qui nous affligent face au chaos social actuel. Par ailleurs, ce livre vous sera utile si vous allez bien, mais cherchez à vous sentir encore mieux. Chacun de nous peut profiter d'une recrudescence de vitalité.

Nous habitons un monde où sévissent la violence, l'égocentrisme, l'instabilité économique et des maux inquiétants. Cependant, on y rencontre aussi l'amour, les miracles et la guérison. Nous sommes des parties de vastes champs énergétiques invisibles en mouvement. Ceux-ci sont soit négatifs, soit positifs et ils influent sur la santé planétaire et individuelle. Je vous enseignerai la formule permettant d'accroître votre énergie, ainsi que la manière d'étoffer l'énergie positive et de transformer la négativité – une condition préalable à la tranquillité d'esprit et à la survie. Pour reprendre les paroles d'Helen Keller : « Tourner nos visages vers le changement et nous comporter en toute liberté en présence de la destinée ; voilà une force invincible. » Ce livre fera la lumière sur cet univers intangible. Il vous apprendra à mieux maîtriser votre énergie pour qu'ainsi, vous compreniez où elle fuit et comment la récupérer.

Nous savons tous que nos sources d'énergie sont l'alimentation, le sommeil et l'exercice. En revanche, nous subissons également l'influence d'un réseau très vaste de champs énergétiques que nos cinq sens ne perçoivent pas. Songez à la gravité, cette force d'attraction vers le noyau terrestre qui nous retient au sol. Ou aux champs magnétiques : vous vous rappelez certainement ces objets métalliques mystérieusement attirés par un aimant dans vos cours de science à l'école primaire. De manière analogue, il existe un champ énergétique, une « vibration », émanant de tout ce qui nous entoure, qu'il s'agisse des aliments, des amis ou des événements de l'actualité. Notre réaction à ces vibrations transparaît dans notre niveau d'énergie. Ces états que nous considérons d'habitude comme appartenant au domaine physique, affectif ou sexuel et que traduisent des expressions comme « mon cœur bat la chamade », « j'ai peur » ou « le désir me trouble » ne sont finalement que l'expression diversifiée de l'énergie subtile. Si vous êtes particulièrement sensible et que vous êtes souvent vidé ou épuisé, cette approche vous permettra de mener une existence exubérante plutôt qu'une vie dans laquelle vous passez votre temps à vous remettre.

Ce livre présente des méthodes issues de la psychiatrie énergétique qui permettent d'accéder à ce domaine ineffable. L'énergie n'est pas qu'un phénomène diffus. Je vous indiquerai comment l'analyser et comment l'utiliser pour votre bénéfice. Pour commencer, sachez qu'elle a deux pôles : positif ou négatif. Si vous souhaitez prendre en main votre santé et votre état d'esprit, il faudra vous familiariser avec l'une et l'autre.

Ainsi, vous apprendrez à exploiter l'énergie positive. (Faire de son mieux pour être quelqu'un de bien, voilà qui apporte la plénitude à notre monde en crise.) L'énergie positive consiste en ces forces bienveillantes et épanouissantes qui émanent de l'intérieur (la compassion, le courage, la clémence et la foi) et de l'extérieur (des amis qui vous aident, un travail créatif, la faculté de rire ou une sexualité épanouie). Le respect de la Terre et de ses créatures, une grande capacité de tolérance ainsi que la volonté d'instaurer une civilisation pacifique : voilà d'autres sources d'énergie positive. Ces éléments sont aussi indispensables à notre survie que la nourriture ou l'oxygène.

Vous développerez votre aptitude à contrer et à transformer l'énergie négative qui nous consume et qui provoque la maladie. Ce type d'énergie nous contraint à la petitesse, à la mauvaise santé ; elle nous détourne du meilleur de nous-mêmes. Elle est peut-être produite par notre peur, notre mépris de nous-mêmes, notre rage ou notre honte – ce terrorisme affectif que nous nous infligeons sans en mesurer les conséquences. Si nous ne nous sommes pas résolus à identifier et à guérir ces forces négatives, elles nous consumeront. Pis encore, elles sont susceptibles de motiver des passages à l'acte dans les sphères sociales et politiques, entraînant la destruction. Les enjeux sont de plus en plus élevés. En tant que nation, nous n'avons d'autre choix que de gérer ces énergies négatives : le terrorisme international (« ce virus au sein de la communauté humaine », pour reprendre l'expression d'un ami dans la Marine qui est à la tête des opérations spéciales en Afghanistan), le racisme, la pollution, la dépréciation des femmes… Pensez encore à notre quotidien : les personnages toxiques, les embouteillages, le harcèlement sexuel au travail et le technodésespoir sont des éléments néfastes aussi insidieux que la fumée des autres.

Chacun doit découvrir ce qui le mine, que ce soit des facteurs insignifiants ou importants, car ils varient d'une personne à l'autre. Par exemple, dans le *O Magazine*, Oprah Winfrey affirme : « La télévision possède son propre champ énergétique – elle diffuse de l'énergie, mais elle en engloutit également. Voilà pourquoi je préfère la lecture. » Parallèlement, vous devez cerner et supprimer les influences qui vous fragilisent. Ou alors, si vous ne pouvez pas les éviter, il faudra trouver le moyen de vous en préserver et de les transmuer. Pour chaque instant lumineux que nous goûtons, il y a toujours une force interne ou externe prête à nous anéantir. Accueillez le positif et refusez le négatif : dès lors, vous disposerez d'une profusion d'énergie et d'un invincible optimiste.

Je sais qu'en l'absence d'une stratégie délibérée, il est presque impossible de respecter votre énergie. Des années durant, j'ai oscillé entre des semaines d'activité intensive à donner des conférences de Manhattan au Montana et des périodes d'effondrement, au retour à la maison. Je sais trop bien ce que c'est que de rentrer chez soi comme un zombie après une longue journée, pour s'effondrer sur son lit, épuisé. Même exténuée, j'étais incapable de refuser des occasions « immanquables », alors j'acceptais et en subissais les conséquences. Toutefois, aussitôt remise sur pied, je reprenais mon rythme effréné : une autre fluctuation énergétique extrême. Mon dilemme était celui-ci : j'avais confiance en mon intuition et, sur le plan professionnel et personnel, je m'étais engagée à la suivre. Par contre, depuis quelques années, j'avais été contrainte d'admettre mon ignorance en la matière. Je réussissais merveilleusement pour ce qui était d'aider les autres à se fier à leur intuition et à mener des existences sémillantes, mais en ce qui me concernait, je faisais fi des avertissements funestes qui signalaient ma propre crise énergétique. Même si j'étais bien informée, il m'a fallu déployer des efforts herculéens afin de m'astreindre à respecter enfin les rythmes de mon corps. Je finis par souffrir d'une fatigue si importante que je fus contrainte de changer. Mon engagement à écrire ce livre témoigne du fait que je me refuse désormais à faire violence à mon talent pour la passion.

J'ai toujours mis en pratique ce que j'enseigne. Je ne suis pas du genre à réussir facilement. J'avance péniblement. Je me casse la figure. Je me remets sur pieds. Je tiens bon. Chaque épreuve me rend plus sage, plus libre, plus éprise de ces jours précieux qu'on nous a accordés. Peut-être êtes-vous un peu comme moi : lorsque je débordais d'énergie, j'étais persuadée que j'allais toujours en avoir. Et, quand elle était au plus bas et que je finissais par la retrouver, je me sentais renaître. Je remerciais les cieux de m'avoir épargnée. Que votre crise énergétique soit insignifiante ou que, comme la mienne, elle vous mette à plat, cette méthode vous apprendra à traiter l'énergie comme un don. Désormais, vous vivrez cette expérience extraordinaire de fonctionner à pleine capacité ; mais pour y parvenir, il faudra « être » tout autant que « faire ». Votre énergie est beaucoup plus mystique, plus séduisante, plus extatique que vous n'auriez pu l'imaginer.

Même si les Occidentaux estiment que l'énergie subtile est ésotérique ou Nouvel Âge, elle est pourtant à la base millénaire de plusieurs traditions médicales. À mon sens, la réaction de notre société est celle du légendaire éléphant dans un salon : il est là, devant nous, mais nous ne le voyons pas. La médecine chinoise désigne l'énergie subtile par le terme *chi* ou *qi*. Chez les kahunas hawaïens, on l'appelle *mana*. L'énergie subtile est, dans la tradition yogique et ayurvédique de l'Inde, connue sous le nom de *prana*, sous le nom de *ni* chez les Amérindiens, sous le nom de *num* chez les shamans de l'Afrique, sous le nom de bio-champs [biofields] chez les scientifiques américains et sous le nom de champs morphiques [morphics fields] chez une génération dissidente de physiciens et de biologistes internationaux qui va croissant. Les aborigènes de l'Australie croient que les individus qui sont accordés à l'énergie subtile sont capables de guérir et de communiquer par télépathie. Je considère sérieusement déficiente une culture qui ne possède aucun terme éloquent pour désigner cette énergie à multiples facettes que tant de systèmes de pensée associent à notre nature essentielle.

La science occidentale rattrape peu à peu son retard. Nous connaissons tous la célèbre formule de Einstein: $e = mc^2$: l'énergie et la masse sont interchangeables. Ce n'est que récemment que les scientifiques se sont mis à appliquer cette loi universelle de la physique à notre santé. La psychiatrie énergétique conçoit l'importance d'équilibrer le corps (la masse) et l'esprit pour prévenir la maladie. Même si la structure de l'énergie subtile n'est pas encore entièrement définie, on a enregistré une hausse des émissions de photons et des fluctuations électromagnétiques autour des praticiens qui génèrent cette énergie. Encore plus révolutionnaire, Stephen Hawking, un astrophysicien de l'Université de Cambridge, a formulé la théorie la plus audacieuse : la « théorie des membranes » [brane theory]. Cette théorie émet l'hypothèse que le monde que nous percevons repose sur une fine membrane qui nous sépare des autres vastes univers d'énergie subtile. Paradoxalement, c'est notre perception limitée qui nous empêche de voir ces sphères d'existence qui se trouvent précisément sous notre nez tridimensionnel !

Je suis également ravie que les National Institutes of Health financent désormais grand nombre d'études scientifiques sur les thérapies utilisant l'énergie : on évalue ainsi les effets salutaires du yoga sur l'insomnie, de même que les bienfaits du *qigong* en tant qu'adjuvant dans le traitement du cancer. Il est dorénavant démontré que le toucher thérapeutique (la guérison avec les mains) accélère la cicatrisation des blessures, qu'il maximise les réactions immunitaires et qu'il apaise la douleur. Au Presbyterian Hospital, à New York, on a fait appel à des guérisseurs énergétiques lors d'opérations à cœur ouvert. La guérison à distance est encore plus évoluée ; il s'agit de l'aptitude, démontrée scientifiquement, d'influer positivement sur les enzymes, les plantes et les êtres humains en diffusant de l'énergie subtile de loin. La guérison énergétique a récemment fait la une du magazine *Time* et du *Western Journal of Medecine.* Les deux publications firent état d'une étude marquante prouvant que ce procédé était capable d'atténuer les symptômes débilitants qui apparaissent dans les stades avancés du SIDA. Ces recherches indiquent en outre que nous sommes à l'aube d'importantes découvertes dans le domaine de l'énergétique humaine. Ces preuves scientifiques et les découvertes imminentes m'enthousiasment au plus haut point.

Mon approche novatrice en psychiatrie énergétique vous permettra d'éveiller et de maîtriser votre énergie dès maintenant. (La psychiatrie énergétique diffère de la psychologie de l'énergie ; cette dernière tient aussi compte de cette sphère subtile, mais tire cependant son origine de la chiropratique. Elle fait appel à des techniques d'acupression et aux tests musculaires.) Pour ma part, je m'appuie fortement sur l'expérience pragmatique, et non sur une démarche cérébrale. Je ne me contente pas d'émettre des « ah ah », drapée d'un sarrau blanc et d'un détachement proprement scientifique. Je n'exige pas de mes patients (ni de vous) qu'ils me croient sur parole au sujet de l'énergie subtile. Il est indispensable de la ressentir. Mes patients doivent vraiment travailler !

Pour commencer, j'enseigne aux patients à pressentir l'énergie qui imprègne et entoure le corps, formant un champ semblable à une capsule. Je les aide à sentir les centres énergétiques au milieu du corps, que l'on nomme *chakras.* Ressentir ces énergies n'est pas que l'apanage des mystiques, c'est aussi le fait de gens merveilleusement ordinaires. Si un patient déclare : « Je ne peux y arriver » ou « Je ne ressens rien », je ne lui permets pas de s'arrêter là. J'approche, par exemple, la paume de ma main de la sienne, sans la toucher. Ensuite, je l'amène à percevoir l'énergie qui circule entre nos deux paumes. J'explique qu'il n'est pas possible d'analyser cette perception. Pour déceler les nuances de l'énergie, j'exerce mes patients à affiner leur intuition. Sagesse intérieure puissante, exempte du filtre de l'esprit rationnel, l'intuition nous permet de percevoir au-delà du domaine physique. Les bénéfices seront tangibles. Par exemple, pour prendre des décisions avisées, il est indispensable de savoir si les vibrations d'une personne sont agréables ou non.

Du fait de la déférence de notre culture à l'endroit de l'intellect, notre intuition s'est atrophiée. J'inverse la tendance en assimilant l'intuition à chaque aspect de la psychiatrie énergétique. Je lis intuitivement mes patients et leur enseigne à se brancher, eux aussi. Je suis depuis longtemps parvenue à la conclusion qu'il n'est pas responsable, sur le plan éthique, de demeurer sur un piédestal d'autorité et de faire une lecture intuitive des gens sans également leur apprendre à développer leurs propres facultés. Ce don est à la portée de tous. En s'exerçant, chacun peut apprendre à s'en servir. J'adore voir l'expression extatique de mes patients lorsqu'ils perçoivent pour la première fois l'énergie – un rite de passage aussi mémorable que leur premier baiser. Quelle découverte électrisante ! (Ma première fois, l'énergie était féérique, comme les cieux. J'ai su alors que j'avais trouvé ce que j'avais toujours cherché.) Une fois qu'ils s'y sont accoutumés, mes patients apprennent à discerner ce qui est positif, à contrer la négativité et à débusquer les traumatismes logés dans leurs champs subtils, facteurs d'épuisement chronique. En l'absence de cette faculté si fondamentale, la plupart d'entre nous sont désemparés.

Souvent, les gens viennent me consulter, sceptiques ou confus en ce qui a trait à l'énergie subtile. Ce n'est pas surprenant. Il s'agit d'un domaine difficile à interpréter. Je ne suis pas à l'aise avec la langue employée dans les textes sur le sujet ; le sens est voilé par un jargon scientifique à l'occidentale, par un galimatias psychologique ou l'emploi de terminologie médicale chinoise. Pour reprendre les paroles de l'essayiste John Ruskin : « Le plus formidable accomplissement d'un être, c'est de constater une chose et de parvenir à l'exprimer simplement. » Du coup, mon travail consiste à servir de traductrice. Je présente à tous mes patients, aux novices comme aux expérimentés, une méthode simple pour expliquer l'énergie sur le plan humain. J'évite les mots à la mode qui éveillent l'opposition. Par exemple, je préfère employer l'expression « énergie subtile » plutôt que « chi » ou « aura ». Pour certains, le terme « chakra » fait trop « hippie », mais lorsque j'emploie l'équivalent « centres énergétiques », les gens acceptent plus facilement l'idée.

Je ne cherche pas à prêcher aux convertis. Je souhaite que tous mes patients se sentent à l'aise avec l'énergie subtile. Les plus rationnels d'entre eux apprécient de prendre connaissance de son historique et des données scientifiques. Pour présenter les chakras, je m'appuie sur la recherche médicale occidentale, qui fait actuellement ses premiers pas : les fréquences lumineuses que l'on capte des chakras correspondent exactement aux couleurs dont les extralucides font état depuis des siècles. On émet désormais l'hypothèse que les chakras sont à la base des fonctions nerveuses et immunitaires. En outre, je souligne que des traditions séculaires, dont les civilisations égyptienne, hébreuse, chinoise, grecque et amérindienne possèdent des concepts équivalant aux chakras yogiques. Lors du déclin de ces civilisations, de vastes bibliothèques furent incendiées, des traités entiers remplis de sagesse ésotérique sur l'énergie furent considérés comme subversifs et dangereux. (La répression en général me répugne, mais brûler des livres m'a toujours paru particulièrement machiavélique.) Malgré tout, des vérités si puissantes sont éternelles. Il est merveilleux de mettre en pratique le travail sur l'énergie, car nous retrouvons ainsi à l'époque contemporaine une sagesse perdue.

Certains de mes clients sont déjà au fait de l'énergie subtile. Cependant, encore ici, ils estiment que la psychiatrie énergétique est différente, fascinante, en raison de ses applications pratiques en psychothérapie et en réalisation de soi. Même s'ils connaissent le *qi* par des cours de yoga ou d'arts martiaux ou encore par l'acupuncture, ils n'ont jamais mis en pratique un programme énergétique quotidien qui permette d'unifier l'esprit, les émotions et le corps. Les frontières conceptuelles étriquées de la psychothérapie conventionnelle m'ont toujours asphyxiée. J'entame toujours une séance de psychiatrie énergétique en élargissant ces frontières ; j'y assimile l'intuition et la perception des champs énergétiques. Par la suite, j'aide les patients à observer au microscope leurs schémas énergétiques liés à tous les aspects de leur vie – réactions aux gens, aux orages, aux lieux, aux aliments, aux bruits, aux films, aux odeurs, à l'éclairage… Je les amène à prendre conscience de l'interaction constante avec l'environnement : ce qui apporte la paix ou provoque l'agitation. Je leur apprends ensuite à élaborer des mécanismes d'adaptation sains et à modifier les stratégies dysfonctionnelles. En tant que psychiatre énergétique, je ne dénigre pas la perception du patient. Mon expérience personnelle me permet d'apprécier notre rapport de sensibilité exquise, et parfois douloureuse, face à l'énergie. Une patiente artiste, souffrant d'une timidité excessive, était douée d'un sens de l'odorat aussi fin que celui d'un chien de chasse ; les odeurs incommodantes l'agressaient sans cesse. Afin de s'en protéger, elle déployait une quantité d'énergie considérable à se murer. Pis encore, elle avait honte de sa sensibilité. En travaillant ensemble, elle apprit que, même s'il lui était difficile de s'exprimer, elle devait prier certains amis de ne pas porter de parfums en sa présence et devait exiger que son petit ami se fasse nettoyer les dents régulièrement. Grâce aux mesures prises par son entourage compréhensif, elle put peu à peu baisser sa garde et son énergie décupla.

Puisque notre système médical n'admet pas les effets de l'énergie subtile, plusieurs personnes souffrent en vain. Des années durant, elles consultent un médecin après l'autre, sans trouver de solution. L'énergie représente la pièce manquante du casse-tête qui mènerait à des percées miraculeuses. J'ai aidé des patients souffrant d'agoraphobie (panique dans la foule), qui étaient en réalité perturbés par les champs énergétiques propres aux centres commerciaux bondés. J'ai également aidé des patients à se sevrer de Valium grâce à des techniques de protection. J'ai traité des boulimiques compulsifs, qui prenaient des centaines de kilos afin de se cuirasser contre l'énergie des autres. Ces patients ont perdu du poids grâce à des méthodes leur permettant de cesser d'être comme une éponge. À des « hypocondriaques obsessifs », j'ai fourni des exercices afin de les aider à se centrer sur eux-mêmes et à cesser d'absorber les symptômes des autres. En n'identifiant pas nos réactions sur le plan énergétique, notamment à ces atrocités globales capables de démolir des gens hautement réceptifs, nous omettons des facteurs déterminants de notre comportement, que nous laissons donc sans traitement.

Chacun de nous possède des schémas énergétiques qui lui appartiennent. Certains nous sont utiles, d'autres pas. À l'instar de mes patients, vous prendrez conscience de la manière dont vous traitez instinctivement les vibrations. Par exemple, les intellectuels ont tendance à comprimer l'énergie, alors que les intuitifs empathiques en dépensent trop. Je souhaite que mes patients, et vous aussi, découvriez l'art de naviguer sur les ailes de la destinée, art qui équilibrera votre vulnérabilité et votre sécurité affective.

Il est possible que, tout comme moi, vous soyez un intuitif empathique : un être si sensible que vous absorbez souvent à votre insu l'énergie des autres, ce qui finit par vous miner. Comme stratégie d'adaptation, nous nous réfugions dans la solitude afin d'éviter la surcharge. Grâce à la psychiatrie énergétique, les patients prennent conscience que l'empathie intuitive peut aggraver des troubles, tels que le syndrome de fatigue chronique, la perte de la libido et l'obésité. Les intuitifs empathiques sont si mystérieusement perceptifs qu'ils ressentent ce qui se passe à l'intérieur des gens, sur le plan émotif ou physique. Ainsi, il leur est difficile de discerner ce qui vient d'eux et des autres. Nous voilà mis hors circuit sans savoir pourquoi. Enfant, j'arrivais dans un centre commercial bondé en pleine forme pour en ressortir exténuée, déprimée ou souffrant d'un nouveau bobo. Déconcertée, je me confiais à ma mère médecin qui adorait faire des courses. Elle répondait : « Chérie, tu es simplement hypersensible. » Ma mère me couvrait d'attentions, elle ne cherchait pas à se montrer incompréhensive. Elle (et mon père, médecin également) n'avait pas conscience qu'un endroit bondé de monde est susceptible d'intensifier la perception de l'énergie d'un intuitif empathique et de l'engloutir.

Pour me guérir, j'ai dû réconcilier mes intuitions, comme l'empathie, avec la science médicale. Savoir, c'est pouvoir ! Si on vous a déjà reproché d'être hypersensible, cette analyse des mécanismes de l'empathie vous éclairera et transformera ce fardeau en atout. Jusqu'à ce que vous appreniez à travailler avec celle-ci, l'empathie est capable de vous anéantir. Aujourd'hui, je possède des outils pour me recentrer sur moi-même et pour éviter de prendre sur moi tous les maux du monde. L'empathie est désormais un don du ciel. Lorsque je suis à la fois ancrée et réceptive, j'éprouve un sentiment accru de vitalité, de compassion pour autrui et d'équilibre qui me permet de supporter notre époque préoccupante. Je souhaite partager avec vous ces méthodes spécifiques et simples.

J'ai élaboré la méthode pour épanouir l'énergie sacrée en me fondant sur l'exercice de la psychiatrie énergétique, car elle m'a sauvé la vie, à moi et à mes patients. En outre, la méthode maximise notre potentiel énergétique. Je mets un accent particulier sur l'action et la technique. Mon approche est décidément pragmatique : je souhaite vous aider à améliorer votre vie, votre santé et vos relations. Si d'autres plans de mise en forme ont échoué en dépit de vos efforts et de vos bonnes intentions, c'est que vous avez peut-être opté pour des plans qui allaient fondamentalement à l'encontre des besoins de votre corps. J'ai rencontré des personnes intelligentes et avisées qui, pour lutter contre une constipation tenace, avaient adopté un régime amaigrissant à haute teneur en protéines. Leur corps réclamait à grand cri une diète équilibrée, mais ces personnes s'entêtaient jusqu'à ce qu'elles tombent malades et qu'elles doivent renoncer. D'autres patients font appel à des entraîneurs qui les poussent si durement qu'ils encourent de graves blessures. Une actrice, obsédée par le besoin d'être mince pour obtenir des rôles, faisait fi des signaux de son corps jusqu'à ce qu'un ligament déchiré au genou la mette hors circuit pendant des mois. Vouloir perdre du poids et être en santé est tout à fait compréhensible. Cependant, il est inutile de supplicier notre organisme.

Cette méthode vous aidera à trouver une approche qui vous correspondra. Elle se base sur la compassion ; vous blesser de quelque manière que ce soit est aberrant. Faire appel à l'intuition pour pressentir ce qui vous convient ne revient pas à devenir laxiste. Il faut cependant renoncer à un masochisme que conforte notre société et adopter une méthode de mise en forme qui vous corresponde sur le plan intuitif. Vous évitez ainsi le surmenage et obtenez une réussite durable.

La méthode pour épanouir l'énergie sacrée comporte dix prescriptions – une par chapitre. Les voici :

Première prescription : Éveiller votre intuition et rajeunir.
Seconde prescription : Adopter une voie spirituelle épanouissante.
Troisième prescription : Concevoir une approche énergétique appliquée à l'alimentation, à l'exercice et à la santé.
Quatrième prescription : Générer une énergie émotionnelle positive pour contrer la négativité.
Cinquième prescription : Développer une sexualité centrée sur le cœur.
Sixième prescription : S'ouvrir au flux de la créativité et de l'inspiration.
Septième prescription : Apprécier le caractère sacré du rire, des petits soins et de la retraite.
Huitième prescription : Attirer des situations et des gens positifs.
Neuvième prescription : Se protéger des vampires d'énergie.
Dixième prescription : Générer l'abondance.

Après chaque chapitre, je présente une entrevue que m'ont accordée quelques-uns de mes héros, des personnalités comme Quincy Jones ou Rosa Parks. Ces entrevues illustrent la manière dont ces personnes se servent d'une prescription en particulier pour décupler l'énergie dans leur vie. J'espère que leurs propos sauront vous inspirer autant que moi.

La méthode comporte deux volets. La première partie, « Développer votre énergie », comprend les prescriptions un à sept. Cette partie vous fera connaître des stratégies pour accroître votre vitalité : de la manière de surmonter la prise de poids liée aux questions énergétiques jusqu'aux méthodes pour vous connecter à votre intuition et à votre inspiration. Le secret pour attiser l'énergie consiste à transcender l'intellect. Pour ce faire, effectuez les exercices que je donne à mes patients. Par exemple, pour ranimer la sensualité après une longue journée, un magistrat se plonge dans un bain au jasmin rempli de pétales de rose. (L'eau est un élément purificateur.) Il y a aussi ce cadre dans l'industrie du cinéma qui, pour se débarrasser des mauvaises vibrations générées par deux réunions d'affaires successives, fait brûler de la sauge. Vous découvrirez aussi de délicieuses alternatives pour vous détendre. La plupart d'entre nous ont une carence du côté du plaisir. Des expédients d'énergie subtile pourvoiront à ce manque. Pour les aptitudes exigeant plus d'efforts, je commencerai graduellement afin que chaque tâche soit réalisable.

La seconde partie, « Nouer des relations favorables et combattre les vampires d'énergie », comporte les trois dernières prescriptions. Elle traite de l'énergie en tant que pièce manquante au casse-tête des rapports humains. Dans cette section, vous trouverez des stratégies permettant de comprendre le courant énergétique qui passe entre vous et les autres. Vous apprendrez à discerner qui vous donne de l'énergie, qui la siphonne et comment produire une énergie positive qui attirera des situations et des gens épanouissants. Vous découvrirez comment identifier les vampires d'énergie susceptibles de tarir vos réserves et comment vous en protéger. Ces connaissances vous serviront à acquérir une ouverture nouvelle sur le monde et à établir des liens plus aimants. Pour finir, cette partie de l'ouvrage examine l'abondance et la générosité du point de vue énergétique. Vous verrez la différence entre le don mû par la dépendance affective, qui nous vide, et celui qui vient du cœur, qui fait appel à l'énergie positive et qui tisse des liens intimes avec autrui.

Cette méthode se veut pratique ; elle vise à simplifier votre existence. Je vous suggère de vous concentrer sur une prescription pendant une semaine ; vous compléterez ainsi la méthode en dix semaines. (Si toutefois un thème vous intéresse particulièrement, commencez par celui-là.) Vous pourrez ensuite approfondir les autres thèmes. Je vous assure que cette méthode n'exige pas que du travail ardu ; ce n'est pas non plus « encore un truc à faire ». Puiser aux énergies subtiles est sublime ! Ces exercices, dont la section « Choyez-vous », après chaque prescription, s'adapteront merveilleusement à votre horaire et à votre mode de vie.

La psychiatrie énergétique et la méthode pour épanouir l'énergie sacrée commencent avec la personne, mais leurs objectifs dépassent l'individu. Outre l'autoregénération, vous accéderez à un sentiment profond de communion avec la collectivité. Un lien énergétique relie chaque être sur cette Terre. Et cette réalisation marquante et capable de transformer notre vie fait gravement défaut en notre monde. Une fois qu'elle devient une réalité tangible et concrète, le sentiment d'être séparés les uns des autres s'évanouit et la discrimination basée sur la classe sociale, la race ou le sexe s'estompe. Jusqu'à ce que nous reconnaissions que nous sommes tous frères et sœurs, l'obscurité prévaudra. Pour parvenir à la paix planétaire, l'illusion du « nous contre eux » doit se muer en la plénitude du « nous tous », une union globale qui rend hommage aux points communs et qui nous lie par le respect mutuel.

Je serais ravie que vous vous serviez de cette méthode pour façonner un style de vie et une vision du monde uniques et passionnés. Les modifications suggérées ici n'exigent pas de bouleverser votre ancien mode de vie, mais appellent simplement un changement d'orientation. J'ai vu beaucoup de gens en bénéficier, des mères stressées jusqu'aux cadres fonceurs. Je souhaite que mes prescriptions éveillent l'inspiration, antidote au conformisme et à l'indifférence. Décupler votre énergie augmentera votre productivité au travail, vous permettra de mieux gérer votre temps ou de courir le marathon en un temps record. En outre, vous apprendrez à respirer la douceur du jasmin la nuit, à vous émerveiller devant la tempête qui se marie au crépuscule ou à rire spontanément des bêtises. Ce gain énergétique vous permettra aussi de vous engager, personnellement ou sur le plan politique ; vous cesserez enfin de vivre sous la tyrannie de la peur et laisserez plutôt votre cœur et votre intuition dicter vos gestes.

Ce livre, *L'énergie sacrée*, cherche à ralentir le temps pour qu'il s'ajuste à vos rythmes naturels. Ainsi, vous deviendrez pleinement présent à votre vie. Qu'est-ce que cela m'a apporté personnellement ? Les couleurs sont plus vives, le parfum de l'océan, plus puissant, mon amant et moi-même sommes plus prêts l'un de l'autre. Vous savez, notre séjour sur Terre est beaucoup trop bref. Si vous êtes comme moi, vous ne supportez pas d'en rater une seule minute. Recouvrez votre énergie et vous retrouverez la passion en vous. Voilà un processus révolutionnaire qui vaincra toute personne ou toute situation cherchant à vous garder dans un état inférieur. Je souhaite surtout que vous vous joigniez à moi dans cet art et dans cette quête.

Première partie

Développer votre énergie

Première prescription :

Éveiller l'intuition et rajeunir

Permettez-moi de vous confier un secret qui changera votre vie. Ce secret est fait d'énergie, de créativité et des cycles de l'existence : leur alliance fascinante donne naissance à une petite voix intérieure si évoluée qu'elle est en mesure de vous dire comment exploiter le positif et repousser la négativité. L'intuition apporte une touche magique aux approches traditionnelles de mise en forme. En outre, elle vous donne accès au domaine mystérieux des champs énergétiques, ces vibrations qui émanent des gens, des lieux, des plantes, de la voûte céleste la nuit. Songez à l'atmosphère exaltante et contagieuse de Tokyo ou de Rome, aux modulations voluptueuses et sympathique du saxophone de Coltrane ou au fracas euphorique des applaudissements au stade des Yankees lorsque l'équipe locale l'emporte. Jour après jour, vous expérimentez un spectre d'énergies merveilleusement diversifiées, mais souvent méconnues. Cette première prescription vous fera comprendre comment l'intuition les enregistre. Vous affinerez également votre sensibilité au feu de votre force vitale et découvrirez plusieurs moyens pour la métaboliser et la préserver. En éveillant votre intuition, vous serez en mesure d'accéder à votre plein potentiel énergétique. Voilà le secret des secrets : je ne me contenterai de rien de moins et j'espère que vous non plus.

Sur le plan professionnel, en tant que spécialiste de la psychiatrie énergétique, ainsi que sur le plan personnel, je tiens en haute estime mes intuitions surpuissantes : je dois la grâce d'être devenu médecin à l'une d'entre elles. En effet, à l'âge de vingt ans, une voix intérieure ferme m'affirma que je ferais des études en médecine, ce qui était pourtant la dernière chose que je voulais faire. J'étais bien sûr l'enfant unique de deux médecins, issue d'une famille qui en comportait vingt-cinq, des chercheurs en oncologie jusqu'aux gynécologues. Cette carrière semblait tout naturellement prédestinée. Or, je n'avais jamais aimé les sciences et les amis médecins de mes parents m'ennuyaient. À l'époque, j'étais une hippie et je vivais à Venice Beach, dans une ancienne laverie que mon copain, un artiste de murales, et moi avions reconvertie en appartement. Je travaillais dans le département des serviettes à la May Company. Malgré tout, à mesure que cette intuition faisait son chemin, mon énergie allait croissant. Hésitante, je m'inscrivis à un cours à l'université, juste pour voir. Ce cours déboucha sur deux autres pour finir par... quatorze ans de formation médicale – une épopée qui aurait mené Indiana Jones au seuil de la démence. Cependant, comme mon intuition s'avérait persistante, elle me fournissait tout le dynamisme dont j'avais besoin pour aller au bout de ma vocation.

Une patiente, Laura, a bénéficié de grâces analogues et doit littéralement la vie à une intuition providentielle. Professeure de mathématiques pleine d'entrain, elle se mit à souffrir d'un terrible martèlement dans l'oreille qu'un neurologue réputé identifia comme une forme de migraine récurrente. En dépit des affirmations du spécialiste, il persistait en elle « une énergie semblable à un train vrombissant dans tout mon corps qui vociférait que quelque chose n'allait pas. » Quand elle me fit part de cette prémonition funeste et impérieuse, j'ai été parcourue de frissons d'anxiété. J'étais terrifiée pour Laura ; elle devait agir. Je l'ai incitée à demander l'avis d'un autre médecin.

Je suis d'avis qu'il faut absolument s'opposer à ce qui ne nous semble pas juste. Il est imprudent, voire irresponsable, de ne pas tenir compte de tels indices énergétiques. On demanda une angiographie qui révéla de graves blocages des artères cérébrales. Cet autre spécialiste lui dit : « La bonne nouvelle, c'est que vous n'avez pas eu d'accident cérébral vasculaire et que vous n'êtes pas morte ; la mauvaise, c'est que vous souffrez de dysplasie fibromusculaire. Vous aurez besoin de chirurgie pour empêcher que vos artères ne crèvent. » Des artères qui crèvent ? Il va sans dire, Laura était terrifiée. Elle était cependant également soulagée d'avoir une possibilité de guérison devant elle. La machine médicale est ensuite passée à la vitesse supérieure. Opérée d'urgence au cerveau, Laura a subi la chirurgie, ce qui a guéri ses symptômes et lui a sauvé la vie. Depuis un an, les angiographies de Laura sont revenues à la normale. Aujourd'hui, elle se fie à son intuition comme à un ami. Son médecin et elle s'entendent pour dire que, si elle ne l'avait pas mise en doute, elle serait morte.

La psychiatrie énergétique plaide en faveur d'un style d'intuition qui « ne fait pas de quartiers ». Cette petite voix viscérale veut votre bonheur, votre santé et votre survie. Avec un peu d'exercice, vous saurez rapidement vous brancher sur elle. Je veux que vous vous mettiez à l'écoute...vraiment à l'écoute, et vous verrez votre énergie positive s'accroître, c'est promis. Pourquoi ? Parce que vous agirez désormais à partir d'un espace intérieur riche en connaissances, viscéral et authentique. Vous ne serez donc plus régi par la tendance à vous conformer à la norme ou à désavouer votre pouvoir. Cette dernière attitude peut paraître juste, mais elle trahit votre instinct. L'intuition est un véritable détecteur de mensonges. Si vous vous éloignez, même juste un peu, de votre voix intérieure, votre énergie diminue, qu'il s'agisse d'une fuite infime ou d'un abattement total. Plus vous serez fidèle à cette vérité intérieure, plus vous déborderez d'énergie.

D'après mon expérience, l'intuition vous procure une connexion directe à votre force vitale ainsi qu'à une intelligence divine. C'est le langage de l'énergie. Pour que s'épanouisse l'énergie, il est indispensable de le maîtriser. Pourtant, notre société « technodémente » n'admet pas ce phénomène essentiel. Au mieux, elle caractérise l'intuition comme un attribut féminin (essayez d'en convaincre les shamans amérindiens masculins !). Au pire, elle la considère comme un tour de passe-passe ou comme de pures balivernes. Du coup, il n'est pas surprenant que sévisse une grande vague de surmenage et de confusion dans la population. Nos problèmes d'énergie ont certes leur solution, mais nous ne pouvons plus nous permettre d'ignorer les messages de l'intuition. Son domaine d'expertise, c'est l'énergie ; elle a pour charge de connaître chaque nuance de ce qui vous plaît. Passée maître dans l'art de lire les vibrations, l'intuition opère une constante filature : ce qui vous apporte de l'énergie positive, ce qui la dissipe. Votre intuition jauge les gens que vous rencontrez, les lieux où vous allez, votre famille, les événements actuels – un ensemble de données cruciales que cette méthode vous enseignera à interpréter et à appliquer.

Dans le cadre de la psychiatre énergétique, j'apprends à mes patients et aux participants de mes ateliers à se brancher sur les vibrations, une aptitude que vous acquerrez aussi. Des milliers de personnes ont réussi. Prenez, par exemple, Gloria, une chauffeuse de camion à seize roues depuis trente ans : « Je pressens les mauvaises vibrations que dégage un conducteur furieux au volant et je déjoue la contrariété. » Ou Janet, une détective aux homicides : « En protégeant mon énergie, les crimes inhumains ne m'anéantissent plus sur le plan affectif. » L'ami qui fait partie d'une troupe d'élite en Afghanistan m'avoua un jour : « Un éclaireur efficace qui glisse sur la pointe des pieds derrière les lignes ennemies doit faire appel à un “instinct perçant”, semblable à celui de Spider Man. Il doit lire l'énergie et être à l'écoute des signaux d'alarme intérieurs qui vont au-delà des cinq facultés sensorielles. » Même si ce n'est pas là votre métier, vous tirerez profit de la faculté de percevoir l'énergie. Êtes-vous prêt à mettre en pratique la première prescription de la méthode pour l'énergie sacrée ?

ÊTRE EN SYNCHRONCITÉ AVEC VOTRE VIE

Supposez que vous soyez un espion dont la mission serait de déceler votre degré de synchronicité par rapport à la vie, autant dans l'ensemble que dans les détails. Contrairement aux méthodes plus cérébrales, l'intuition privilégie une vision à rayons X des questions liées à l'énergie subtile. Qu'il s'agisse de révéler la vérité crue sur une relation amoureuse toxique, de mesurer votre degré d'épuisement ou d'évaluer un emploi sans issue, l'intuition tente sans cesse de communiquer avec vous, même si vous ne l'entendez pas. Elle habite un petit coin tranquille où je compte vous emmener, petit coin voilé par le bla-bla des pensées quotidiennes.

Êtes-vous prêt à sortir vos antennes ? Jour et nuit, nous recevons des impressions concernant l'énergie, mais peu en ont conscience. Puis un beau jour, vlan ! Un pressentiment, la chair de poule ou un éclair intuitif vous révèle ce qui vous nourrit ou ce qui vous mine. Les intuitions peuvent vous être favorables. Par exemple, en vous penchant sur un nouveau projet, vous sentez bouillonner votre dynamisme, votre lucidité briller ou la tension s'apaiser. Au contraire, elles peuvent également vous être négatives : vous avez la chair de poule ou vous défaillez à l'idée d'une transaction frauduleuse. Grâce à la méthode pour épanouir l'énergie sacrée, vous prendrez l'habitude de pister intuitivement votre réaction énergétique. (Ma réactivité s'intensifie à l'approche de la pleine lune, en présence de chiots et au cours de journées passées à écrire sans interruption dans la solitude, alors qu'elle s'amoindrit à l'idée de cocktails huppés, de mets trop gras et de personnages volubiles.) Comme je le fais moi-même et comme je l'enseigne aux patients, vous apprendrez à identifier l'information qui vous dynamise et qui vous paraît juste. Si vous observez les fluctuations de votre énergie, vous percevrez un écart brutal là où il y a des déséquilibres sur le plan interpersonnel, de la santé ou professionnel. Ainsi, vous serez en mesure d'effectuer des changements.

L'intuition capte aussi les vibrations. Les gens et les situations diffusent soit de l'énergie positive accueillante qui tonifiera, soit de l'énergie négative qui vous rebutera. Plusieurs expressions populaires témoignent d'ailleurs de ces intuitions. Un patient surnomme son frère, un grand dégingandé d'un mètre quatre-vingt-dix, de « grand verre d'eau » ; un autre dit : « Mon patron lance des poignards avec ses yeux. » Pressentir les vibrations permet d'évaluer instinctivement si vous êtes à l'aise ou pas.

Techniques pour percevoir l'énergie positive et négative

Au cours des années 1980, tout juste après avoir intégré l'intuition et l'énergie à ma pratique psychiatrique, je me suis lancée dans l'expérimentation. Au cours de ces premières années d'exploration, mon grand complice fut Michael Crichton, un producteur de films, auteur et médecin de Harvard. Du haut de son mètre quatre-vingt-dix, Michael possède une intelligence et un humour vaguement cynique. À mes yeux, il représentait l'allié idéal dans l'investigation de cet aspect de la santé que les cours de médecine n'abordent pas : le système d'énergie subtile du corps humain.

Mon univers s'est transformé à jamais ; ce fut mon initiation à la psychiatrie énergétique. Je souhaite partager avec vous nos découvertes et ce que j'ai appris depuis. Être en mesure de ressentir et d'orienter notre force vitale éveille l'énergie sacrée. Dès lors, nous en dégageons, nous en attirons et nous sommes capables de déceler sa présence chez autrui. Notre système physiologique subtil est porteur de notre bien-être. L'acupuncture active l'énergie par l'insertion d'aiguilles sur les points situés sur les différents méridiens du corps. Il en va de même pour l'échange de bonnes vibrations entre les gens. Vous devez d'abord apprendre à reconnaître les impressions qui s'en dégagent, une expérience sublime que procure l'intuition. Vous percevrez peut-être des couleurs, de la lumière ou des ondes agréables ou déplaisantes. Les exercices rendront tangibles les fondements mêmes de la psychiatrie énergétique : notre corps et notre esprit sont des microsystèmes d'énergie et l'état de santé relève de l'équilibre entre les deux, équilibre que notre intuition peut nous aider à atteindre.

Quand il s'agit de tracer la carte de l'inconnu, les amis s'avèrent de précieux alliés. Michael et moi-même nous sommes aventurés dans le monde de l'énergie. C'était une véritable odyssée étant donné nos antécédents scientifiques « rationnels ». Si nous n'étions pas mieux informés que la vaste majorité de la population, nous étions toutefois intensément curieux. Voici notre première expérience, c'est un exercice que vous pourrez tenter plus tard : je m'allongeais sur le dos, au sol, et Michael plaçait la paume de sa main à environ soixante centimètres de ma tête. Il l'approchait lentement, jusqu'à ce qu'il sente ce qu'il appelait « un contour de chaleur distinct » à quelques centimètres au-dessus de moi – l'auréole représentée par l'art sacré. Nous en possédons tous une, elle n'est pas l'apanage des anges. Michael faisait appel à la même technique de détection pour délimiter mon champ subtil de la tête aux pieds. Il se plaçait à quelques mètres et approchait la main jusqu'à ce qu'il ressente clairement une chaleur, un picotement, un frisson ou une pression marquant une frontière énergétique invisible à quelques centimètres de mon corps. Puis nous alternions et je m'exerçais sur lui. Dans son autobiographie, *Travels*, Michael fait référence à ce processus : « J'étais terriblement excité, comme un enfant avec son nouveau jouet. C'était une découverte inédite à laquelle je n'avais jamais songé ; je passais mon temps à m'y amuser. Je percevais ce contour chaud tout aussi clairement que l'on sent l'eau du bain en y plongeant la main. »

Dans le cadre de la première prescription, j'aimerais que vous aussi tentiez de déceler l'énergie subtile. Cet exercice est décisif, car l'énergie que les gens dégagent peut influer sérieusement sur votre état de santé et sur votre humeur. Une fois que vous saurez la lire, vous saurez mieux discerner ceux qui vous épanouissent et ceux qui vous nuisent. Exercez-vous en compagnie d'un ami, amusez-vous. Voyez quelles impressions se dégagent de son énergie subtile.

CHANGEZ DÈS MAINTENANT
EXPÉRIMENTEZ VOUS-MÊME L'ÉNERGIE GRÂCE AU BALAYAGE SUBTIL DU CORPS

Asseyez-vous près de votre ami, allongé sur le sol ou sur un lit. Ensemble, prenez quelques respirations profondes et apaisantes. Une fois tous deux détendus, observez les yeux, la chevelure et les vêtements de votre ami. Puis regardez au-delà. Imaginez une capsule de lumière entourant son corps, ce que Carlos Castaneda appelle un « œuf lumineux ». C'est cette énergie que vous allez percevoir intuitivement.

Placez d'abord votre main à un ou deux mètres de sa tête, puis approchez-la doucement. Votre paume sera votre détecteur. Servez-vous-en pour sentir les contours subtils d'une chaleur, d'une fraîcheur, d'une pression ou d'une vibration marquant la frontière externe de son champ énergétique. Éloignez la main, puis rapprochez-la de cette lisière pour vous assurer de sa limite. Il s'agit d'abord de percevoir. Vous verrez peut-être aussi des couleurs. Tracez ainsi la carte de l'énergie subtile tout autour du corps de votre ami, sans jamais toucher la peau.

Une fois terminé, ce sera au tour de votre partenaire de faire cet exercice. Comparez ensuite vos impressions.

Quel plaisir de prendre conscience que nous sommes bien davantage que notre être physique ! Chacun de nous rayonne d'une énergie tangible. Concrètement, vous est-il arrivé d'être placé à côté d'une personne lors d'un déjeuner pour découvrir que vous étiez instantanément attiré vers celle-ci ? Nonobstant ses propos ou ses gestes, il vous semblait exquis d'être près d'elle. Avez-vous déjà eu un collègue de travail en apparence sympathique, mais qui, après une conversation, vous laissait épuisé ? Un peu comme des médicaments, les uns pour les autres nous sommes parfois bienfaisants, parfois nocifs. Chaque interaction avec quelqu'un produit un échange d'énergie.

Certaines personnes dégagent des vibrations positives, d'autres, des vibrations négatives. Cette énergie émane de la nature de l'individu ; c'est un reflet de l'amour dont il imprègne sa vie. Le type d'énergie provient aussi du travail intérieur accompli par la personne et de ses efforts pour guérir en elle-même la colère, la haine ou le mépris de soi, des émotions qui nous contaminent comme des relents toxiques. Sur le plan énergétique, ces émanations laissent des traces et empêchent la joie de transparaître. Il est toutefois important de comprendre qu'une fois que vous entreprenez un travail de guérison, le caractère de la négativité qui demeure se modifiera. Ne soyez pas trop dur envers vous-même ; nous sommes tous des œuvres en cours d'exécution !

SIGNES D'UNE ÉNERGIE POSITIVE

- La personne dégage une invitante énergie de cœur, de compassion et de complicité.
- Intuitivement, vous vous sentez en sécurité, détendu et vous désirez vous en approcher.
- Une lueur sereine émane d'elle.
- Auprès d'elle, vous vous sentez mieux. Votre énergie s'accroît et votre optimisme fleurit.

SIGNES D'UNE ÉNERGIE NÉGATIVE

- En présence de cette personne, vous vous sentez diminué, crispé ou attaqué.
- Intuitivement, vous ne vous sentez pas en sécurité, vous êtes tendu ou sur la défensive.
- Vous percevez des vibrations irritantes, repoussantes. Vous avez hâte de la fuir.
- Votre énergie décroît. Vous avez peut-être l'impression d'être assiégé ou malade.

Dès que je me suis mise à discerner ces énergies, j'ai été en mesure de mettre des mots sur ce que j'avais toujours pressenti. En effet, enfant, quelques secondes après avoir rencontré quelqu'un, je savais s'il me plaisait ou non. Cette impression n'avait rien à voir avec son allure ou son apparente gentillesse. Je captais plutôt l'information émise par des appendices invisibles émanant de la personne. Cela se produisait avant même d'avoir entamé une conversation. Nous sommes déroutés, car les gens ne sont pas toujours ce qu'ils paraissent être. Déceler l'énergie dévoile la personne dans son ensemble. Même si le personnage est soi-disant beau et intelligent, s'il démolit votre énergie, ce n'est pas quelqu'un pour vous. La chimie véritable transcende la simple affinité intellectuelle. Par-delà la surface, il faut être à l'aise intuitivement.

CHANGEZ DÈS MAINTENANT
PERCEVEZ L'ÉNERGIE DANS LE MONDE GRÂCE AU BALAYAGE CORPOREL

L'on peut s'exercer à capter l'énergie positive ou négative n'importe où. Amusez-vous. Voyez ce que vous pouvez découvrir. Le secret consiste à se tenir à moins de soixante centimètres d'une personne, qu'il s'agisse d'un collègue ou d'un passant au centre commercial. Branchez-vous sur ce que cette personne ressent. Interrogez-vous : « Suis-je attiré ou révulsé ? Perturbé ou à l'aise ? » Procédez à une évaluation honnête : « Suis-je tonifié ou épuisé ? »

Instaurez une mesure de base pour chaque personne. Rapidement, vous saurez qui vous épanouit. Si un être cher vit une période difficile, montrez-vous tolérant. Repérez tout de même les personnes qui vous abattent. Subséquemment, pourvu d'une vision plus réaliste, vous serez mieux en mesure de vous occuper de vous.

Je suis tout à fait pour des mesures permettant de générer de l'énergie positive. Voici la formule du succès de la première prescription : adonnez-vous à tout ce qui fait briller votre lumière intérieure. Autrement dit, essayez de traiter chaque être avec amour, et ne vous oubliez pas ! Il faudra constamment vous efforcer d'être à l'écoute ; il vous faudra rencontrer des gens qui vous soutiennent moralement et vous fier à vos décisions instinctives. Du coup, vous ne vous retrouverez pas dans une relation amoureuse qui semble intéressante et qui, pourtant, vous laisse une sale impression. De même, vous ne raterez pas l'occasion de rencontrer une personne merveilleuse seulement parce qu'elle ne correspond pas à un certain stéréotype. Lorsque vous évaluez les gens, adoptez la voie la plus directe : tentez de trouver les points communs plutôt que d'attiser la négativité (plus en détail au chapitre 4). La prévenance dont vous faites preuve envers tout être vivant transparaîtra dans votre champ énergétique. Nous percevons l'amour qu'éprouve l'autre. Propagez l'ouverture du cœur autour de vous. Demeurez loyal à votre intuition. L'énergie sacrée fleurira en vous.

L'EMPATHIE INTUITIVE : COMMENT DEMEURER OUVERT SANS ABSORBER LA NÉGATIVITÉ

Dans le cadre de cette méthode, mes patients emploient l'intuition pour évaluer leur santé énergétique, ainsi que pour scruter leurs réactions aux vibrations positives ou négatives. Une quantité de choses se produisent tout en demeurant subliminales : le sourire d'un collègue, être témoin d'une collision où trois voitures sont détruites en se rendant au travail, l'image d'enfants sur une patinoire la veille de Noël à la place Rockfeller. Ces perceptions traversent notre conscience si rapidement que nous remarquons à peine l'effet qu'elles produisent. L'intuition est passée maître dans l'art de diriger notre attention vers ces interactions, importantes ou anodines, qui modulent notre énergie.

Pour plusieurs patients et pour moi-même, demeurer réceptif à l'énergie positive est relativement aisé. Cette ouverture que j'apprécie fortement me permet de vivre en toute gratitude – auprès de mon cercle d'intimes naturellement, mais aussi avec Rick, mon petit malin de plombier du Bronx, et avec Khalsa, le facteur au turban blanc qui, beau temps, mauvais temps, livre les colis à ma porte. La qualité énergétique de chacune de nos rencontres est importante. Chaque minute de vie prend une saveur follement extravagante. Apprécier l'énergie sacrée installe en nous un émerveillement pour ces jours que nous coulons avec tant d'indifférence. C'est dès lors émerveillés que nous dégustons notre café le matin ou que nous contemplons les étoiles de la voûte céleste.

En ce qui me concerne, il m'a fallu plus d'efforts pour m'accoutumer à l'énergie négative. Étant une intuitive empathique dans ma jeunesse, j'étais si réceptive aux sentiments des autres, positifs ou négatifs, que je les assimilais à mon insu. D'habitude, lorsque vous éprouvez de l'empathie, votre cœur s'ouvre à la personne qui souffre. Mais si vous êtes un intuitif empathique, vous prenez sur vous leurs malheurs. Si un ami était déprimé ou s'il souffrait physiquement, sa douleur se logeait instantanément dans mon corps. Comme je l'ai déjà mentionné, les endroits bondés intensifient ma faculté empathique. Si les centres commerciaux représentent pour certains des sanctuaires, pour moi, ce sont des champs de bataille : petite, j'étais agressée par toutes ces foules, sans toutefois pouvoir m'en expliquer la raison. Éponge à anxiété, je m'adaptais en me cuirassant. Pendant mon adolescence, au cours des années 1960, je me suis anesthésiée pendant quelques années à l'aide de drogues. Finalement, un psychothérapeute futé me référa à un laboratoire à UCLA qui étudiait l'intuition. Là, j'ai pu faire la connaissance d'autres intuitifs empathiques. Quel soulagement de ne plus me sentir si hors de contrôle ou isolée ! Grâce à leur soutien, j'ai élaboré des stratégies pour gérer ma faculté empathique ; je l'envisage désormais comme un type d'intuition puissante, comme un atout.

Pour prendre le contrôle de votre santé énergétique, il faut d'abord déterminer si vous êtes un intuitif empathique. Le stress de tous les jours est un fardeau, mais associé à l'angoisse de notre époque, il devient insidieux. Contre leur gré, les intuitifs empathiques assimilent tous les stress dans leur corps et ils sont plus susceptibles à prendre sur eux les résidus énergétiques de traumatismes personnels ou globaux. Vulnérables à toute négativité, infime ou monstrueuse, plusieurs intuitifs empathiques souffrent d'une vitalité chroniquement faible, une plainte fréquente qui déroute les médecins conventionnels. Parmi les symptômes de surcharge intuitive, on retrouve la dépression, les troubles psychosomatiques et la boulimie. L'énergie négative se dégage des gens, notamment des vampires d'énergie (notion abordée dans la deuxième partie du livre), des lieux et des situations. Les régions densément peuplées sont de véritables zones dangereuses pour la négativité. Un ami, rédacteur en chef d'un magazine à Manhattan, peut à peine se faufiler de la gare à son bureau sans avoir l'impression d'être assailli par les foules. Que ce soit clair : vous n'avez pas à vivre ainsi ! En dépit de l'omniprésence d'énergie incontestablement négative autour de nous, on peut apprendre à ne pas l'assimiler. J'offre régulièrement des stages à des centaines de personnes qui guérissent courageusement d'émotions déchirantes, que ce soit du mépris de soi ou de la rage, et je ne les absorbe que rarement. Je souhaite vous enseigner ces aptitudes salvatrices dont je dépends quotidiennement.

Pour déterminer si vous êtes un intuitif empathique, complétez le questionnaire ci-dessous. En premier lieu, identifiez-en les indices. Si vous répondez oui à l'une de ces questions, il est fort probable que vous soyez perturbé par l'empathie. Si chaque question reçoit une réponse affirmative, il est certain que l'empathie compromet votre énergie.

QUESTIONNAIRE : SUIS-JE UN INTUITIF EMPATHIQUE ?

Interrogez-vous :

- « Me reproche-t-on d'être hypersensible ? »
- « Si un ami est bouleversé ou s'il souffre physiquement, est-ce que je le ressens aussi ? »
- « Les foules me siphonnent-elles ; est-ce que je les évite à tout prix ? »
- « Les ascenseurs bondés, les avions ou le métro me rendent-ils anxieux ? »
- « Suis-je hypersensible aux bruits, aux odeurs ou au bavardage excessif ? »
- « Lorsque je vois des reportages sinistres, mon énergie dégringole-t-elle ? »
- « La présence de groupes me met-elle à plat, nécessitant une longue période de temps isolé pour revivre ? »

Le fait de découvrir que vous êtes un intuitif empathique peut être une véritable révélation. Identifier cette expérience tout à fait réelle légitime vos perceptions. Cette prise de conscience mettra également en relief les facteurs qui vous font perdre de l'énergie et ce, afin que vous puissiez la recouvrer. Ce qu'il y a de merveilleux avec la psychiatrie énergétique, c'est qu'elle reconnaît ce phénomène et lui offre un traitement. Plusieurs patients m'ont avoué : « Judith, j'étais persuadé que quelque chose n'allait pas chez moi ! J'avais l'impression d'être un mollusque. » Eh bien non. Les médecins conventionnels ne possèdent pas les prémisses théoriques leur permettant de poser un diagnostic juste sur l'empathie. Ils ne vous perçoivent pas comme une personne douée intuitivement et requérant des stratégies d'adaptation appropriées. Ils préfèrent vous coller l'étiquette « hystérique », « hypocondriaque » ou « geignard ». Vous avez souffert du fait que personne ne savait à quoi attribuer votre faible degré de vitalité.

Au fil des prescriptions, vous constaterez comment l'empathie intuitive s'applique à l'énergétique des relations, de la santé et du travail. Je sais fort bien qu'il est tentant de se fermer en présence de gens insupportables ou d'événements intolérables. Cependant, vous risquez que ce mécanisme de défense devienne habituel. Votre cuirasse devient alors une camisole de force, restreignant la spontanéité et l'amour. C'est à éviter définitivement. Voici une alternative : plutôt que de vous blinder, essayez de vous centrer sur vous, de sorte que la négativité ne vous casse pas les reins. Cette stratégie vous permettra de jouir de votre propre énergie tout en demeurant réceptif. Songez à l'entraînement d'un guerrier. En cultivant un noyau interne robuste, aucun assaillant extérieur ne sera capable d'usurper votre pouvoir.

Comme point de départ, voici une technique de méditation qui aide à se centrer. Je l'enseigne à mes patients et je m'en sers moi-même. Adonnez-vous à celle-ci au moins une fois par jour. Par la suite, lorsque l'énergie négative menace de vous démolir, vous saurez quoi faire.

CHANGEZ DÈS MAINTENANT
MÉDITATION SUR LE SOUFFLE POUR SE CENTRER ET DÉVELOPPER L'ÉNERGIE POSITIVE

Vêtu confortablement, installez-vous dans un endroit tranquille, à l'abri des interruptions – éteignez votre cellulaire, fermez la porte. Imaginez que vous érigiez autour de vous une pyramide de silence. Commencez par quelques minutes de méditation, puis augmentez-en graduellement la durée.

Asseyez-vous dans une position détendue, les yeux clos et concentrez-vous sur la respiration afin de vous centrer. Ayez seulement conscience de votre inspiration et de votre expiration. Lorsque des pensées s'immiscent en vous, observez sans les juger. C'est là un aspect actif du processus de méditation. Chaque fois que vous vous apercevez que votre attention se met à errer, retournez à la respiration – inspiration et expiration.

La respiration active l'énergie sacrée. C'est un conduit vers votre centre, vers la terre. Avec chaque respiration, dirigez votre attention vers le bas, directement dans le sol. Visualisez que votre souffle s'écoule et traverse les strates, le lit rocheux, les minéraux et le terreau.

Mentalement, plantez une racine allant de votre corps jusqu'au noyau terrestre.

Visualisez une longue racine robuste, partant de votre colonne vertébrale, qui vous enracine dans ce noyau et qui vous nourrit. En respirant, sentez que votre connexion à la terre s'approfondit. Consentez à ce que son énergie sacrée vous imprègne et vous stabilise.

Cette méditation est un instrument de survie, jour après jour. Utilisez-la lorsque vous êtes déboussolé par un patron exigeant, par un ami dans le besoin ou par un nouveau problème au Moyen-Orient. Dans le feu de l'action, concentrez-vous sur votre souffle et plantez vos racines en profondeur, en toute sûreté. Le fait d'être fermement enraciné évitera que la négativité ne vous mette à plat. Le fait de vous centrer sur vous-même s'avérera aussi stabilisant au cœur de la foule. Pour ma part, ce sont les voyages en avion qui me mettent le plus durement à l'épreuve. Coincée comme une sardine en classe économique, assaillie par l'air rance et le bavardage incessant, je me centre sur moi-même pour préserver mon énergie. Ancrée par le rythme de mon souffle et mon enracinement, je me retrouve dans un cocon, à l'abri du chaos. Avec un peu de pratique, se centrer devient naturel. Demeurer ouvert et à la fois solide intérieurement est une grande victoire. Par le fait même, vous n'êtes plus sur la défensive ; l'empathie devient alors un plaisir. Visualisez ceci : vous êtes cerné d'énergie négative, mais elle ne vous touche pas. Je veux que vous connaissiez cette délivrance.

La surcharge empathique n'est pas le lot de tout le monde. Si vous êtes comme ma copine Linda, ce n'est pas un problème. Voyageuse insatiable, elle a visité plus de soixante-quinze pays en vingt ans. Elle ne souffre jamais du décalage horaire ; son énergie ne décline pas. Au retour à Los Angeles d'une excursion en Antarctique (un trajet de soixante-dix heures), elle se rendit au cinéma ! Émerveillée, je lui ai demandé : « Comment tu y arrives ? » « Un masque sur les yeux, des boules Quies et une bonne nuit de sommeil », m'a-t-elle répondu. Voilà qui semble tout à fait raisonnable... si vous n'êtes pas un intuitif empathique. Ce sont de simples astuces pratiques qui amenuisent la fatigue. Mais de toute évidence, l'énergie négative à laquelle je suis si vulnérable – avec ou sans boules Quies – ne la perturbe pas. Même si Linda est l'une des personnes les plus intuitives que je connaisse, elle n'est pas prédisposée à absorber l'énergie. Nous sommes de constitution différente. Définissez votre style instinctif d'interaction avec le monde de manière à le respecter.

L'ART DE RÉGLER VOTRE RYTHME

Au fil des ans, des centaines de patients sont venus me consulter, complètement chamboulés. Mères, acteurs, professeurs, soigneurs de chiens, ils avaient tous leur raison unique justifiant le fait qu'ils soient déphasés. Mon rôle de psychiatre énergétique consiste à leur apprendre à régler leur rythme. Chaque patient possède un rythme énergétique de base qu'il doit apprendre à sentir intuitivement. Tout comme le rythme cardiaque ou respiratoire module notre tempo physiologique, régler son rythme ajuste l'horloge de notre énergie subtile. Nous nous retrouvons souvent captifs d'extrêmes. Avant de s'adonner à la méthode pour l'énergie sacrée, mes patients se précipitaient partout comme des maniaques et ne savaient trop que faire lorsque la situation se calmait. Je tente d'aider chacun d'entre eux à parvenir à un rythme qui lui convient, ou du moins à s'en approcher, que ce rythme soit rapide, lent ou moyen. Dans ma pratique médicale, j'ai depuis longtemps renoncé aux notions préconçues sur le rythme qui convient aux gens. Chacun possède le sien propre.

Très tôt dans ma carrière, j'ai appris cette vérité à la dure. Izzy, en pleine forme à l'âge de soixante-huit ans, vint me consulter, car il envisageait de prendre sa retraite. Trente ans durant, lui et son frère, deux fils d'immigrants juifs, avaient géré un commerce de meubles florissant. Personnage haut en couleur, Izzy avait la réputation d'avoir grand cœur, mais aussi de se plaindre furieusement. Au cours de séances, il pestait : « Je vous le dis, docteure, ces problèmes au travail vont m'achever. » Médecin novice attentionné, je le priais, tout naturellement : « Pourquoi ne pas ralentir un peu ou prendre votre retraite ? » Il faisait une pause pour y réfléchir en silence. Puis il répondait, avec un clin d'œil à mon intention, le regard étrangement pétillant : « Nan, ma petite. Je ne saurais pas quoi faire de mon temps. Et puis, faire la causette avec mes clients me manquerait. » Malgré tout, sa femme et son frère, bien intentionnés, s'inquiétaient qu'il subisse tant de stress à son âge ; ses plaintes les ayant convaincus, ils poussèrent Izzy à prendre sa retraite. J'ai appuyé sa décision, mais viscéralement, je sentais qu'il y avait quelque chose qui n'allait pas. Trois mois plus tard, sa femme me téléphona, en pleurs : « Ce matin, Izzy a été foudroyé par une attaque cardiaque. Je l'ai retrouvé, affalé dans le jardin, un manuel de jardinage sur les genoux. » J'étais sidérée et anéantie par le remords. Je n'avais qu'une seule idée : « Mon dieu, en l'incitant à prendre sa retraite, nous l'avons tué ! »

A posteriori, je suis d'avis que le travail d'Izzy, avec ses problèmes et tout, nourrissait sa force vitale. Je regrette de ne pas l'avoir encouragé à conserver son commerce, du moins à temps partiel. À l'époque, je n'avais pas encore incorporé la notion d'intuition à ma pratique, et je ne lisais pas intuitivement l'énergie des patients. Je n'avais pas saisi que cette merveilleuse étincelle qui pétillait dans son regard lorsqu'il parlait de son travail avait plus d'importance que ses paroles. J'avais mal compris également que ses jérémiades représentaient chez Izzy une manie qui n'avait aucun rapport avec ses besoins énergétiques véritables. Je succombais alors facilement aux dictats du bon sens, qui exigent une diminution de l'activité à la « vieillesse ». J'ai néanmoins compris depuis longtemps qu'en l'absence de l'information juste sur l'énergie subtile, les meilleures intentions peuvent conduire à l'échec.

Aujourd'hui, dans ma pratique médicale, le rythme du patient est la première chose que je mesure intuitivement, un aspect important de la première prescription. Un jour, Josie, une designer, vint me consulter en vue d'apprendre à « analyser les rêves » ; elle était à l'aise avec son tempo. Ma lecture de l'énergie de Josie corrobora son sentiment. Notre force vitale est douée de son rythme propre : voilà ce sur quoi je me branche. Percevoir un champ énergétique bien réglé, comme celui de Josie, fait grand plaisir. On a l'impression d'un rythme cardiaque parfait, inaudible à l'oreille ordinaire, mais palpable à l'intuition. Ce type de champ énergétique émet aussi un mouvement qui n'est ni trop mou ni précipité. En présence d'un tel tempo, mon corps se détend naturellement. À l'opposé, Tracy, une conceptrice horticole de cinquante ans, vint me consulter pour améliorer ses relations avec autrui. En dépit de son horaire chargé, Tracy était laborieusement obsessive, elle accomplissait tout avec une lenteur incroyable. Pas étonnant que son champ énergétique présente un rythme faible, comme s'il était englué dans de la mélasse. Cette lecture subtile signalait que Tracy avait bridé sa vie et ses rapports humains, des problèmes qu'il faudrait aborder. Pour finir, John, un agent de change de quarante ans souffrant de dépression, n'avait jamais remis en cause sa frénésie maniaque. Apparemment serein, son champ énergétique était discordant et fébrile. Je sus dès lors que pour guérir de sa dépression, John devrait ralentir.

Parmi les difficultés que présente l'art de régler son rythme, la précipitation vient en tête de liste, car elle en épuise plusieurs. Le dictionnaire *Webster* définit ainsi le terme *précipitation* : « Mouvement brusque vers l'avant ; agir en hâte [...] sur une brève période de temps et à grande vitesse. » Sur le plan énergétique, se précipiter équivaut à opérer sur un voltage supérieur à celui que vous possédez. Un tel comportement devient toxique parce que l'énergie négative est cumulative. Perpétuellement surmené, votre organisme réagit : le cortisol, l'hormone liée au stress, augmente en flèche ; la sérotonine, un neurotransmetteur protégeant de la dépression et de l'anxiété, diminue. Cette réaction biochimique, associée à une chute inéluctable de l'énergie subtile, vous entraînera dans une spirale descendante.

Plusieurs motifs nous incitent à passer à la vitesse supérieure : anesthésier la souffrance affective ; échapper à l'anxiété, à la dépression ou au sentiment de ne pas être à la hauteur ; tenter de satisfaire des attentes irréalisables sur ce que nous pouvons accomplir à l'intérieur d'une période de temps limitée ; faire taire notre crainte du silence et de la tranquillité. Quelle qu'en soit la cause, la précipitation diffère nettement d'une action rapide et efficace, adaptée à rythme synchronisé avec une vie bien chargée, mais équilibrée.

Les intuitions ci-dessous signalent que vous vous précipitez :

- Votre énergie semble dispersée.
- Vous n'avez que peu, ou pas du tout, conscience de votre corps.
- Vous éprouvez un sentiment de panique subliminal ou conscient.
- Votre capacité d'écoute est compromise, tout comme votre souvenir des détails.

Dans mon cas, la précipitation induit un état altéré émoussant ma lucidité. Mon esprit s'embrouille pour devenir une hallucination pénible, comme si mon corps énergétique se fragmentait et tentait de foncer au-devant de lui-même tandis que ma forme matérielle tente de le rattraper – je ressens un vertige diffus, un sentiment nauséeux de dissociation. N'en doutez pas : la précipitation empêche tout bien-être ; il ne faut jamais la considérer comme anodine.

Malgré tout, je comprends que se précipiter puisse créer une dépendance. Étudiante en médecine à l'université de Californie du Sud (USC), je me tapais des journées de seize heures, débordant d'urgences vitales. J'étais de garde une nuit sur trois. Lorsque j'ai ouvert mon cabinet privé, j'ai maintenu ce rythme éprouvant. Le plus dingue, c'était de porter un téléavertisseur. Attaché à ma ceinture, il sonnait si fréquemment que je me mettais à rêver qu'il s'autodétruise. Un beau jour, au bureau de mon comptable, il retentit pendant que j'étais aux toilettes. J'ai tenté de m'en emparer, mais pas assez rapidement. Il a glissé et j'avais déjà tiré la chasse. J'entendis l'eau qui giclait. Consternée, je suis restée là à contempler mon téléavertisseur qui bipait de manière hystérique sous l'eau, avant de disparaître à jamais dans la toilette. Mon rythme de vie insensé n'avait jamais été si évident.

Après des années passées à tournoyer comme un derviche, j'ai été forcée de faire ce constat : j'étirais mes réserves énergétiques. J'étais nerveuse, je devenais brusque et impatiente, et je poussais les autres et moi-même. En pleine frénésie, il est difficile d'être gentil. Pis encore, je conduisais ma voiture à toute allure : à plus d'une reprise, j'ai écopé d'une contravention pour excès de vitesse entre le club de gym et l'épicerie, alors que je me précipitais chez moi pour me plonger dans un bain relaxant. Je me dépêchais pour aller me détendre ! Au bout du compte, j'ai couru suffisamment pour déclencher une crise énergétique. Puisque je refusais de ralentir, mon corps est intervenu. Un épuisement intense m'envahit, situation qui dura près d'un an. Je fus contrainte de réduire mes conférences, ainsi que d'autres obligations. Je pris enfin conscience de mon besoin impérieux d'un sentiment de présence capable de me sustenter ; ce sentiment de présence vient du fait de vivre le moment présent.

Au début de cette méthode, je vous propose de mesurer intuitivement si vous êtes en synchronicité avec un rythme de vie qui favorise votre niveau d'énergie. (Celle-ci peut varier selon les différentes phases de l'existence, selon l'âge ou diverses priorités.) Sur le plan de l'énergie subtile, un rythme bien réglé donne le ton à tout ce que vous faites. Je sais que, si je suis synchronisée, j'ai envie de sauter, de danser, de voler. Impossible de m'arrêter. Cependant, si mon rythme est mal réglé, mon dynamisme est compromis. Votre corps est un baromètre intuitif fort astucieux ; c'est en premier lieu par lui que vous pourrez évaluer votre rythme. Commencez par les indices appartenant au « tableau d'ensemble », puis nous aborderons les signaux plus subtils. Voici une liste générale à examiner :

SI VOUS ÊTES EN SYNCHRONICITÉ :

- Vous êtes équilibré sur le plan affectif
- Vous jouissez d'une vitalité physique
- Vous êtes patient
- Vous éprouvez de l'enthousiasme
- Vous êtes passionné

SI VOUS ÊTES DÉPHASÉ :

- Vous éprouvez une fatigue persistante
- Vous êtes léthargique sur le plan émotif
- Vous êtes irritable
- Vous avez des sautes d'humeur
- Vous souffrez de « symptômes psychosomatiques » (comme le trouble du colon irritable, des maux de tête ou de reflux gastriques)
- Vous souffrez d'une baisse de libido
- Votre appétit sexuel disparaît

Passons maintenant aux énergies plus subtiles ; vous appliquerez la première prescription pour déterminer un rythme qui vous corresponde. Je vous suggère de tenter l'exercice suivant qui exige une introspection active : posez une question et recevez une réponse intuitive. Cet exercice vous fera découvrir le centre intuitif, que les écoles de mystères antiques nommaient « chakra du troisième œil », une petite ouverture subtile située entre les sourcils. Les mystiques perçoivent à cet endroit une lumière mauve radieuse. Dans un état de quiétude, il faudra fixer légèrement votre attention sur ce centre intuitif, ce qui accroît la circulation d'énergie dans la région et vous donnera accès à des révélations intuitives quant à votre rythme ou à toutes autres questions.

CHANGEZ DÈS MAINTENANT
SONDEZ VOTRE RYTHME

PREMIÈRE PARTIE : PRENEZ LE TEMPS DE VOUS METTRE À L'ÉCOUTE

- Prenez cinq minutes ou plus pour retrouver le calme, pour suspendre formellement le cours de votre pensée ordinaire. Asseyez-vous confortablement, les yeux clos et prenez quelques inspirations profondes et prolongées, jusqu'à ce que vous soyez détendu. (Je me livre parfois à cet exercice sous la douche, qui me sert de cabine téléphonique intuitive ; l'information y coule sans entrave !)
- Orientez votre attention vers l'intérieur, vers votre centre intuitif. Pour l'ouvrir, vous pouvez aussi y poser doucement votre doigt. (Considérez que le geste équivaut à démarrer un moteur.) Le point s'emplira peut-être de chaleur ou de tourbillons mauves en pulsation que vous percevrez les yeux fermés. Quelques-uns sentiront une pression ou un vague mal de tête jusqu'à ce que l'ouverture soit en mesure de s'ajuster au flot accru d'énergie.
- Après une minute ou deux, interrogez-vous : « Est-ce que mon rythme me convient ? » Pour le savoir, demeurez attentif aux sensations physiques ou aux impressions visuelles. Vous saurez si vous êtes en synchronicité si vous percevez un « oui » intuitif. Dans mon cas, ce « oui » prend la forme d'une chaleur voluptueuse,

d'une excitation, d'une énergie dans mon abdomen et d'une vague de chair de poule. Prenez aussi note de toute image ou tout souvenir inspirant, même s'ils semblent insolites. À l'inverse, un « non » intuitif donne une impression de froid. Lorsque je capte cette négation, mon ventre se contracte. Je me sens lasse, j'ai l'impression de m'enfoncer ou d'être rigide comme un mur de briques. Des images ou des souvenirs désagréables peuvent également faire surface. Ne censurez rien. Laissez-vous aller. Voyez à quoi ressemblent votre « oui » et votre « non », car cette information vous servira tout au long de la méthode.

- Par la suite, précisez votre démarche. Interrogez-vous : « Mon rythme de travail est-il agréable ou désagréable ? Mon tempo à la maison ? En vacances ? En présence d'amis ? » L'un de ces aspects peut être plus équilibré qu'un autre.

SECONDE PARTIE : TRAVAILLER AVEC DES SOLUTIONS

- *Pour se réaligner sur un rythme harmonieux* : Effectuez des changements graduels. Interrogez-vous : « Quels types de changements me paraîtraient agréables ? » Concentrez-vous sur de petites mesures réalisables, pas sur une restructuration séance tenante. Prenons votre travail. Faites l'essai de dix minutes à un rythme épanouissant. Si vous êtes perpétuellement en mode multitâches, employez ce temps pour vous astreindre à une chose à la fois : répondre à un courriel, passer un coup de fil ou lire un compte-rendu. Cependant, ne vous autorisez pas à vous disperser et à perdre votre point central. Savourez la sensation délicieuse que vous procure ce ralentissement. Qu'elle vous serve de base pour d'autres améliorations. Voyez si vous en tirez un mieux-être. L'énergie ne ment jamais. Si vous travaillez à un rythme qui vous convient, vous serez plus productif, je vous le garantis.
- *Si vous êtes un pressé* : Consacrez au moins quelques minutes par jour à une méditation centrée sur l'énergie. Il vaut mieux diminuer petit à petit la tendance à courir. Ne vous contraignez pas. Soyez totalement présent à vous-même. Ouvrez vos sens. Attardez-vous aux tulipes, émerveillez-vous devant des fontaines en cascade, goûtez l'arôme du pain sortant du four. Sentez la

caresse du vent sur vos joues. Écoutez les gens attentivement. Réagissez avec toute votre attention. Si cet exercice vous est agréable, pratiquez-le quotidiennement pendant cinq minutes. Par la suite, augmentez-en la durée. Au début, demeurer présent à l'instant peut s'avérer difficile. Persistez. Si vous êtes un peu plus aventureux, demeurez dans un espace hors du temps pendant un bon moment ; retirez votre montre et dirigez vos pas vers une destination indéterminée. Ce qui me plaît le plus dans cette décélération, c'est que mon sens de l'humour renaît. J'ai l'espace pour rigoler et pour m'attarder au côté drôle des gens et du monde.

- *Si vous avez des échéances* : En vue de survivre à ces compressions temporelles potentiellement coercitives, planifiez des mini-pauses pour vous livrer à cette technique énergétique express qui m'a sauvée : pendant une minute, prenez quelques respirations profondes tout en touchant votre centre intuitif entre les sourcils – cela suffira à accroître votre concentration et à vous recentrer.
- *Si votre rythme est trop lent* : pensez à une activité qui vous rend heureux. Il peut s'agir de n'importe quoi : patinage, jardinage, bénévolat dans une soupe populaire. Une fois ce souvenir ravivé, prévoyez de vous y adonner. Si l'activité vous apporte du bonheur, ajoutez-la à votre routine. Cette stratégie vise à relancer l'énergie positive si votre performance s'émousse ou si vous êtes en perte de vitesse dans un autre domaine. Puis branchez-vous à une autre source de joie. Incorporez-la également à votre vie. Une activité en stimule d'autres. Voilà qui conduira à une cadence plus vive.

Au cours de cet exercice, vous obtiendrez des révélations intuitives curieusement précises. Si tel est le cas, obéissez-y. Par exemple, Jack, un médecin dans la quarantaine qui dirige à fond de train le département d'oncologie d'un hôpital, a eu la vision intérieure ahurissante d'un être de lumière vêtu de blanc qui l'avertit en souriant : « Si vous ne ralentissez pas, le moment est venu pour vous d'avoir une attaque cardiaque. » Pas moyen de marchander ici ! Jack prit le message au sérieux et modifia son rythme. Sue, une jeune acheteuse de mode, adorait son travail mouvementé. Cependant, elle avait souvent les nerfs en boule même si elle dormait et se reposait suffisamment. Lorsqu'elle se mettait dans un état réceptif, Sue avait l'estomac à l'envers. Puis, soudainement, elle revit ses soirées : « Je suis au lit avec mon mari, et nous regardons une émission tardive. Ce dernier part faire autre chose. Me voilà donc coincée avec Jay Leno ! » Cet exercice mit en relief le fait que Sue ou son gentil mari avaient omis de me révéler : elle avait horreur d'avoir « cette télé malsaine » dans la chambre à coucher. Le couple discuta du problème et l'appareil se retrouva dans la salle de séjour. Aujourd'hui, Sue fait tranquillement la lecture au lit, ce qui a soulagé ses nerfs à fleur de peau.

Pour réussir, il faut vous couler dans ce nouveau rythme qui vous convient. Comme l'ont découvert quelques-uns de mes patients un peu trop zélés, prendre les bouchées doubles est susceptible de saboter cette méthode. Au bout du compte, ils avaient l'impression d'avoir échoué et se décourageaient jusqu'à ce qu'ils retrouvent le courage de recommencer. Je vous en prie, pas de gestes grandioses ! Contentez-vous d'avancer doucement dans la bonne direction. Ce mouvement envoie un message positif à votre force vitale. Ne vous en faites pas si vous glissez subrepticement dans vos vieilles habitudes. Nous le faisons tous. Pour chaque minute de succès, vous régénérez votre vitalité et votre capacité d'émerveillement.

Vivre au moment présent : comment s'y prendre

Vous synchroniser à votre tempo vital exige d'y être présent, bien que bon nombre d'entre nous ne le soient pas. Nos journées défilent rapidement sans que jamais nous ne savourions le passage du temps. En affinant votre faculté de concentration, vous permettrez à votre intuition de conserver naturellement votre énergie et de rétablir votre attention au moment présent : un état viscéral, conscient de l'instant dont se délecte votre force vitale. Si votre énergie n'est pas dissipée parce que vous ruminez le passé ou projetez vers l'avenir – quel que soit le nombre de bombardements-suicides ou de demandes personnelles que vous ayez à subir, vous aborderez chaque situation avec une appréciation centrée. À mon sens, c'est là la définition de la santé mentale. Développer son énergie est important, tout autant que de ne pas l'éparpiller.

L'un des principes fondamentaux de la psychiatrie énergétique consiste à vivre au moment présent. Cet état de conscience est une cible énergétique que l'intuition atteint en augmentant votre connexion au corps et à l'environnement. Vivre le moment présent, c'est se mouvoir, c'est se délecter d'un éternel instant, c'est vivre à fond physiquement et psychologiquement. Ailleurs que dans le moment présent, vous êtes comme le carton, figé, prisonnier dans votre tête ; vous ne captez même pas la fragrance enivrante d'un jardin de rose un soir d'été : voilà un état déplorable que je vous incite à torpiller.

Aujourd'hui, je voue une véritable vénération au moment présent. Je me bats pour obtenir des instants, quelques heures, où je puisse être pleinement présente, au travail ou en faisant mes courses à la quincaillerie. Cette sensation que toute mon énergie positive se trouve en mon centre, là où elle doit l'être, est carrément euphorique. Par ailleurs, parce que je suis intuitive, je dois m'astreindre à vivre le moment présent. Je sonde constamment l'influx d'énergies et d'impressions qui me parviennent, dont le degré de « présence » de mes patients. Plusieurs personnes qui trouvent que le moment présent persiste à les fuir sont comme suspendues au-dessus de leur corps et n'ont pas conscience d'être dissociées. Quand je m'en aperçois, je les aide à s'ancrer de nouveau à l'aide de méthodes que j'expliquerai. Si mon attention part à la dérive, mon intuition court-circuite ; la longueur d'onde sur laquelle je me trouve alors s'obscurcit instantanément.

Voici le dilemme : plusieurs d'entre nous évoluent dans un monde éprouvant où nous perdons le fil du moment présent. Diverses forces semblent conspirer afin de fragmenter notre attention. Il faut s'y attendre. Sachez cependant comment retrouver votre présence à l'instant. Pour commencer, je vous propose quatre astuces simples qui vous dynamiseront et vous permettront d'être présent en toutes circonstances.

Changez dès maintenant
Accordez-vous au moment présent

Observez les maîtres du moment présent

Pour vraiment comprendre le pouvoir du moment présent, observez ceux qui y vivent perpétuellement. Ainsi, vous vous accorderez intuitivement à des vibrations avec lesquelles vous pouvez résonner. Les bébés et les jeunes enfants sont naturellement présents à l'instant. C'est une expérience rare et précieuse que de côtoyer ces petits êtres pour qui le passé ou l'avenir n'existent pas. Les bébés, notamment, sont doués d'une énergie totalement concentrée lorsqu'ils vous fixent. Plonger votre regard dans le leur alignera votre énergie. Si vous n'avez pas de bébé avec qui communier, observez des enfants jouant dans un parc. Qu'ils soient vos maîtres du moment présent et de l'émerveillement.

Similairement, examinez les artistes pour qui l'instant présent représente tout. Regardez Maya Angelou lorsqu'elle chante et récite sa poésie. Ou Yo Yo Ma quand il joue de son violoncelle céleste. Assistez à un concert d'un musicien qui vous inspire. Imprégnez-vous dans ces vibrations intemporelles. Mémorisez cette impression. Souvenez-vous également que, lors de situations d'urgence, vous retrouvez naturellement le moment présent. Si votre petit garçon de sept ans tombe d'un arbre, votre mental n'erre pas ; toute votre énergie et toute votre attention se reporte précisément sur lui. Pour affiner ce type de présence à l'instant présent, observez-vous vous-même, ainsi que d'autres, dans de telles circonstances.

Suivez votre souffle

Rien de tel que de suivre votre respiration pour retrouver le moment présent au milieu d'une journée bien remplie. Dans plusieurs cultures, les termes *esprit* et *souffle* sont synonymes : en latin, *spiritus* ; en hébreu, *rauch* ; en grec, *pneuma* ; en sanskrit, *prana.* Néanmoins, bon nombre d'Occidentaux ignorent complètement le caractère sacré de la respiration jusqu'à ce que la maladie vienne les en priver. Plusieurs d'entre nous passons nos journées à retenir notre souffle, à notre insu, ce qui comprime l'énergie. Le miracle de la respiration s'accomplit par l'inhalation d'oxygène et l'expiration de dioxyde de carbone toxique, mais également par l'assimilation de l'énergie de votre force vitale. Pour que vous ne ratiez pas une seconde de ce phénomène miraculeux, je vous propose de pratiquer la respiration consciente. Elle vous ancrera dans votre corps et calmera votre esprit.

Prenez quelques instants pour vous détendre, les yeux clos, centré sur chaque inspiration et chaque expiration. Attardez-vous à la finesse du souffle qui pénètre vos narines, vos poumons ainsi qu'à votre poitrine qui se gonfle et se dégonfle. Suivez simplement le mouvement de l'air ; ne tentez pas de l'influencer. Sentez la force vitale qui entre en vous. Si des pensées s'immiscent – c'est immanquable – visualisez que chacune d'elles a la forme d'un nuage cotonneux passant son chemin dans l'azur. Essayez de ne pas trop vous attacher à vos pensées ; cette aptitude croîtra avec l'expérience. Contentez-vous de les laisser s'estomper d'elles-mêmes. Revenez toujours à votre respiration, à votre corps et au moment présent.

PRENEZ VOTRE POULS

L'antidote immédiat à notre tendance à être ailleurs que dans le moment présent, c'est de prendre le pouls. Comme je suis médecin, je suis formée à vérifier en tout premier lieu le pouls des patients, afin de trouver le rythme cardiaque ou de déterminer si la personne vit encore. Ailleurs que dans le moment présent, vous perdez rapidement votre force vitale. Pour la recouvrer, localisez les battements de votre pouls et concentrez-vous sur ceux-ci : une paume tournée vers le haut, posez doucement deux doigts de l'autre main sur le poignet, juste au-dessous du pouce. Le tour est joué – il y a contact ! Vous vous retrouvez dans votre corps, sur-le-champ.

Habituez-vous au tempo de votre pouls. Ensuite, avec chaque battement, visualisez intuitivement que votre force vitale, sous forme d'énergie dorée, circule en vous ; c'est une sensation sublime. Ne vous en faites pas si, de prime abord, vous êtes plutôt réticent à palper votre pouls, comme quelques-uns de mes patients. Cela vous passera lorsque vous comprendrez qu'il est tout naturel de localiser le moment présent en tout temps, partout, grâce à cette méthode merveilleusement discrète.

ADOPTEZ UN MANTRA

Un mantra est un mot ou une phrase sacrée qui vous signale de revenir au moment présent. Voici une libre traduction du terme *mantra : ce qui vous protège de l'énergie négative.* Le bouddhisme tibétain exige que le mantra soit transmis du maître au disciple. On le récite intérieurement ou à voix haute ; c'est une manière de se concentrer pendant la méditation ou au milieu du chaos. Du coup, dans le chaos de votre univers, grâce à un mantra spécial, vous reprendrez possession de vous-même.

Voyez ce qui séduit votre intuition. Ce pourrait être *om* ou *shalom*, pour inspirer la paix, le koan zen accrocheur « si pas maintenant, quand ? » ou la chanson des Beatles, « Let It Be ». Voici le mantra qui me procure une joie délirante si je le répète à toute vitesse, télescopant les mots ensemble : « Je suis celle qui est, celle qui est, celle qui est… » Un comédien répète une blague qui le fait rire à tout coup. Le rire ne survient qu'au moment présent et il vous ancre en un clin d'œil. Quel que soit votre mantra, c'est une incantation qui vous ancrera.

Appliquée au moment présent, la méthode pour épanouir l'énergie sacrée produit des effets optimaux. Grâce à ces astuces, cette zone précieuse se fera moins fugace. Je vous suggère également les ouvrages de Ram Dass, le classique *Be Here Now* et celui d'Eckhart Tolle, *Le pouvoir du moment présent* [Ed. Ariane]. Il va sans dire que votre retour au moment présent éveillera l'énergie que vous recherchez. J'espère que vous apprécierez cet instant présent autant que moi. En poursuivant les exercices de cette méthode, n'oubliez pas que le moment présent est le lieu de premier choix.

Deux ennemis courants du moment présent

L'Amérique du XXIe siècle est frappée de deux maux qui voilent le moment présent : la dépendance au travail et le technodésespoir – un surmenage dû à l'asservissement au courriel, aux téléavertisseurs, au télécopieur et au téléphone. (L'inquiétude, la peur et autres émotions qui émoussent la présence à l'instant seront abordées au chapitre 4.) Ces deux siphons d'énergie sont d'autant plus insidieux et préoccupants qu'ils prennent rapidement le caractère d'habitude. Si vous êtes claqué, ces deux ennemis du moment présent sont peut-être en cause.

L'ennemi numéro 1 du moment présent : L'assuétude au travail

La dépendance au travail, c'est l'éthique puritaine qui a perdu la boule, c'est une pulsion irrépressible pour en faire plus, pour continuer jusqu'à l'effondrement. Si vous ne travaillez pas au moins huit heures par jour, il est fort probable que vous vous sentiez coupable. Mal typiquement américain, la dépendance au travail perpétue la négativité en épuisant l'énergie subtile ; elle noie le moment présent dans un afflux d'adrénaline avec, comme résultat, un surmenage endémique. Nous, les accros au travail, sommes partout – nous occupons des postes exigeants, nous courons entre la famille et la carrière, sacrifiant chaque parcelle de notre énergie à nos enfants. Telle une créature en mutation, notre liste de choses à faire ne fait que s'allonger.

Curieusement, on ne nous a pas enseigné à préserver l'énergie positive et à considérer le ralentissement comme une vertu. La société nous oblige à aller plus vite, à accomplir davantage. En vérité, nous matraquons nos réserves d'énergie subtile et, ce faisant, nous appelons à nous la maladie. Nous dépassons les bornes, nous devenons tels des robots pris par la frénésie de réaliser. En raison de la ténacité de la dépendance au travail, je suis sans appel : si vous continuez à tirer sur la corde, en dépit de votre fatigue et de votre intuition qui vous somme de vous reposer, vous vous punissez par inadvertance. Comme nous le verrons, cultiver l'énergie positive consiste à respecter les signaux de votre corps.

L'un des symptômes insidieux de la dépendance au travail consiste à opérer en mode multitâche. Cette expression propre au XXIe siècle fait référence au fait de jongler avec plusieurs tâches à la fois, soit l'une après l'autre, soit simultanément. Subitement, tout le monde passe en mode multitâche, et est fier de l'être. Pour ma patiente Meg, une jeune mère, il était normal de surveiller les enfants tout en faisant le dîner et en s'occupant de sa mère âgée jusqu'à ce que son mari rentre. (Lorsqu'elle le décrit, son champ énergétique présente une apparence incroyable ! Je perçois une image rémanente, une rafale de plusieurs bras sortant de son corps, semblable à Kali, la déesse hindoue à quatre bras, vêtue de crânes, porteuse de vie et de destruction.) En dépit de sa fatigue croissante, Meg en était encore au stade où être une « surfemme » lui semblait séduisant.

Incontestablement, multiplier les tâches nous permet de gérer un torrent d'affaires bien réelles, mais il menace notre présence à l'instant présent, car il envahit notre vie. Nous oublions la satisfaction que procure le fait d'accomplir une chose à la fois ; le mode multitâche devient désormais la norme. (Qu'on me mette en attente me rend particulièrement furieuse ; ce clic décapite la conversation sur le plan énergétique.) Si nous multiplions les tâches à l'excès, nous finissons par flotter hors de notre corps plutôt que de l'habiter, et ces limbes mentaux entraînent un épuisement chronique.

La plupart d'entre nous ont impérativement besoin de temps pour les loisirs. Offrons-nous le luxe d'être pleinement attentifs à nous-mêmes et aux autres. Pour retrouver cette présence, il faut cesser de s'imposer une telle pression. Cette prescription offre une approche diversifiée à la dépendance au travail ; elle fait appel à des stratégies psychologiques et intuitives. Pour en maximiser les bienfaits, combinez les deux.

CHANGEZ DÈS MAINTENANT : CESSEZ DE VOUS POUSSER ET BRISEZ LE CYCLE INFERNAL DE LA DÉPENDANCE AU TRAVAIL

IDENTIFIEZ INTUITIVEMENT LES CAUSES DE LA DÉPENDANCE AU TRAVAIL

Voici quelques-unes des causes fréquentes entraînant l'assuétude au travail. Mettez-vous à l'écoute de chacune et voyez si elle paraît plausible. Comme auparavant, tentez d'obtenir un « oui » ou un « non » intuitif.

Causes :

- Un besoin de contrôle
- La solitude
- Associer votre sentiment de valeur personnelle à vos réalisations
- L'ambition
- Le masochisme
- Les impératifs financiers

- L'avidité
- Un esclavagiste intérieur
- Le conditionnement familial
- Une fuite des émotions : solitude, anxiété, dépression
- Un mariage qui ne vous comble pas
- Aucun exemple qui vous aurait enseigné la compassion pour soi

S'il manque des causes, n'hésitez pas à compléter la liste. Puis, examinez-les tour à tour. Vous pouvez tenir un journal sur la question : notez le moment où le problème a débuté, pourquoi il sape votre énergie et quoi faire pour y remédier. (Une consultation avec un thérapeute qualifié accélérera le processus.) Voici une stratégie expéditive : redéfinissez votre travail. Vous administrez une station d'essence ou une entreprise ? Alors, faites-en un service à l'humanité et une forme de dévouement plutôt qu'une activité compulsive. Qu'est-ce que votre travail apporte au monde ? Si vous avez pour objectif d'être utile à autrui ou à l'humanité, vous retirerez plus d'énergie positive de votre travail. Pour lutter contre la dépendance au travail, voici quelques autres solutions :

METTEZ EN ŒUVRE LA COMPASSION ENVERS SOI

La compassion, une énergie subtile issue du cœur, vous aidera à cesser de vous mettre trop de pression. Je suis psychiatre et je suis bien consciente qu'il est beaucoup plus facile d'être compatissant envers autrui qu'envers soi-même. Voici comment vous y prendre :

- *Premièrement* : Même si votre horaire chargé ne vous permet pas de souffler, vous *devez* consacrer du temps à la détente. Imposez-vous au moins une action compassionnée à votre égard par semaine. Par exemple, faites une petite sieste l'après-midi. Embauchez une gardienne pour vous libérer une soirée. Refusez d'écouter la litanie des problèmes d'un ami et allez plutôt au cinéma. Accordez-vous quelques minis intermèdes, cinq minutes ici et là : un peu de Mozart, des bonbons, ce qui vous plaira. Prévoir des pauses régulières alimente l'énergie positive.

- *Deuxièmement* : La compassion envers soi, c'est comprendre qu'il n'est pas indispensable de tout faire en une journée, qu'on doit donner priorité à l'essentiel, puis en rester là. Avec cette attitude, notre liste de choses à faire paraît de toute évidence autoinfligée. Soyons clairs : si cette liste monstrueuse justifie que vous vous culpabilisiez et que vous infligiez une souffrance, c'est un signe de compulsion. La compassion pour soi dénouera l'emprise de cette pulsion malsaine.
- Troisièmement : La compassion envers soi, c'est être capable de continuer à dire « non » à cet esclavagiste intérieur fou qui s'en prendra à vos faiblesses pour vous rendre accro. Si vous prenez conscience que les exhortations de cet esclavagiste sont pathologiques, alors il est plus facile de résister.

SAVOUREZ LE PLAISIR DE NE FAIRE QU'UNE CHOSE À LA FOIS

Pour vous reposer du mode multitâche ou par pur plaisir, absorbez-vous entièrement dans une seule activité par jour. Jouez au golf ou classez des documents, en étant pleinement présent dans votre corps et en vous concentrant légèrement sur votre centre intuitif. Éveiller ainsi l'intuition vous procure une euphorie naturelle, une ivresse inespérée, induite par le fait de se livrer en toute lucidité à une activité à la fois. Notre esprit se délecte de ces retrouvailles dans notre champ énergétique. Nous concentrer suffisamment pour ressentir le caractère sacré de chaque jour procure sans contredit un sentiment d'extase. Ce sentiment est naturel lors d'une activité bien centrée ; goûtez le plaisir de vivre au moment présent.

LA PERSPECTIVE INTUITIVE DEPUIS VOTRE LIT DE MORT

La pression exercée par la dépendance au travail peut s'installer à un point tel qu'elle ne trouvera pas d'exutoire en temps actuel. Pour déjouer cette impasse, l'intuition nous offre une carte maîtresse : l'aptitude de se projeter dans l'avenir et de s'observer à partir du moment de la mort. Parfois, il faut voir par les yeux de notre temporalité pour arriver à définir nos priorités. À cette fin, je suggère la technique suivante si le besoin se fait sentir.

VISUALISATION POUR MODIFIER SON OPTIQUE

Imaginez que, sur votre lit de mort, vous jetiez un dernier regard sur votre vie. Immergez-vous dans cette vision. Détaillez votre visage, vos vêtements, votre environnement. Soyez témoin de votre vie ; notez les points culminants. Était-ce l'amour ? La famille ? Les amis ? Cet après-midi d'été à semer des pétunias avec votre fils ? En quoi votre emploi du temps se compare-t-il à ces moments précieux ? Vous en souvenez-vous seulement ? Vous rappelez-vous toutes ces nuits passées à travailler ? Ou du branle-bas de combat jour après jour ? Quel sens tout cela avait-il ? Qu'est-ce qui a vraiment eu du sens ? Ramenez au moment présent ces découvertes intuitives sur votre manière de dépenser votre énergie et vous retrouverez un point de vue plus éclairé.

Inutile de vous retirer sur une île déserte pour guérir de la dépendance au travail. Adopter même une mesure insignifiante vous fera passer de la victime au vainqueur et recouvrer une énergie positive. Le changement que je suggère doit s'effectuer autant intérieurement qu'extérieurement. Vous vous donnez du pouvoir en allégeant intérieurement la pression : voilà un geste radical d'amour pour soi. Dans mon cas, faire preuve de compassion envers moi-même – tracer des limites et faire place au plaisir – est une méditation sans cesse renouvelée. J'en ai récolté quelques délicieux bienfaits : un corps heureux, la clarté et une énergie positive débordante. Je vous incite donc à faire preuve de clémence à votre égard.

L'ennemi numéro 2 du moment présent : le technodésespoir

Mon patient Stuart, un analyste financier passionné du détail, passait ses journées sur son ordinateur, quelque part au seuil du moment présent. À portée, il y avait un télécopieur, deux téléphones, un numériseur optique et un photocopieur ; il possédait également un agenda électronique et un téléavertisseur. Il était entouré d'appareils produisant un flot continu de bips, de vrombissements, de ronronnements et de sonneries. Il avait développé une forte dépendance à ceux-ci pour son travail. S'il advenait que l'un ou l'autre de ses appareils défaille, il était en proie à une crise de panique. Stuart vint d'abord me consulter parce qu'il éprouvait de l'anxiété en public. En plus, louper une échéance était susceptible de le faire basculer dans la folie. Au bord de la démence, il m'avouait : « Je suis complètement impuissant. C'est hors de mon contrôle. Je n'arrête pas de trembler. Je rabroue mes collègues et je rembarre ma femme. »

L'anxiété de Stuart découlait de plusieurs facteurs. L'un d'entre eux, c'est un mal qui insensibilise au moment présent : le technodésespoir. Comment savoir si vous en souffrez ? En voici quelques symptômes : nervosité marquée, dépression ou fatigue induite par des périodes consacrées aux complexités de la technologie. (Tenter de programmer mon magnétoscope pour enregistrer des émissions me contrarie inévitablement !) Afin de remédier au technodésespoir, il faut restreindre le contact avec les appareils électroniques ou apprendre à les aborder plus productivement. La technologie nous facilite certes l'existence. En revanche, les dérayages peuvent miner votre santé mentale.

Je m'explique. En premier lieu, au contact de facteurs externes, s'éveillent des émotions qui annihilent votre sérénité et qui ruinent votre champ énergétique. Par exemple, un disque dur sur votre ordinateur contenant ce que vous estimez représenter votre vie tout entière disparaît. Il est tout naturel d'être ébranlé, voire anéanti. Et ces ratés « mineurs » – une imprimante qui se bloque ou une souris défectueuse – sont corrosifs pour l'énergie positive. En deuxième lieu, les appareils électriques émettent des champs électromagnétiques qui désaccordent ou qui détruisent l'énergie. Voyez si c'est votre cas. Même si la technologie fait des prodiges, elle peut aussi déshumaniser et générer la négativité.

Pour se prémunir contre le technodésespoir, soyez à l'affût de ces instigateurs de fuites énergétiques et cherchez des solutions.

CHANGEZ DÈS MAINTENANT PRÉVENEZ LES FUITES ÉNERGÉTIQUES QU'INDUIT LA TECHNOLOGIE

ÉVITEZ LA SURCHARGE D'INFORMATION

Au milieu des mitraillades de notre monde, nous sommes trop rapidement bombardés par de nombreuses sources. Internet.

Messagerie vocale. Cellulaires. Assimiler toute cette information requiert de l'énergie. Nous sommes sans cesse en train de traiter ces apports, positifs ou négatifs. Tout s'accumule. L'on peut facilement atteindre ses limites. L'assaut énergétique chronique en provenance de ce torrent d'informations esquinte sur le plan émotionnel.

La solution : Il faut se recentrer dans le moment présent, prendre l'habitude de faire des mini-jeûnes technologiques, s'accorder des répits énergétiques de l'exposition aux appareils électroniques ou à l'informatique. Passez par exemple quelques heures loin du télécopieur ; faites plutôt une promenade. Consultez vos courriels moins fréquemment. Regardez un film marrant plutôt que de lire les derniers bulletins d'information sur Internet. Lorsque vous vous branchez de nouveau au moment présent, votre intuition se relâche et vous retrouvez une légèreté et une présence. Pour nettoyer votre champ énergétique, vous devez délibérément réduire la quantité d'information entrante.

PAS DE TEMPÊTE DANS UN VERRE D'EAU !

L'assujettissement excessif aux machines prépare le terrain au désespoir. Un fichier vital disparaît mystérieusement de votre disque dur avant que vous n'ayez pu en faire une copie. En tant qu'auteure, je connais bien l'angoisse à l'idée de perdre à jamais mes écrits dans un trou noir du cyberespace. Même des heures de fouilles ne suffisent pas à mon technicien de génie pour retrouver mes fichiers. Entre-temps, ma journée entière s'évapore, tout comme ma lancée créatrice. En rédigeant le chèque pour défrayer ses recherches restées stériles, je me prends à rêver de machines à écrire, de plumes et de papier.

Les cafouillages technologiques éveillent l'énergie négative, car ils anéantissent notre patience et notre tranquillité d'esprit. Pour éviter d'y succomber, soyez prêts.

La solution : Avant tout, exercez la compassion pour vous et centrez-vous sur le moment présent : respirez à fond, répétez un mantra, prenez votre pouls. Voilà qui évince les vibrations déboussolées et éveille le positif. Modifiez également votre attitude. Ne tournez pas tout en catastrophe. N'oubliez pas : même si un cafouillage technique survient, vous serez au moins en mesure de remettre les choses en place.

Parfois, le souvenir furtif de traumatismes antérieurs vient aggraver notre sentiment de perte de contrôle ou d'impuissance – congédiement inique, trahison amoureuse, voire maltraitance à l'enfance. Malgré tout, gardez l'œil sur le moment présent. Subséquemment, il vous faudra impérativement vous pencher sur le passé et le guérir. Pour l'instant, il s'agit de contrecarrer l'ennui en puisant à votre énergie émotionnelle positive.

Contrecarrez le drainage de l'énergie par les appareils électroniques

Comme pour les tubes fluorescents qui, il est démontré, provoquent de l'agitation chez les enfants hyperactifs, l'énergie négative des machines est susceptible de nous perturber intuitivement. Par exemple, les ordinateurs émettent un certain degré de radiation électromagnétique. Lorsque vous êtes assis à quelques centimètres de l'écran, son champ énergétique empiétera sur le vôtre, ce qui peut mettre en péril votre bien-être affectif ou physique. (Certains scientifiques émettent aujourd'hui l'hypothèse d'un lien entre l'usage prolongé du téléphone cellulaire que l'on garde près de l'oreille et les tumeurs au cerveau.) Les fluctuations de votre humeur ou de votre niveau d'énergie pourraient provenir de l'emploi de l'équipement technologique.

La solution : Notez votre réaction intuitive en présence d'appareils électroniques. Vous fatiguent-ils ? Avez-vous l'impression de planer ? D'être distant ? Nous réagissons tous différemment. Si vous êtes sensible à l'équipement technologique, réduisez votre temps d'exposition ou faites des pauses régulièrement. Il est aussi avisé d'acquérir un écran d'ordinateur qui émet moins de radiations électromagnétiques. Pour atténuer le drainage de votre énergie, évacuez les vibrations toxiques de votre système comme s'il s'agissait d'un virus, afin qu'elles ne se solidifient pas sur le plan énergétique. Buvez beaucoup d'eau. Inspirez de l'air frais. Respirez et centrez-vous. Renforcez votre système immunitaire par le rire et les pensées optimistes. Ces mesures feront circuler la toxicité afin qu'elle s'évacue.

IDENTIFIEZ LES EFFETS DE VOTRE ÉNERGIE ÉMOTIONNELLE SUR LES APPAREILS ÉLECTRONIQUES

Certains parmi nous travaillent mieux avec l'équipement électronique que d'autres. Aussi farfelu que cela puisse paraître, je suis persuadée qu'ils captent nos vibrations, tout comme nous enregistrons intuitivement les leurs. (Les chercheurs dans le domaine de la conscience désignent ce phénomène par le terme « effet psychokinétique ».) À mon grand désarroi, j'ai découvert que lorsque je suis furieuse, j'ai l'effet d'un spectre vengeur. Tout ce qui m'entoure se brise. Le répondeur. L'imprimante. Les réveils. Les ampoules électriques. Le grille-pain. Le broyeur. L'un après l'autre, ils défaillent. Votre énergie émotionnelle, notamment la colère et la contrariété, est capable de perturber les appareils électriques et technologiques. Si tel est le cas, identifier le lien entre le bris et sa cause vous prémunira contre d'éventuels cafouillages.

La solution : En premier lieu, reconnaissez que ce n'est qu'une phase. C'est passager. Par la suite, efforcez-vous de comprendre votre angoisse. Repérez intuitivement sa source. Exprimez-la. Fulminez contre l'univers. Faites une thérapie. Hurlez. Faites n'importe quoi qui vous en délivrera. Les appareils réagissent à votre champ énergétique ; impossible de leur en passer une. Ils resteront hors d'usage jusqu'à ce que votre agitation s'apaise. Invariablement, une fois mes émotions pacifiées, je peux remercier les foules de consultants, réparateurs et autres.

Comme vous le constatez, éveiller votre intuition, la première prescription de la méthode pour épanouir l'énergie sacrée offre des solutions à un éventail d'impasses. Elle explique comment les maintes formes de l'intuition sont en mesure de catalyser l'énergie en vous ramenant à votre centre. Efforcez-vous de déceler votre faculté intuitive. Qu'il s'agisse d'obéir à un sentiment viscéral, d'évaluer les vibrations d'une personne ou de vous ancrer au beau milieu du tumulte, attachez-vous résolument à l'écoute intérieure. Depuis ce point central, décelez votre rythme de vie. Synchronisez-vous à celui-ci et voyez votre énergie positive fleurir.

Contrariez ce rythme et voyez votre énergie se flétrir. L'art de vivre consiste à être à l'écoute des signaux subtils. Se laisser guider par ses instincts est source de délices. L'intuition n'est pas un luxe ; elle est de rigueur pour trouver le bonheur. Prenez le risque de lui faire confiance. Je vous l'assure : votre énergie prospérera.

Choyez-vous :

Accordez-vous une activité que vous savez intuitivement accroître votre énergie. Chantez à tue-tête, perdez-vous dans la contemplation d'un arc-en-ciel ou dansez la salsa jusqu'aux aurores. La seule obligation, c'est que cette activité vous semble viscéralement appropriée, indice incontestable que vous êtes en synchronicité avec votre rythme vital.

ENTREVUE : QUINCY JONES PARLE DE L'INTUITION

Quincy Jones est un musicien, un compositeur et un producteur de plusieurs disques couronnés de Grammy, dont *Thriller* de Michael Jackson et *We are the world,* deux des plus grands succès de l'histoire.

Je me fie à mon intuition depuis cinquante ans. Je ne serais pas ici si je n'y plaçais pas ma confiance. À mon sens, l'intuition, c'est prêter attention aux murmures de Dieu. Elle est ce qu'il y a de plus naturel en nous – l'écoute nous donne de l'énergie et un pouvoir intérieur. Ce que vous sentez, et non pas ce que vous pensez : voilà de quoi il s'agit. Mon principe de vie, c'est la chair de poule. Chaque fois que quelque chose me touche vraiment, la revoilà – qu'il s'agisse d'une musique, d'un film, d'une poésie ou d'une émotion. Du coup, je sais que j'ai capté l'impression juste. Si je n'ai pas la chair de poule, alors c'est sans intérêt !

Je suis un inconditionnel de la théorie de notre nature divine, à savoir qu'il est possible de devenir un médium. Je laisse l'intuition me dire la forme d'expression qu'elle veut prendre. À l'époque où j'ai commencé à composer des partitions pour la télévision, j'avais beaucoup de musique à écrire. Avant de m'endormir, je programmais mon subconscient afin qu'il me prête main-forte. À côté de mon lit, je posais un crayon et du papier à musique. Au matin, je notais des chansons, des couleurs, des contours ou des idées que j'entendais au réveil. Ma main courait d'elle-même sur les feuilles. Je continuais à écrire. Nanti de cette information, je cherchais un point d'entrée. Du coup, les autres petits polissons se rassemblaient pour produire toute l'orchestration. Je suis d'avis que toutes les réponses à nos questions se trouvent quelque part là, dans l'univers, si nous ralentissons suffisamment pour les entendre. Coltrane le répétait. Tout est là, quelque part. Il n'y a qu'à attraper votre petit morceau.

La plupart des musiciens de jazz sont unanimes. Le jazz relève de l'intuition. Ils improvisent, se lancent éperdument dans le vide. Voilà qui donne une formidable énergie à la musique ; c'est comme de sauter en parachute sans filet. J'écoute Miles Davis ou Dizzy Gillespie, et c'est incroyable. Ils tordent l'intuition comme un bretzel. Les musiciens de jazz se fient vraiment à l'intuition. Il le faut, ils en vivent. Ils existent grâce à elle.

Voyez le lien entre l'énergie, la nature et l'intuition. La musique africaine vibre parce qu'elle est basée sur des éléments naturels – le son de la pluie, du tonnerre, le mouvement d'animaux. Les oiseaux n'imitent pas les flûtes. Pas plus que le tonnerre ne reproduit les tambours. Quand j'ai travaillé avec Michael Jackson sur l'album *Thriller*, il étudiait les mouvements au ralenti des jaguars et des gazelles. Il observait intuitivement le monde naturel. Voilà une vérité tout à fait africaine. Cette musique est celle de la force vitale.

Si l'inspiration ne vient pas, je suis dans de beaux draps. Lorsque j'ai d'abord commencé à composer pour le cinéma, avec quelques copains, nous formions un club à Los Angeles, les Rollers. Ces Rollers roulaient sous le piano en quête d'inspiration. Celle-ci peut survenir n'importe quand. L'inspiration ne répond pas aux sommations. Quand elle est prête, alors elle dit : « Mettons-nous au travail ! »

Parfois, la suprématie de la majorité peut réprimer l'intuition – par exemple, lorsque je produisais un événement pour l'inauguration du président Clinton. Sur un écran extérieur multiple, nous passions des vidéoclips du discours du John F. Kennedy *Ask what you can do for your country*, puis John Jr devait apparaître. Pour l'extrait du discours de

Martin Luther King, *I have a dream*, je voulais présenter LL Cool J pour faire le pont entre les manifestations des années 1950 et celles des années 1990. Les autres producteurs ne voulaient rien entendre. C'était avant que le rap ne connaisse la popularité actuelle... avec toute sa puissance. Je m'en suis tenu à mon idée. Et mon intuition s'avéra juste. Cinq cent mille personnes dans le centre commercial sautèrent sur leurs pieds lorsqu'il [LL Cool J] apparut. L'énergie était incroyable ! Quelle extase ! Ça alors ! J'étais ravi de ne m'être pas conformé au bon vouloir de la majorité.

L'énergie sacrée, c'est comme un verre à moitié plein. Ou comme un coup de foudre. On se sent merveilleusement bien, il y a une forte affinité intuitive. Il y a des gens qui dégagent un rayonnement, on dirait des anges. Vous pouvez la sentir. Vous pouvez presque la toucher. C'est ahurissant. Ma fille de huit ans, Kenya, est comme ça. En revanche, l'énergie négative ressemble au verre à moitié vide, elle est rébarbative, épuisante. Elle est peut-être due au fait qu'une personne ne s'aime pas. Mais il faut prendre garde à ne pas faire de projection. Si vous avez des trucs fortement négatifs dans votre vie, vous les projetez peut-être sur l'autre en pensant : « Il (ou elle) me déplaît. » Voilà ce qui anime le racisme. Je cherche à repérer cette tendance en moi-même, je m'assure de savoir d'où elle provient. Si quelqu'un me vide sérieusement – par un bavardage insignifiant par exemple, s'il n'utilise pas son cerveau ou si je m'ennuie (ce qui est rare) –, je m'éloigne tout simplement. Alimenter la situation ou l'affronter est une perte de temps.

Mes enfants me donnent de l'énergie. Sept enfants, de huit à quarante-huit ans. Six filles, un garçon. Ils débordent d'énergie. Mes amis intimes m'en procurent aussi parce que nous comblons mutuellement nos lacunes. Nous formons une unité solide. Je médite et je fais de l'exercice. J'adore la bouffe, les livres, la musique. La curiosité est toujours opportune. Je me mêle de tout. Il faut toujours fureter. Cela vous dynamisera.

Ma massothérapeute parle de « qi », l'énergie subtile du corps. Je suis persuadé que celle-ci existe. Souvent, elle pose une main sous ma jambe et l'autre, sous mon cou. Son énergie établit une connexion entre les deux ; moi, je ne pourrais pas y arriver. Mais je la ressens. Depuis que j'ai eu une chirurgie au cerveau, j'y crois encore davantage. Ils m'ont ouvert le crâne à deux reprises, en raison d'anévrismes. Je me suis vraiment mis à faire confiance à mon intuition au point où je savais qui allait m'appeler un jour où je recevais trente coups de fil. C'était marrant et bizarre. J'en ai touché un mot à mon neurochirurgien. Il dit : « C'est ainsi que nous sommes censés fonctionner. » Peut-être que mes chirurgies au cerveau ont retiré quelques toiles d'araignées. J'ai l'impression aussi que j'étais simplement heureux d'être en vie.

Un médecin formidable a écouté mon intuition. Je demandais au personnel médical d'ouvrir son esprit. Mon neurochirurgien affirme que le cerveau est une œuvre d'art produite par Dieu. Par ailleurs, nombre d'hommes ont l'impression que l'intuition est une faculté féminine, qu'elle n'est pas assez macho. Tout de même ! Les artistes se fient à ce côté féminin. Si vous l'ignorez, vous ratez la moitié de votre vie. Si un homme est d'avis que l'intuition est trop « gentille », je lui dis : « Fais-en l'essai ! Si tu as le sentiment d'aller bien maintenant, alors tu seras doublement bien avec l'intuition. » Nous devrions être fiers de notre intuition. Voilà le don que Dieu nous a accordé. En retour, le vôtre consiste à en prendre bien soin. Et à son tour, elle alimentera votre énergie.

Seconde prescription :

Adopter une voie spirituelle épanouissante

Imaginez que vous ayez à votre disposition une réserve d'énergie sans fin, une centrale électrique inépuisable. Vous devrez vous habituer à cette expérience. Une pratique spirituelle vous l'apportera ingénieusement et toutefois simplement. Comment ? En puisant à l'amour, la source la plus irrépressible d'énergie sacrée dans l'univers. Exempte de culpabilité, de conditions ou de peur, l'amour est une force pure qui s'offre à nous individuellement et sur le plan collectif. Face à l'amour, même les démons les plus infâmes en nous ou à l'extérieur de nous finissent par battre en retraite. L'amour, c'est notre destination. L'amour nous attend tous.

La psychiatrie énergétique tient la spiritualité en haute estime, ainsi que l'énergie enchantée qui s'en dégage. La médecine traditionnelle néglige trop souvent cet aspect vital de l'être humain, une omission tout à fait inadmissible. (J'ai un jour quitté un psychanalyste de grand talent parce qu'il affichait une inquiétante indifférence à la seule mention de mon côté spirituel.) Si, effectivement, le psychiatre se doit d'être le médecin de l'âme, comme le stipule le grec ancien – *psyché* signifie « âme » –, alors ma profession pourrait certainement bénéficier d'une réévaluation de notre rôle. Le dictionnaire répertorie dans l'ordre hilarant le terme *psychiatre* après *psychédélique* et avant *psychic* [voyant extralucide]. Je suis un peu des deux, les hallucinogènes en moins, et fière de l'être. Mes patients apprécient mes multiples facettes. La psychiatrie en inquiète plusieurs, car ils craignent d'être perçus comme des êtres pathologiques ou comme de simples fragments de leur identité globale. Du fait d'être intuitive, il m'est impossible de ne pas « voir » le côté spirituel de mes patients ; ce serait comme de louper le Vésuve. Notre force vitale est entretenue par l'énergie spirituelle, une essence bienveillante que je vous apprendrai à contacter de manière naturelle.

Ma seconde prescription consiste à adopter une pratique spirituelle épanouissante qui donnera à cette essence un conduit pour s'exprimer sur le plan énergétique. Les vibrations délicieusement sublimes que vous goûterez reposent notamment en dehors du radar de l'expérience ordinaire, loin des soucis et des distractions. Pour les percevoir, il faut retrouver la tranquillité, s'ouvrir à quelque chose de plus vaste, à une puissance supérieure qui vous est propre. La pratique spirituelle déclenchera cette transformation énergétique. Elle vous fera surpasser votre identité étriquée, que les bouddhistes nomment « l'esprit agité » [monkey mind] – au-delà de la myopie des insécurités et des ambitions qui perpétuent des vibrations négatives, pour élargir votre terrain de jeu. Autour de votre moi minuscule s'étend une vastitude sans fin. Voilà où vit l'amour.

Plusieurs chemins mènent au cœur, cette antithèse des idéologies « spirituelles » extrémistes fondées sur la haine. Un sage soufi dit un jour : « L'amour est la religion, l'univers, le livre. » La forme de spiritualité que vous adopterez vous revient. Elle peut appartenir aux religions traditionnelles : église, synagogue ou mosquée. Ou, comme la mienne, elle peut être plus privée, privilégiant la méditation et la communion avec la nature. (Un patient aime à passer la messe de minuit sous la voûte étoilée allongé dans un pré surplombant le Pacifique.) Pour certains, la spiritualité n'a pas de nom particulier, c'est le petit coin silencieux à l'intérieur. Mary Olivier, poétesse et véritable phare pour moi, sanctifie les petits riens de la nature humaine. Dans un poème, elle dit :

Bénis les doigts,
Car ils dardent comme le feu.
Bénis les yeux,

Car ce sont le don des anges,
Car ils disent la vérité.

En vous fondant sur les modèles spirituels mentionnés ci-dessus, ou sur votre modèle unique, trouvez une approche à la spiritualité qui vous semble authentique. Vous serez ainsi en mesure de prévaloir sur l'énergie négative et de vous abreuver d'énergie positive. La psychiatrie énergétique est un creuset où s'amalgament sagesse conventionnelle et hétérodoxe. Elle respecte le fait que l'Esprit prenne une signification différente selon la personne. Voici la définition en rapport à l'énergie qu'offrent quelques amis d'âge et de traditions variés :

Le prêtre bouddhiste Wendy Egyoku Nakao : *« [L'Esprit, c'est] inspirer la plénitude… Le sentiment vivant d'être interconnectés. »*

Le rabbin Don Singer : *« C'est l'amour qui n'établit pas de distinctions. Avec lui, nous sommes joyeux et pleins de vie. »*

Un adepte de l'Islam, le docteur Nevit Ergin : *« Des exercices de respiration (zikr) et jeûner deux fois par semaine m'apportent la clarté et me rapprochent de l'énergie divine. »*

Le moine bénédictin, frère James : *« Les rituels dans l'Église catholique m'apportent la force, car ils orientent mon âme vers Dieu. »*

Jordan Hobson, une adolescente de quatorze ans : *« Nous possédons un estomac spirituel, de même qu'un système digestif. Ils traitent tous deux l'énergie dont nous n'avons pas besoin et nous laissent ce qui nous aide le plus. L'indigestion spirituelle, c'est terrible ! »*

Esle Joseph, centenaire : *« Dieu me donne de l'énergie, de l'espoir et il accomplit des miracles. En 1938, Dieu a aidé mon mari à obtenir d'être relâché d'un camp de concentration en Allemagne nazie. »*

Wavy Gravy, clown : *« Le maïs soufflé, voilà le Seigneur ! »*

J'ai eu de la chance. Depuis que je suis toute petite, j'ai perçu fortement l'Esprit. Je le sentais surtout quand je m'allongeais sur le toit de notre garage pour contempler le ciel nocturne. La voûte céleste, obscure et veloutée, parsemée d'étoiles ainsi que la lune étaient mes amies. Quelque chose là-haut m'aimait : une radiance mystérieuse et omniprésente. Même si je ne saisissais pas qu'il s'agissait d'énergie, quand je fermais les yeux, quand j'avais mal ou que j'étais heureuse, cet amour me réconfortait, telle une nourriture exquise. Mes parents avaient espoir que je trouverais Dieu au temple. Je l'avais souhaité ardemment aussi. Mais toutes ces dames élégantes en manteaux de vison et l'Arche mécanique plaquée or qui s'ouvrait lors de la lecture de la Torah me donnaient envie de fuir. Ma voie a toujours été plus solitaire et hors des sentiers battus. J'en suis venue à le respecter.

Je n'ai jamais été celle qui accepte d'emblée de croire ce que l'on dit, notamment à propos de Dieu. Néanmoins, j'aspirais profondément à me trouver un guide. Au début des années 1980, j'ai côtoyé plusieurs gourous, allant de l'ex-ménagère qui canalisait des entités millénaires jusqu'à l'astrologue des stars ; à mon sens, ils manquaient tous de profondeur. Puis un jour, une amie m'a parlé d'un maître malaysien dont les techniques de méditation lui avaient été utiles. Une semaine plus tard, je gravissais un escalier déglingué dans un édifice à bureaux discrets de Santa Monica. Un homme au milieu de la quarantaine, vêtu d'un simple chemisier de coton et d'un pantalon sans prétention, m'attendait, absolument immobile. Sans fanfare, ni baratin publicitaire. En le regardant, je ne voyais que ses yeux, deux étangs lumineux qui me paraissaient familiers. Ces yeux pénétraient toutes mes cachettes, mes défauts et mes qualités aussi, et cela, avant même que je n'aie pu prononcer un mot.

Ce jour-là, j'ai rencontré mon maître, celui avec qui j'étudie depuis déjà dix-sept ans. Notre pratique est issue du Taoïsme, tradition qui révère le pouvoir du cœur, des énergies subtiles invisibles et des cycles de la nature. Cette voie met également en valeur la compassion et l'entraide. Je partagerai avec vous les perles de sagesse que j'y ai puisées. Cette voie me convient bien parce qu'elle est tout à fait simple et irrévérencieusement dénuée de toute règle ; vous ne faites que ce qui vous plaît. Et Dieu merci, pas le moindre manteau de vison à l'horizon ! Mon maître m'a inculqué une pratique de méditation régulière, une ligne directe conduisant à mon esprit et mon cœur. Il m'a enseigné à demeurer pleine d'amour, même lorsque je me sens à plat et terrifiée. Pour tous ces dons et bien davantage encore, j'éprouve une gratitude qui dépasse les mots.

Personne ne peut vous imposer une identité spirituelle. Si vous avez été déçu ou si une éducation religieuse à l'enfance vous a rendu cynique, reprenez à zéro. Surtout, ne laissez pas les opinions d'autres personnes tout embrouiller pour vous. Du point de vue de la psychiatrie énergétique, la spiritualité est ressentie viscéralement ; elle ouvre votre cœur et vous rend capable de pressentir une puissance supérieure. Elle n'a rien à voir avec l'intellectualisation, les attentes, la politique ou les normes sociales. À vous de voir si votre connexion est viable. Voici comment vous y prendre.

Cinq directives pour découvrir le sens que vous donnez à l'Esprit

Servez-vous des consignes suivantes associées aux étapes pour ouvrir votre spiritualité ci-dessous.

Consigne #1 : La remise en cause a sa sagesse

Autorisez-vous à remettre en cause tout ce que vous avez appris au sujet de la spiritualité et ne vous arrêtez pas là. Il n'y a personne d'autre à satisfaire que vous. Faites comme moi : débusquez l'hypocrisie et le faux. Si une démarche paraît séduisante, mais ne vous touche pas, alors elle n'est pas pour vous. Les gens peuvent parler de leurs accomplissements spirituels jusqu'à la semaine des quatre jeudis, mais si vous ne ressentez pas leur cœur, ce n'est que de la rhétorique spécieuse.

Consigne # 2 : Sentez-vous libre d'explorer ce qui vous touche

Ce ne sera pas forcément ce à quoi vos amis ou vos proches adhèrent. L'Esprit pour vous sera peut-être associé à Dieu, à la Déesse, à Allah, à l'Univers ou au caractère fauve d'une mer tempétueuse. Pour commencer votre exploration du sujet, procurez-vous des livres sur la question, le classique de William James, *Les formes multiples de l'expérience religieuse*, ou encore *L'art du bonheur*, par le Dalaï-Lama. Consultez aussi la section sur les Lectures choisies à la fin du présent ouvrage. Notez également quelles descriptions de l'Esprit vous touchent intuitivement et laissez tomber le reste. La curiosité vous tiraillera, quelque chose en vous s'éveillera et confirmera votre découverte d'un « oui ! ». Si, par ailleurs, vous vous ennuyez, si vous demeurez indifférent ou si vous sentez offensé, poursuivez votre route.

Similairement, mesurez vos réactions intuitives lorsque vous faites l'essai de divers types de cultes. Par exemple, je suis invariablement émue par les rituels discrets, informels pour les fêtes juives au Centre zen de Los Angeles. (J'y assiste pour parachever ma voie taoïste.) C'est sans prétention : nous nous installons tous sur des chaises précaires de plastique blanc dans un jardin à l'extérieur. Le rabbin est également un roshi zen et l'un de mes anciens amoureux à l'université. Au dîner de la Pâques juive commémorant l'affranchissement de l'esclavage en Égypte, je fonds carrément en voyant un bonze radieux ponctuer à l'aide d'un gong les « Quatre questions » traditionnelles. « En quoi cette nuit diffère-t-elle des autres ? » gong. « Pourquoi ne mangeons-nous que du pain azyme ? » gong. Qui le croirait ? Impossible de réprimer un fou rire. C'est comme ça. Nous formons une congrégation excentrique qui me convient tout à fait.

Vous trouverez un environnement ouvert d'esprit similaire dans les églises *New thought* [Pensée nouvelle]. J'ai eu le privilège de donner des conférences dans plusieurs d'entre elles à l'échelle nationale. Refuge apaisant pour les traumatisés de la religion, ces églises acceptent toutes les formes que prend l'Esprit et respectent l'intuition. Elles sont sincères, amusantes et elles offrent une musique fabuleuse et une diversité de conférenciers œcuméniques.

Consigne # 3 : Sachez à quoi ressemble une connexion spirituelle

Ne vous persuadez de rien. Allez là où l'énergie se trouve. Comment savoir ? Vous sentirez cette connexion dans votre corps sous forme d'une étincelle subtile ou d'une épiphanie apocalyptique. Vous devriez vous sentir entouré, réconforté, transporté. Intuitivement, une connexion spirituelle ressemble à une « arrivée à destination, une libération ». Lorsque je médite, j'ai parfois des frissons, la chair de poule ou une envie de pleurer. Deux centres énergétiques subtils (chakras) animent cette expérience, le chakra couronne ou « halo », au sommet de votre tête, et celui du cœur, au milieu de la poitrine. Vous sentirez peut-être une chaleur se répandre dans ces régions, une ouverture ou vous aurez peut-être le sentiment qu'on retire un bouchon du sommet de votre tête.

En expérimentant avec différentes pratiques, observez : Quelque chose en vous s'éveille-t-il ? Avez-vous l'impression d'être plus centré ? Plus compatissant ? Il peut s'agir d'une réaction spontanément positive –

comme le disait Tennessee Williams : « Parfois, Dieu arrive si rapidement. » Contrairement à cela, d'autres pratiques vous paraîtront aller de travers. Par ailleurs, si vous pressentez une vague affinité avec certaines traditions, faites-en l'essai pendant quelques semaines pour voir si cette énergie va croissant. Il existe également des cycles de connexion, des périodes où nous sentons plus ou moins l'énergie. C'est tout naturel. Ne vous attendez pas à ce que les états paroxystiques durent. Et si vous n'en avez jamais, ne vous en faites pas. Le facteur essentiel tient à ceci : si la pratique vous réussit, votre énergie et votre amour décupleront.

Consigne # 4 : Sachez ce qui n'est pas une connexion spirituelle

Aucun mystère ici. L'absence de connexion spirituelle est marquée soit par l'absence de réaction énergétique (que je nomme l'inertie spirituelle), soit par un sentiment de répulsion. Votre raison – ou votre mère ! – peut tenter de vous persuader des mérites de telle ou telle voie, mais il ne se passe rien. Un lien sacré positif n'est jamais contraint ; et il ne vous fera jamais sentir plus mal dans votre peau. La culpabilité, le jugement et la condamnation sont des produits de l'être humain, pas le fruit d'une intelligence compassionnée.

Consigne # 5 : Chassez vos réticences

S'ouvrir à la spiritualité exige une vulnérabilité, susceptible de provoquer une réticence ou une crainte, notamment si vous avez déjà été déçu dans ce domaine. Il est important d'exprimer votre circonspection et vos appréhensions pour qu'elles ne murent pas votre énergie. Je veux que mes patients extériorisent leur entière diatribe – une purge énergétique qui s'impose pour découvrir leur propre voie. Leurs réticences se traduisent ainsi : la spiritualité est élitiste, dogmatique, répressive, mensongère ; c'est édulcoré, c'est prendre ses rêves pour la réalité ; la spiritualité n'a pas de bases scientifiques, elle se confine aux religions conventionnelles, elle est trop « tout feu, tout flamme ». Quelle que soit la nature de votre hésitation, respectez-la sans toutefois vous y empêtrer. Cherchez une approche qui vous convienne.

Je traite une jeune agente de change qui souffre du syndrome de fatigue chronique. Ses parents ont goûté à tout, depuis le chamanisme jusqu'à l'orthodoxie juive. En grandissant, elle a vécu entourée d'un bazar religieux et de divers personnages spirituels. La maison familiale servait de quartier général à une ribambelle de « gourous du jour », pour reprendre l'expression de ma patiente. Elle adorait ses parents, mais fort naturellement, elle en vint à considérer que la spiritualité était pour les mauviettes ; elle se jura de ne plus jamais y toucher. Lorsqu'elle amorça sa thérapie en psychiatrie énergétique, elle était désespérément « lasse d'être lasse ». Elle était prête à tenter une réintroduction dans cette sphère. Même si l'on avait gâché pour elle le domaine de la religion et de la spiritualité, elle demeurait ouverte à faire l'expérience de « quoi que ce soit ». J'ai donc décidé de garder les choses simples : je lui ai appris une méditation centrée sur le cœur (que vous découvrirez plus loin) afin d'établir un contact avec l'amour. Elle éprouva un renforcement et poursuivit donc sa pratique. L'amour est une énergie qu'elle affectionne de plus en plus. Cette énergie permet de remonter son moral et atténue sa fatigue.

Des années durant, j'étais réticente à m'attacher à une tradition spirituelle en particulier. Je redoutais de perdre ma liberté, peut-être parce que j'ai été éduquée par deux médecins conservateurs qui tenaient absolument à ce que je me conforme au courant dominant. Je n'oublierai jamais ce soir où, lorsque j'étais adolescente, mon père était très furieux que j'aie pris la fuite avec mes copains hippies. Il me pourchassa dans la rue comme un dément, armé d'une baguette ! (Je ne sus jamais comment il était parvenu à s'emparer d'une verge pour l'occasion !) Il va sans dire qu'à ce jour, j'abhorre tout ce qui ressemble de loin à une correction.

Plusieurs d'entre nous craignent d'être abandonnés par l'Esprit si nous nous ouvrons. Une fois, après une année particulièrement éprouvante, j'étais consternée de perdre ma connexion spirituelle, qui avait toujours été parfaitement stable. Je fis alors le plus merveilleux rêve. Une voix murmurait : « Parfois Dieu touche si légèrement tes épaules que tu ne le sens pas. » Au réveil, j'éprouvai cette vérité au plus profond de moi-même, j'étais intensément reconnaissante et soulagée. Chaque fois qu'apparaît ma crainte d'être abandonnée par là-haut, je songe au message dans mon rêve. J'espère qu'il vous apportera quelque réconfort aussi.

Soyez honnête face à vos réticences. Dressez-en la liste ou faites-en la lecture à une personne de confiance. Soyez disposé à réévaluer ou à vous défaire des notions périmées. Accordez-vous l'autorisation inconditionnelle de passer outre à ce qui ne vous convenait pas sur le plan spirituel lorsque vous étiez enfant et de réinventer une approche qui vous va. La spiritualité vous permettra d'accéder à une quantité formidable d'énergie si vous consentez à supprimer les obstacles qui entravent votre libération.

Peu importe comment vous définissez la spiritualité, des centaines de recherches scientifiques confirment désormais qu'elle augmente l'énergie. Les études démontrent que la pratique religieuse traditionnelle réduit le risque de maladie cardiaque, diminue la tension artérielle et prolonge l'espérance de vie. Une étude du National Institute on Aging prouve que les gens âgés sont plus actifs et moins déprimés s'ils assistent régulièrement à des cérémonies religieuses. Récemment, un volume entier des *Psychiatric Annals* a été consacré à la spiritualité et aux soins des patients. Le verdict : la nouvelle génération de psychiatres se doit d'être bien renseignée au sujet de la spiritualité, sujet que l'on enseigne déjà dans soixante-quinze écoles de médecine américaines.

La spiritualité, c'est bien davantage qu'une croyance. C'est un conductible d'énergie puissant avec des répercussions tout à fait pragmatiques. Les sondages révèlent que 95 % des Américains – plusieurs centaines de millions d'individus – croient en Dieu ; deux personnes sur cinq font état d'expériences spirituelles ayant modifié le cours de leur destinée. Quel front d'énergie collective ! Éveiller sa spiritualité et la cultiver pour le bien est une proposition gagnante à tous points de vue. Vous bénéficiez d'une source d'énergie à vie. Votre état de santé s'améliore. Vous dégagez une légèreté de l'être perceptible. Même si vous l'avez autrefois rejetée, j'ai espoir que vos expériences de la méthode pour épanouir l'énergie sacrée effaceront tout échec antérieur.

Les pratiques spirituelles ci-après sont des stratégies ordinaires pour modifier l'énergie. Grâce à elles, vous franchirez le tourbillon de pensées et d'émotions afin de gagner le terrain plus vaste qu'est le cœur. N'escomptez pas de résultats spontanés, car vous pouvez en diverger rapidement. Accéder à l'énergie illimitée dont je parle exige une manœuvre bien fignolée.

Quatre étapes pour faire prospérer votre spiritualité

Étape # 1 : Découvrez le pouvoir de la méditation

Je suis une fervente partisane de la méditation, et je suis persuadée qu'elle est en mesure de résoudre une multitude de problèmes apparemment insolubles, autant sur le plan personnel que collectif. Grâce à la psychiatrie énergétique, j'ai été en mesure de constater qu'un problème ne peut se résoudre en le prenant de front. Pour s'en faire une idée claire, il faut souvent se positionner depuis un point de vue supérieur. Voilà où nous amène la méditation ; elle nous extirpe du labyrinthe de logique circulaire pour nous conduire vers un panorama plus vaste afin d'élargir notre perspective.

Apanage de plusieurs traditions, depuis le zen jusqu'au judaïsme, la méditation consiste à calmer l'esprit afin d'accéder à l'énergie et à l'intuition. Dans cet état non analytique et réceptif, vous utilisez davantage de votre équipement intuitif, notamment ces capteurs qui vous permettent de déceler vos facultés supérieures. Il est désormais établi que la méditation soulage la douleur, qu'elle atténue le stress et qu'elle stimule le système immunitaire. Ses résultats se font rapidement sentir. En quelques minutes, l'on détecte chez les méditants une augmentation de l'activité alpha – les ondes cérébrales caractérisant l'état de relaxation. Par le fait même, l'anxiété et les sentiments dépressifs diminuent. Ne vous en faites pas toutefois : il n'est pas indispensable de se tortiller dans la position du lotus pendant une heure pour faire le plein d'énergie. Libre à vous, cependant, de méditer aussi longtemps que le cœur vous en dit. Une petite période de temps heureux consacrée à cette pratique vous revivifiera.

Pour nous, humains souffrant d'un mental débridé, la méditation opère ses bienfaits en assoupissant providentiellement le blabla intérieur. Heureusement pour nous. Des études scientifiques démontrent que penser trop peut être épuisant, notamment en avançant en âge. Il est possible de tarir notre énergie vitale à force de penser en épuisant le glucose, un nutriment essentiel au cerveau qui affine la mémoire et la concentration. Pour recouvrer notre énergie – et ce précieux glucose –, la méditation offre un sain congé contre la déperdition énergétique qu'entraîne la pensée excessive.

N'importe qui peut méditer, même si, à l'instar de certains patients, vous êtes persuadé d'en être incapable. Au cours des années, des astrophysiciens, des magiciens cybernétiques et d'autres cerveaux illustres m'ont assuré : « C'est sans espoir. Mon esprit refuse tout simplement de se taire. » Je suis heureuse de vous dire que je leur ai tous prouvé qu'ils avaient tort. Attention : ne confondez pas mental agité et incapacité à méditer. Vous n'avez pas à être l'otage de votre bavardage intérieur.

Je suis une psychiatre de l'énergie et un peu la sentinelle du cœur. Mes rôles consistent à enseigner la méditation, une méthode pour épanouir notre cœur. Sur le plan subtil, l'amour réside dans le chakra du cœur, le premier site de conservation et de production de l'énergie. Ce centre est d'environ cinquante millimètres de diamètre, situé au milieu de la poitrine. (L'organe cardiaque se trouve à gauche.) Chez la plupart d'entre nous, ce centre énergétique reste assoupi jusqu'à ce que des forces externes viennent l'éveiller, comme lorsqu'on tombe amoureux, par exemple. Ce jaillissement de chaleur, d'aise ou d'extase est ce dont nous rêvons. Le cœur n'a pas de frontières. C'est l'endroit d'où afflue le pouvoir véritable.

Ouvrir votre cœur vous alimentera et restaurera votre énergie. Je suis toujours sidérée de constater que la plupart d'entre nous atteignons l'âge adulte sans avoir jamais appris à nous servir consciemment du cœur comme source d'énergie. En ce qui me concerne, le cœur est un soleil intemporel qui dégage de la vitalité, de l'optimisme et la guérison. Pour le découvrir, il faut se tourner vers l'intérieur ; c'est un bonheur qui ne dépend nullement d'éléments extérieurs. Par la suite, vous pouvez le faire rayonner partout.

Pour ouvrir votre cœur, utilisez la « mini-méditation de trois minutes ». Conçue à l'intention des gens débordés et en mal de réglage express, cette technique sert à contrer l'énergie négative. L'objectif, c'est d'arriver à une concentration sur le cœur, de grande qualité, sur une période courte et ininterrompue. Au besoin, réglez une minuterie. Et ne méditez que pendant trois minutes. Dans le cas présent, plus de temps ne veut pas dire mieux. Voyez la rapidité avec laquelle l'énergie s'accumule. Pour cette méditation, une fois encore, vous surveillerez votre souffle. Le terme *esprit* vient du latin *spiritus*, qui signifie respirer, céder le passage. Le fait d'inhaler et d'exhaler permet une concentration cadencée qui débouchera sur le sacré. Cette méditation est un bon point de départ pour les débutants. Pour les adeptes plus expérimentés, voilà une occasion d'approfondir l'expérience. La méditation vous fait surpasser les limites de votre conditionnement, révélant des formes d'énergie inconnues.

CHANGEZ DÈS MAINTENANT
OUVREZ VOTRE CŒUR GRÂCE À CETTE MINI-MÉDITATION DE TROIS MINUTES (SEULEMENT !)

1. *Installez-vous dans un endroit tranquille.* Éloignez-vous d'éventuelles interruptions – téléphones, téléavertisseurs, gens. Installez-vous confortablement. Asseyez-vous par exemple dans un fauteuil douillet, au milieu d'un jardin ensoleillé. Mon paradis à moi, c'est de me plonger dans un bain chaud entouré de bougies. Donnez à l'événement toute la sensualité qui vous plaira. Retrouvez le calme. Détendez votre corps. Inspirez lentement, puis expirez. Laissez votre souffle vous ramener en votre centre.
2. *Posez doucement la main sur votre chakra du cœur.* Concentrez-vous sur une personne, un lieu, une chanson ou un souvenir que vous affectionnez. Peut-être la nature vous paraîtra-t-elle un bon début. Visualisez une aurore sublime. Ou imaginez un adorable chiot endormi sur vos genoux. Si vous préférez, concentrez-vous sur votre puissance supérieure, selon votre définition personnelle. L'idée ici, c'est d'éprouver un sentiment générique d'amour, puis de le ressentir comme une énergie spécifiquement localisée au milieu de votre poitrine.
3. *Visualisez que vos pensées sont des nuages à la dérive dans le ciel.* Comme toujours au cours de cette pratique, efforcez-vous de vous détacher de vos pensées ; laissez-les tout simplement passer à mesure qu'elles s'élèvent et se dissipent dans votre esprit. Revenez continuellement au souffle pour vous recentrer.
4. *Observez les sensations qui s'éveillent dans votre chakra du cœur, qu'elles soient intenses ou ténues.* Chaleur. Fraîcheur. Fourmillement. Vibration. Expansion. Euphorie. Relâchement d'une tension. Compassion. Laissez ses sensations surgir. Ne les

réprimez pas. Avec le temps, vous sentirez un tourbillon d'énergie positive qui s'intensifiera dans votre cœur et qui circulera spontanément dans votre corps.

La mini-méditation de trois minutes est un outil de régénération à vie ; faites-lui appel lorsque vous êtes fatigué, déboussolé ou lorsque vous désirez ressentir un mieux-être. Je compte sur cette mini-méditation pour rétablir ma santé mentale dans ce monde dément. Il est facile de se laisser engloutir par la négativité. Me mettre à l'écoute de mon cœur me permet de l'approcher avec une attitude plus positive. Lorsque j'ai l'impression de la perdre, je me rebranche. L'objectif est invariablement de contrecarrer la négativité grâce à l'amour, un antidote par excellence. Persévérez dans l'exercice de cette mini-méditation. Sachez que vous pouvez compter sur ce reconstituant lorsque la vie devient si fébrile que vous n'avez que quelques minutes à lui consacrer.

Même si un cadre paisible est idéal, vous pouvez méditer partout. Une fois que vous maîtriserez cette technique, vous pouvez y recourir dans les cabines téléphoniques, les aéroports ou les jardins publics. Une amie médite sur un banc, à l'arrêt d'autobus, à côté du restaurant dont elle est propriétaire. Pour elle, il s'agit d'une évasion commode au milieu de la frénésie du midi. (Quel bonheur ce serait d'avoir une cabine contemplative dans les toilettes publiques destinée à la méditation et aux instants de quiétude !) Oubliez la forme. Fermez les yeux, posez la main sur votre cœur et lancez-vous. Ces mini-ajustements vous sauveront la vie. Pour ma part, je médite entre deux patients pour me recentrer, pour me soulager de la fatigue l'après-midi ou pour retrouver mon sang-froid si quelqu'un m'exaspère.

Quant aux rapports familiaux, ouvrir votre cœur peut opérer des miracles et contrecarrer la négativité. Une patiente, Zoé, une étudiante au doctorat dans la trentaine, a grandi au sein d'une famille où se produisaient des bagarres cinglantes. Tout récemment, Zoé m'a avoué : « Ma sœur et moi avons eu une querelle virulente. J'étais sur la défensive et j'allais exploser. Je voulais la tuer ! Mais plutôt que de me vider à cause de la rage, je me suis contrainte à m'enfermer dans ma chambre et j'ai médité sur le cœur pendant trois minutes. Cela m'a permis de me calmer et de ne pas contre-attaquer. » Zoé a appris à employer cette stratégie pour éviter les disputes. Par ailleurs, si l'un des membres de la famille change, le système dysfonctionnel est dès lors perturbé. Lorsqu'elle entre dans le cœur, Zoé ménage ainsi sa propre énergie tout en améliorant les rapports qui régissent la famille.

La méditation s'avère également un puissant atténuateur de la négativité au travail. Voyez l'usage qu'en fait l'avocat, Danny Sheehan. Défenseur de causes civiles, Danny est parti en croisade contre la corruption, ce qui l'a souvent mené au front. Il était là lorsque son client, le *New York Times*, a publié les documents sur le Pentagone [Pentagon Papers] révélant une implication secrète du gouvernement dans la guerre du Vietnam. Par la suite, il fut cité comme premier témoin au Congrès et permit de mêler Oliver North au scandale de l'Iran Contra. Il a lancé des poursuites contre le Ku Klux Klan et le parti Nazi américain.

Quel combat contre le mal ! Imaginez, accuser le Grand Dragon du Ku Klux Klan ! La seule idée de plonger mon regard dans ce que Danny appelle ses « yeux reptiliens » me fait frémir jusqu'aux os. J'ai voulu savoir comment il arrivait à rester plein d'énergie et à ne pas se laisser envahir par une telle négativité. Sur un ton modeste, il me répondit : « La pratique spirituelle et la méditation. » Diplômé de la faculté de droit et d'études religieuses de l'université de Harvard – un mariage pour le moins insolite – Danny allie son bon sens spirituel au contentieux. « Afin de garder une perspective noble, je médite matin et soir. Cela me garde en harmonie avec une conscience supérieure faite d'amour. Grâce à cette pratique, j'arrive à me concentrer, à analyser un problème et à consolider mon énergie afin de mettre en déroute la négativité. Si je ne médite pas, je deviens embrouillé sur le plan émotif. Je perds mon calme, je m'enflamme passionnément. Tous ces êtres odieux ont plus d'emprise sur moi. »

Danny souligne : « Si nous nous renouvelons spirituellement, il est plus facile de percevoir tout le monde avec compassion, même le Grand Dragon. » N'en doutez pas : Danny n'approuve pas ces crimes haineux ; il éprouve de l'empathie pour les dommages psychologiques qui les sous-tendent. Un cœur serein ne se livrerait jamais à de tels sévices. Guerrier dans son domaine, Danny illustre comment les valeurs spirituelles sont capables d'étayer le combat en vue de l'équité sociale. En l'absence de telles valeurs, il risquerait de ressembler à son ennemi et de perpétuer l'énergie négative qu'il combat.

Quelle que soit notre profession ou notre situation, la méditation permet de nous détendre, de nous centrer et de cultiver la compassion ; elle aura aussi des répercussions exaltantes sur notre champ énergétique. Sur le plan individuel, vous devenez un générateur d'ondes positives et pas uniquement lorsque vous méditez. Les gens tombent tout simplement amoureux de vous. Vous acquerrez une présence du cœur qui met à l'aise. La méditation est capable d'entraîner une réaction en chaîne. Votre énergie bienveillante touchera un collègue qui, à son tour, rendra heureux un client, qui lui-même touchera son patron : bientôt, tout le monde aura le sourire. Désormais, vous saurez pourquoi !

Cette approche méditative peut aussi servir avec les gens ou les endroits négatifs. Votre cœur est capable de transformer le champ énergétique de n'importe quel environnement. Des années passées à donner des conférences sur l'intuition à des assemblées de médecins traditionnels, férus du principe « statistique égale réalité » me l'ont bien appris. Véhéments cartésiens, ils se sentent tellement menacés par la « science inexacte » qu'ils perdent les pédales. J'éprouve une sincère empathie face à la peur qui sous-tend une telle résistance, si bien que je suis devenue experte dans sa transmutation, quelque peu à mes dépens. Néanmoins, je dois systématiquement me préparer afin de me préserver de cette négativité épuisante – c'est comme si l'on me canardait de tirs de balles énergétiques.

L'American Psychiatric Association m'a un jour invitée à parler lors de l'une de ses assemblées. Je fus la première « intuitive » de la profession qu'ils conviaient à donner un séminaire pendant ce prestigieux colloque. J'étais bien entendu fort honorée, mais j'ignorais complètement à quel genre d'accueil me préparer. Ce congrès rassemble toutes les couches de la profession – les conservateurs parmi les conservateurs. Heureusement, il y s'en trouvait quelques-uns plus ouverts d'esprit.

Afin de conjurer quelque énergie sacrée dans cette salle de conférence terne, je suis arrivée dix minutes à l'avance afin de méditer. Extérieurement, on aurait dit que je me reposais, mais j'étais occupée à disséminer de l'énergie du cœur pour adoucir les lieux. Puis, les psychiatres, des hommes âgés correctement vêtus de complets, sont entrés dans la salle. Au fil de mon discours, je fus heureuse de constater que même les plus rigides se radoucissaient au milieu de cette atmosphère empreinte d'amour ; bien qu'ils ignoraient à quoi attribuer ce mystérieux attendrissement. Comme à l'habitude, je reçus quelques flèches, mais l'ensemble du groupe repartit ravi d'avoir acquis de nouvelles compétences. Un dialogue salutaire s'était établi. J'étais naturellement aussi reconnaissante que le contact se soit fait. Cette expérience restera toujours chère à mon cœur.

À une échelle plus globale, la méditation offre un séduisant potentiel de gains collectifs. Des études à l'université de Fairfield sur la Méditation transcendantale (technique qui fait appel à des phrases répétitives nommées mantras) ont démontré que, lorsqu'un groupe témoin provenant de quartiers à fort taux de criminalité méditait régulièrement sur la non-violence, la délinquance diminuait proportionnellement. Les implications sont stupéfiantes : le champ d'énergie sacrée émis par les méditants influe sur l'entourage immédiat. Imaginez qu'un cambrioleur capte un effluve de cette énergie pacifique au moment où il s'apprête à vandaliser votre voiture. Quel dissuasif ! Songez aussi à l'impact sur la paix dans le monde : voici la possibilité bien réelle d'éliminer la violence grâce à l'amour en reconfigurant le champ d'énergie négative qui cerne actuellement les gens, les villes, les continents. La haine laisse derrière elle un résidu de pollution énergétique que la méditation évince. L'amour s'insinue imperceptiblement, même dans le cœur le plus endurci. Si nous mobilisions cette énergie assidûment, en groupe ou individuellement, nous pourrions générer une atmosphère plus paisible. Cela fait réfléchir. Ne doutez pas que votre amour ait une portée considérable. La méditation, en tant que pratique spirituelle, est son aire de lancement.

Étape # 2 : Abreuvez-vous au silence

Je ne louerai jamais assez les vertus du silence ! Le silence regorge d'énergie positive qui transparaît magnifiquement lorsque s'apaise le vacarme général. Notre esprit prospère dans la quiétude, cet espace vaste où il peut respirer. Libéré des ténèbres du bruit, vous vous retrouvez, ainsi que l'amour que vous portez. Dans le silence repose le divin. Or, le silence, c'est bien davantage que se taire ou ne pas regarder la télévision. Il s'agit d'un répit de l'agitation mentale permettant de s'abreuver au puits d'énergie en nous. Faire silence de manière routinière vous revitalisera.

Nous ne mesurons peut-être pas le drainage qu'opère sur nous la pollution sonore. Dans nos vies mouvementées, nous entendons à peine notre voix, et moins encore notre puissance supérieure. Sirènes, radio cassettes portables, marteaux piqueurs. Nous nous noyons dans le vacarme. Le son peut recéler un champ énergétique négatif auquel nous réagissons. Sur le plan du subconscient, nous nous fermons pour nous protéger. Plutôt que de demeurer ouverts, nous nous cuirassons. Voilà qui requiert un effort considérable. Le silence offre un répit sain et l'occasion de nous rétablir. Oliver Wendell Holmes avait raison : « Le silence vient guérir des assauts du son. »

Le bavardage incessant tarit également notre énergie. Depuis l'enfance, on nous enseigne à être mal à l'aise face au silence. Une accalmie dans la conversation paraît insupportable. Au moment approprié, quelqu'un comblera invariablement la pause afin de dissiper la tension. La parole est une merveilleuse forme de communication, mais l'excès nous anesthésie. La conspiration sociale qui s'oppose au silence est « contre-intuitive », en ce qui concerne nos besoins énergétiques. Une pratique spirituelle vous désensibilisera à ce malaise. Elle vous aidera à moins parler, à prendre goût au silence. En ce qui me concerne, le silence est un soulagement, un espace où je peux recueillir mes forces internes et déjouer la négativité. Entre amis, nous nous régalons de pauses dans la conversation et de longues périodes passées ensemble sans mot dire. Même s'il s'agit là d'un nouveau style de relation, l'art de l'énergie sacrée incite à en faire l'essai.

CHANGEZ DÈS MAINTENANT
PLANIFIEZ DES MOMENTS DE SILENCE FRÉQUENTS

Commencez par au moins cinq minutes de silence par jour, la première semaine. Puis allongez les périodes graduellement. Protégez religieusement ces instants de répit ; ils s'envolent trop facilement. Planifiez ces périodes dans votre agenda, de sorte qu'il n'y ait pas d'interruption. Faites-en des périodes sacrées, une trêve des courriels, des télécopies, des coups de fil. Je place une affiche « Ne pas déranger » sur la porte de mon bureau et chacun à la maison sait qu'il ne faut pas entrer. (J'ai eu un amoureux qui me soutenait dans cette démarche au point d'aller acheter l'affiche à la quincaillerie pour moi !) Si vous avez des enfants, prévoyez ces périodes de silence lorsqu'ils sont à l'école ou arrangez-vous pour que votre partenaire ou une gardienne s'en occupe. Ainsi, vous ne tendrez pas toujours l'oreille en cas de besoin.

Vous pouvez garder le silence au bureau, en jardinant vos pétunias ou lorsque vous êtes perdu dans la contemplation de la Voie lactée. À l'instar de certains patients, projetez des périodes silencieuses plus longues, soit seul ou entre amis – un exercice particulièrement magique si vous êtes loin des tumultes de la ville. (L'Insight Meditation Center à Barre, au Massachusetts, offre de magnifiques retraites silencieuses en groupe qui vont d'une fin de semaine à trois mois !) Le silence n'est pas censé ressembler à une muselière, ni vous inhiber physiquement. Hilda, une patiente, une activiste de soixante-dix ans qui refuse de rester tranquille, communie avec l'Esprit en se baladant sur la plage de Santa Monica à l'aube. Faites ce qui vous semble naturel. Restez assis. Partez en excursion. Plongez-vous dans un bain. Le silence a pour but de dissiper les débris négatifs que laisse la vie pour qu'ainsi votre énergie puisse s'apaiser. En l'absence des distractions causées par le bruit, l'Esprit est plus aisément perceptible.

Pour faire taire les voix hyperactives dans votre tête, n'oubliez pas de respirer et d'utiliser les techniques de méditation présentées ci-dessus. Il faudra peut-être un peu de temps pour vous habituer à cet exercice, mais avant longtemps, il deviendra pour vous un sanctuaire énergétique stable.

Je suis psychiatre, et je comprends tout à fait notre aversion pour le silence. Au début, notamment, il peut sembler étrange de ne pas parler – on a l'impression d'être isolé, angoissé, tendu. Vous avez l'habitude de courir. Votre mental vous harcèle : « Tu perds ton temps. Tu as trop à faire. » Ou encore, d'anciennes peurs resurgiront peut-être. Ici, ce n'est pas votre intuition qui parle, mais plutôt un réflexe en territoire inconnu.

Pour notre mental orienté vers l'action, demeurer silencieux peut ressembler à un voyage vers une planète inexplorée. Même les gens qui prisent l'expérimentation avec d'autres exercices de cette méthode hésitent à demeurer en silence. Par conséquent, je vous suggère de vous mouler graduellement à cette pratique. (Quelques-uns de mes patients les plus circonspects face au silence aujourd'hui me prient de débuter leur séance avec ce mode contemplatif.) Une fois que vous avez goûté à la régénérescence qu'il apporte, cet art se renforcera de lui-même.

Vous en redemanderez. Au cours d'un atelier d'une semaine offert dans un ranch isolé du Montana, j'ai demandé aux participants de garder le silence pendant deux jours. Il s'agissait de se connecter profondément à une transcendance et à l'énergie subtile, en l'absence de toute distraction sociale. Cinquante avocats, psychologues, téléphonistes, cadres... Tous étaient muets comme des carpes. Quel plaisir de les voir se balader dans les forêts de pins ponderosa, seul ou en couple. Voilà des instants précieux, passés en compagnie de soi-même à affiner l'énergie et la puissance intérieure. Quand nous nous sommes retrouvés, ils firent état d'expériences fascinantes. J'ai dirigé bon nombre de ces ateliers et par le fait même, j'ai développé une prédilection pour les avocats, car ce sont eux, initialement, que l'exercice déboussole le plus. Une fois, l'un d'entre eux m'avoua : « J'avais l'impression d'être un chien qui tourne sur lui-même pour trouver la position juste. Je me sentais perdu. » L'anxiété que cet avocat et que d'autres ont ressentie a priori s'est muée invariablement en quiétude la journée suivante. Et subséquemment, cette quiétude augmentait pour donner lieu à la joie, voire à la félicité. Lorsque se termine la période de silence, chacun paraît régénéré, rayonnant – pas suractivé par l'adrénaline, mais vivifié par un feu intérieur.

Rien ne fut plus impressionnant que la puissance du silence après l'attaque sur le World Trade Center. Quelques jours plus tard, par respect pour les terribles pertes de vie, une minute de silence simultanée a été décrétée à l'échelle mondiale. Ce soir-là, la télévision présentait un montage émouvant d'extraits de films qui me tira des larmes : des membres du Congrès, des gens dans la rue, des foules devant le palais de Buckingham et la tour Eiffel, tous muets. Dans ces visages transparaissaient le chagrin, mais aussi un amour profond. Pendant ces soixante secondes, le silence amplifia les cœurs de par le monde.

Étape # 3 : Ouvrez-vous à l'énergie de la prière

Outre les miracles de ce silence planétaire en réaction au terrorisme, il y a aussi incontestablement eu une prière à l'échelle planétaire. Elle a jailli spontanément, rassemblant les ethnies et les religions. Même en cet instant de désespoir, il y a eu un réflexe universel extraordinaire. De toute évidence, c'était un recueillement instinctif et positif pour contrer l'horreur. La prière a été la tentative spontanée du monde pour transmuer cette énergie négative innommable, une vaste pulsion vers la paix.

La prière est une attitude du cœur, un appel au divin. Elle vous harmonise avec le positif, comme un diapason produisant le ton juste. La prière rapproche de l'amour, l'énergie avec laquelle vous pouvez résonner. Lorsque vous êtes confus ou claqué, l'amour semble fort lointain. Prier, c'est s'ouvrir à cette énergie, puis se laisser remplir par elle. Le poète C. K. William écrivait : « Je me vidais comme une tasse ; voilà la prière, se vider puis s'emplir d'une substance autre que soi-même. » La prière nous insuffle de l'énergie.

Un sondage à l'échelle nationale fait état que neuf personnes sur dix prient et que la majorité de ces personnes sentent que leurs prières sont exaucées. Il est indubitable que prier soit fort populaire ; ces suppliques sont de plusieurs types. Les catholiques récitent leur chapelet. Les juifs, le *daven.* Les protestants usent d'invocations qui recentrent. Les musulmans pratiquent la *salat@*, la prière cinq fois par jour. Jerry, un financier qui souffre d'une « allergie à la religion formelle », prie ainsi : « Au milieu d'un sanctuaire d'eucalyptus, mon cœur s'adresse à l'univers. » Quelle que soit la forme qu'elle prendra, votre prière doit être vivante.

La prière accroît l'énergie positive de manière spécifique :

- **Physiquement :** Près de 1 200 études ont été effectuées sur les effets salutaires de la prière. Le scientifique de Harvard, le Dr Herbert Benson, a découvert que la prière déclenche une réaction de relaxation : le rythme cardiaque, la respiration et le métabolisme ralentissent et, du coup, ce ralentissement favorise la guérison et renforce le système immunitaire. Les gens qui prient tombent moins souvent malades. L'université de Columbia a également démontré que les femmes fréquentant une clinique de fertilité avaient deux fois plus de chances de devenir enceintes lorsque, à leur insu, de parfaits étrangers priaient pour elles.

- **Sur le plan affectif :** il est prouvé que la réaction de relaxation provoquée par la prière réduit le stress ; vous êtes donc plus optimiste. Votre lien à une puissance supérieure donne un sens à votre vie.
- **Sur le plan énergétique :** expression de bonté et d'amour, la prière ouvre votre cœur et active des vibrations curatives dans tout le corps. Elle fait verser l'équilibre énergétique du négatif au positif en instillant l'espoir, le bien-être et la compassion.
- **Spirituellement :** vous établissez un contact suivi avec l'au-delà, qu'il se trouve, d'après vous, « là quelque part » ou « à l'intérieur » et ce lien vous donne accès à une réserve d'énergie plus vaste que vous-même.

Dans ma pratique médicale, j'ai constaté avec émerveillement les effets bénéfiques de nos prières sur la guérison d'autrui. Je suis psychiatre de l'énergie, et mon domaine dépasse le cadre de mes séances avec les patients. Dans certains cas, la prière s'avère l'intervention la plus puissante à laquelle je puisse recourir. (Je l'offre systématiquement lorsque le besoin se fait sentir, à moins qu'un patient me spécifie le contraire.) J'ai prié pour des patients devant subir une chirurgie ou une chimiothérapie, pour d'autres qui se trouvaient dans le coma, ainsi que pour ceux qui souffraient ou qui étaient malades. Voici le processus intuitif de prière que j'emploie : je me glisse dans un état de calme profond et, les yeux clos, je me concentre entièrement sur la personne. Je la ressens avec mon cœur et je formule une prière, du genre : « Puisse-t-elle se rétablir rapidement et sans souffrir. » Je sens l'énergie d'amour s'accumuler dans ma poitrine et des ondes chaleureuses émanent de moi pour se propager dans un domaine invisible, avec une direction infaillible. Plusieurs patients m'ont déclaré : « Je sentais que la prière me soulevait et me faisait franchir un écueil pour que je guérisse plus rapidement. » Un homme tombé dans un coma après un accident de voiture m'a confié qu'il avait senti ma présence auprès de lui, l'incitant à reprendre conscience. Cette énergie noble que nous appelons la prière possède plus de fonctions que ne le reconnaît la science médicale.

Nos prières ne sont pas des gestes isolés. Elles génèrent un champ énergétique dont le bénéficiaire profitera de loin. Le cardiologue Randolph Byrd découvrit, au cours de ses recherches pionnières sur les malades du cœur, que ceux pour qui l'on priait présentaient un taux de survie supérieur, qu'ils nécessitaient moins d'antibiotiques et qu'ils souffraient de complications moins sérieuses que les personnes pour qui l'on n'avait pas prié. Ces résultats ne cesseront jamais de m'étonner : l'énergie de nos prières peut influer sur l'énergie dans le corps de quelqu'un d'autre. Au fil des ans, j'ai prié pour plusieurs patients, amis et proches, dont certains se trouvaient dans des circonstances funestes, et j'ai pu constater que la prière accélère effectivement la guérison.

Comme partie de cette prescription, faites l'essai de la prière et observez ses effets sur votre énergie ou sur celle d'autrui. Libre à vous de prier religieusement ou pas. Il s'agit de vous relier à l'amour et de le faire voyager jusqu'à sa cible. Concevoir ainsi la prière facilite l'établissement d'un contact avec une énergie compassionnée plus vaste que celle de l'individu. Ne vous laissez pas rebuter par la terminologie. Diffusez l'amour et constatez les résultats.

CHANGEZ DÈS MAINTENANT
PRIEZ AVEC LE CŒUR OUVERT

Prenez quelques minutes tranquilles pour vous recentrer avec amour et vous concentrer sur ce pour quoi vous priez. Optez pour la position qui vous plaira. Quelques-uns de mes patients ne s'agenouilleraient pour rien au monde, ils associent cette posture avec l'imposition d'une camisole de force religieuse qui ne leur convenait pas du tout. (Quand je prie, je suis près du sol, et si possible allongée. C'est une position qui me magnétise.)

Priez pour la santé, l'amour, la joie, que ce soit pour vous, pour autrui ou pour la planète. De telles invocations ne constituent nullement un sacrilège et ne sont jamais inappropriées. Ou encore, vous pouvez simplement solliciter le meilleur, sans tenter de décider de la forme qu'il prendra. Il faut avoir confiance que vos besoins seront comblés, mais peut-être pas de la manière dont vous l'envisagez.

Sachez que l'énergie positive de la prière est souvent cumulative. L'injustice sociale ne sera peut-être pas immédiatement mise en déroute, mais nos prières incessantes nous mettent sur la voie de la réussite. Laissez la prière vous dynamiser. Puis, sentez que votre prière s'envole dans la sphère céleste, en direction de la personne ou de la situation que vous visiez.

Comprenez toutefois que la prière n'est pas apte à guérir tous les problèmes et maladies. La psychiatre Elisabeth Targ, pionnière de l'énergie thérapeutique de la prière, connaît intimement ce phénomène. Peu après avoir bénéficié d'une subvention pour évaluer les effets de la prière sur une forme rare de cancer du cerveau, elle découvrit, incroyablement, qu'elle en souffrait elle-même. Quelques mois plus tard, à l'âge de quarante ans, elle fut emportée par ce mal. Je suis d'avis qu'Elisabeth pressentait subconsciemment cette éventualité et avait concocté une expérience scientifique visant à guérir d'autres malades, ainsi qu'elle-même. Je la connaissais depuis des années et j'éprouvais un grand respect pour l'intuition dont elle avait constamment fait preuve, sur le plan professionnel et personnel. Plusieurs amis se mirent à prier pour Elisabeth, mais nos efforts ne suffirent pas et vinrent trop tard, de toute évidence. Ou alors, il existe un mystère élucidant de telles synchronicités, mystère auquel personne d'entre nous n'a accès. Je n'ai pas la prétention de comprendre les pourquoi et les comment ; je sais simplement que ce mystère existe. Et je suis certaine qu'Elisabeth a connu son étreinte, de son vivant et dans l'après-vie. Au bout du compte, c'était peut-être une grande bénédiction.

Par ailleurs, nos prières pour Elisabeth me rappellent que nous ne voyons pas systématiquement nos prières exaucées. Même si j'en suis venue à en saisir les motifs, je me suis longtemps rebellée contre cet incident. Je comprends mieux la sage ironie des paroles du poète Rumi : « Je conspire pour avoir ce que je veux et je me retrouve en prison… Je devrais me méfier de ce que je veux. » Par exemple, à trente-neuf ans, mon horloge biologique avait pris l'allure d'une bombe à retardement. Je voulais désespérément avoir des enfants, mais fatalement, mes relations amoureuses avaient tendance à s'effriter. Et, comme être mère monoparentale n'était pas envisageable pour moi, je me suis mise à prier pour rencontrer un homme avec qui je pourrais avoir des enfants. Mon horloge continuait à égrener ses minutes, ses heures. Je priais. Personne à l'horizon. À quarante ans, j'en ai eu assez de prier. Je me suis dit : « Si mon souhait le plus cher n'a pas été exaucé, alors Dieu n'existe pas. Parfait. Je cesse de croire en un Dieu. » Étrangement, l'affirmation de mon apostasie n'a eu aucun effet. Malgré mes efforts, je ne pouvais me débarrasser du sentiment d'une présence bienveillante qui m'avait toujours entourée. Je n'avais pas obtenu ce que je voulais et pourtant, le lien était plus fort que jamais.

Aujourd'hui, je mène une vie de rêve – j'enseigne, je vois mes patients, j'ai du temps à consacrer à l'amitié, à l'amour, à la méditation. C'est un travail d'équilibriste, mais j'y arrive. Si j'avais eu des enfants, j'aurais employé mon énergie autrement. Je ne dis pas que je n'aurais pas eu une vie gratifiante ; elle aurait tout simplement été différente de celle que je mène maintenant.

La prière de sérénité, mon mantra, m'aide à discerner s'il est approprié d'accepter une situation – peu importe ce qu'en pense mon ego – ou s'il faut chercher à la changer. Le message de la prière en révèle long sur l'énergie, l'heureuse interaction du personnel et du spirituel : le moment où agir, le moment où lâcher prise. (Votre puissance supérieure ne vous abandonnera pas !) Ainsi, nous pouvons user sagement de nos ressources et de notre temps. Sur la porte de mon réfrigérateur, j'ai collé ces paroles humbles, mais éloquentes :

> *Dieu accorde-moi la sérénité d'accepter les choses que je ne peux changer, le courage de changer celles que je peux changer et la sagesse de savoir la différence.*

Voilà ma « prière phare » – je la répète sans fanfare ni trompette. Expéditive, précise, efficace : lorsqu'il le faut, je la répète plusieurs fois par jour. La qualité de la prière de sérénité, c'est qu'elle tient compte de nos capacités et de nos limites ; on n'exige pas de prouesses surhumaines. La sagesse dicte : faisons ce que nous pouvons pour améliorer les choses, sur le plan personnel ou global, mais inutile de gaspiller notre énergie à tenter d'atteindre l'impossible. Pour apprendre à gérer votre énergie avec discernement, je vous suggère de redire cette prière aussi et d'en faire une pratique assidue. Sachez toutefois que si vous êtes limité, votre puissance supérieure, pour sa part, ne l'est pas.

La prière est capable de miracles. Il y a plusieurs années, des religieux bouddhistes d'un temple en Corée du Sud relatèrent que de minuscules fleurs blanches avaient envahi la statue de Guan Yin, la déité de la compassion. Une première dans l'histoire millénaire du monastère. Les botanistes affirmèrent qu'il était impossible qu'une statue en bois, que l'on polit régulièrement, produise des fleurs. Néanmoins, les pèlerins se précipitèrent pour en être témoin. Les moines maintinrent une veille de prière auprès de la statue qui opérait des guérisons ; ils furent d'avis que les fleurs représentaient un heureux présage pour notre planète mal en point. Si vous n'êtes pas du genre à croire aux miracles, rejetez le phénomène comme le fruit d'un hasard. Pourtant, les fleurs de la déesse de la compassion étaient bien réelles. Je ne pus m'empêcher de m'émerveiller. Alors, l'espoir naquit en moi : là où prévaut la compassion, la paix règne.

Étape # 4 : Fiez-vous à la sagesse du courant

Suivre le courant, c'est être en parfait accord avec l'énergie qui dépasse le moi individuel et qui nous porte dans la vie. Je conçois que cette énergie est l'Esprit, qu'elle est compassionnée et sage. Faire confiance à la sagesse du courant, c'est se prêter aux événements qui se présentent à nous avec autant de grâce que possible, plutôt que de s'agiter, de se rebeller. Le courant de notre vie nous emporte dans certaines directions. Naturellement, nous faisons tout en notre pouvoir pour réaliser nos rêves, mais il faut également savoir quand lâcher prise. Se mouler au courant des choses, plutôt que de microgérer de manière obsessive chaque détail de notre existence relève de l'art. Vous avez déjà lutté contre un puissant courant marin ? Vous savez donc qu'il est possible d'épuiser en vain son énergie. Cela vaut également pour les combats contre le courant de la vie.

Suivre le courant ménage votre force vitale. Pour y parvenir, il faut déterminer si une situation relève ou non de votre volonté. La prière de sérénité permet de le discerner, de même que les pratiques d'écoute profonde que sont la méditation, le silence et la prière. Ce livre offre également d'autres méthodes. Lorsque vous en ferez l'essai, n'oubliez pas que lâcher prise ne revient pas pour autant à renoncer. Il s'agit de pressentir s'il est indiqué d'explorer de nouvelles possibilités. Savoir quand lâcher prise libère de l'énergie, alors que le fait de forcer les choses produit de la négativité. S'il n'est pas possible d'influer sur le cours extérieur des événements, vous pouvez toujours modifier votre attitude.

Le producteur Norman Lear explique comment chercher à réaliser vos rêves peut vous garder dans le courant. Au cours de notre entrevue, il déclara :

> *« Si quelque chose me galvanise, je saute sur l'occasion. Prenez* All in the Family. *C'est une émission britannique portant sur les bagarres incessantes entre un père et son beau-fils qui m'en a donné l'idée. J'ai songé : Mon Dieu, c'était moi et mon père. Je suis tombé amoureux du concept. J'ignorais que l'émission obtiendrait ce succès formidable. Or, il y avait également une puissance supérieure à l'œuvre. Ce fut un miracle que quatre acteurs soient disponibles et qu'il y ait entre eux une chimie que personne n'aurait pu imaginer. C'était du ressort des dieux. L'énergie affluait de toutes parts. Entre Edith et Gloria. Entre Gloria et Mike. Entre Mike et Archie. Comment l'expliquer ? Emerson disait : « Nous vivons au sein d'une immense intelligence et nous sommes ses récepteurs. » Ce fut ce petit groupe de récepteurs qui puisèrent à l'énergie des dieux. Voilà ce qu'est de suivre le courant. »*

Il est possible parfois que vous ayez foi en vous-même, mais que vous mettiez trop d'efforts. L'un de mes patients, qui s'est baptisé Z, rêvait de gloire pour lui et son groupe de rock. À dix-neuf ans, sympathique punk rocker à la langue percée, il portait un T-shirt où était inscrit « Planète bizarre ». Z avait joué dans tous les bars de Seattle à Los Angeles. Les critiques étaient unanimes : il jouait de la guitare merveilleusement bien. Des compagnies de disque s'intéressaient à lui. Cependant, chaque fois qu'il était sur le point de décrocher un contrat, l'entente tombait à l'eau. En dépit de ces revers douloureux, Z persévérait au point d'en faire une obsession. Il me confia : « En dépit de ce que tout le monde disait, je n'admettais pas le refus. Je rendais les gens nerveux. Je les rebutais, mais je ne pouvais m'en empêcher. Pour finir, je me suis mis à plat et je me suis effondré dans mon lit, complètement dépressif. » Voilà ce qui avait poussé Z à me consulter. J'éprouvais de la sympathie pour lui. Je comprends tout à fait l'épuisement physique et affectif qui résulte du fait d'être trop investi dans quelque chose que l'on veut désespérément. Z était tombé dans un piège courant, il était allé trop loin : l'étau fatal de l'ambition impitoyable était devenu un obstacle à la possibilité de réussir.

Voici une loi fondamentale sur l'énergie : pour réaliser vos rêves, il faut leur donner l'espace pour respirer. Faites ce qu'il faut tout en prenant un recul et en laissant l'univers opérer sa magie. D'habitude, Z était fortement contre la psychiatrie ou les « programmes » en tous genres, mais j'ai réussi à me faufiler au-delà de ses détecteurs. Mon approche intuitive à l'énergie correspondait à son sentiment sur la musique. Nos séances visaient à ce que Z retrouve un équilibre énergétique, le point central consistant à être réceptif au courant. Au début, il était trop déboussolé pour même prendre sa guitare. Cependant, avec du repos et en tempérant sa résolution maniaque, Z retrouva son énergie. En thérapie, je lui ai signifié une vérité non négociable : suivre le courant produit de l'énergie positive ; aller à son encontre génère de l'énergie négative. Pour connaître la différence, Z a dû repérer certains indices que vous devrez aussi surveiller :

SIGNES INTUITIFS QUE VOUS SUIVEZ LE COURANT

- Vous êtes heureux, ou du moins capable d'accepter la situation sans vous livrer à une lutte intérieure sans merci.
- Vous cherchez à concrétiser vos ambitions, mais si vous insistez trop, vous lâchez prise afin d'éviter cette tension obsessive découlant du fait d'être surmené.
- Vous débordez d'énergie ; vos rapports avec les gens et avec vous-même sont faciles. Si un conflit survient, vous prenez une bonne inspiration et cherchez une solution, plutôt que de rester inflexible ou que de riposter.
- Les heures s'écoulent sans que vous ne vous en aperceviez. Les enfants sont dans cet état de conscience en harmonie avec le courant lorsqu'ils jouent, les artistes, lorsqu'ils créent.
- Vous évaluez la synchronicité des situations, plutôt que d'enfoncer les portes.

- Vous avez l'impression de vous mouvoir sans effort, dans un état profondément spirituel, puisque vous faites confiance à l'énergie du moment présent.

Il faut identifier clairement cette frontière énergétique entre le bonheur et l'infortune. Si, au lieu d'une saine affirmation de soi, vous tentez de forcer le courant, vous devenez la proie d'une forme de démence qui répète sans cesse le même comportement, avec les mêmes résultats négatifs.

SIGNES INTUITIFS QUE VOUS ALLEZ À CONTRE-COURANT

- Votre bien-être en souffre, votre énergie est dispersée, vos symptômes physiques s'aggravent, vous êtes impatient ou excessif. Un combat perdu d'avance peut vous rendre malade, peut déclencher un cycle de frustration ou peut provoquer des blocages et des souffrances émotionnelles.
- Vous ne supportez pas le fait de devoir renoncer à l'idée sur laquelle vous vous êtes fixé sans ressentir une grande anxiété.
- Vos efforts pressants agacent votre entourage et vos fréquentations liées à l'issue escomptée souffrent de la pression.
- Vous gérez le conflit en luttant et en vous agrippant plutôt qu'en cherchant le meilleur compromis. Dans les inévitables situations stressantes, plutôt que de suivre le courant, vous maudissez chaque seconde de « l'épreuve » et vous infligez ainsi de la souffrance à vous-même et à autrui.
- Vous avez l'impression que votre force vitale se tarit. Vous vous accrochez, terrifié, à cette volonté impérieuse et vous perdez temporairement contact avec une intelligence compassionnée, votre puissance supérieure.

Avec cette méthode, identifier ces signes révélateurs de votre attitude par rapport au courant vous permettra de choisir la manière de vous comporter. Ce fut le cas pour Z. Comme plusieurs d'entre nous, ce n'est pas qu'il ne voulait pas suivre le courant. Il a simplement été emporté dans une frénésie irrépressible, sans aucun moyen de la contrer. Aujourd'hui, Z est un fervent partisan du fait de suivre le courant ; il l'alimente. Il apprécie la destination où le flot l'emporte. La promesse de nouvelles rencontres, d'occasions inédites : il a bon espoir, sans pour autant être obsédé. Il a consenti à laisser quelque chose de plus vaste que lui le porter vers ses rêves.

CHANGEZ DÈS MAINTENANT
SUIVEZ LE COURANT, NE VOUS AGRIPPEZ PAS

Cernez une aire de votre vie qui pose problème – un domaine où vous insistez sans toutefois obtenir les résultats souhaités. Pendant au moins une semaine, désistez-vous et résistez à l'envie de « provoquer les choses ». Efforcez-vous de supporter l'anxiété qui pourrait apparaître. Au cours de cette trêve, dressez la liste de vos angoisses « et-si-ça-n'arrivait-jamais ? ». Par exemple, je ne trouverai jamais l'amour, je n'obtiendrai jamais la réussite ou la renommée. Subséquemment, priez silencieusement votre version de l'Esprit d'être délivré de vos craintes – c'est un processus de délestage énergétique. Attendez-vous à trouver un apaisement. Répétez le processus autant de fois qu'il vous plaira. Cela permet de ressentir là où le courant cherche à vous emporter.

Par ailleurs, pour vous mouler au courant, exercez-vous à accomplir ce que la journée vous apporte, sans rechigner. S'il le faut, répétez la prière de sérénité souvent et écoutez votre intuition, pas seulement votre tête. Voyez alors quels pressentiments vous obtiendrez sur le problème. Vous découvrirez peut-être une approche plus efficace ou vous déciderez de tout cesser jusqu'à ce que les marées soient plus favorables. D'une manière ou d'une autre, votre choix découlera d'un point de vue centré et en harmonie avec le courant.

L'énergie opère mystérieusement. Vous vous acharnez des années durant sur un projet sans obtenir aucune confirmation extérieure. Puis un jour, l'énergie change. Soudainement, les occasions affluent. Ou encore, un phénomène d'entraînement se manifeste. En une semaine, vous décrochez un nouvel emploi, vous rencontrez un amoureux ou vous réussissez à rembourser une vieille dette. L'énergie possède diverses phases. Ce n'est pas parce que vos rêves ne se concrétisent pas sur-le-champ qu'ils ne se réaliseront jamais. La destinée se déploie avec une certaine intégrité. Se défaire de l'attachement aux attentes conduira à des états de liberté que vous n'auriez pu imaginer.

Prenez le risque de faire confiance au courant. Qu'il soit tumultueux ou qu'il coule de source, saisissez chaque occasion de sustenter votre cœur ou d'être bon envers autrui. Se convulser en présence de la négativité sape votre vitalité et voile votre intuition. Les surfers perspicaces savent qu'il faut se détendre lorsque des lames gigantesques s'abattent sur eux. S'ils s'escriment contre le courant, alors sa puissance les anéantira. S'ils ne se tendent pas, ils planent sur les vagues. De même, il ne faut pas oublier que la vie a ses cycles : turbulence et calme, ténèbres et lumière. Respirez à fond au cours des périodes chaotiques autant que pendant les accalmies. C'est indispensable pour orienter votre énergie de manière constructive.

Adopter une voie spirituelle épanouissante, la seconde prescription de la méthode pour épanouir l'énergie sacrée, vous offre une idéologie de l'énergie d'amour jour après jour. Au-delà de croyances spécifiques, je préconise une immersion sincère dans l'expérience du cœur. Découvrez l'amour depuis un angle énergétique qui prévaut sur toute intellectualisation. Considérez que les pratiques spirituelles comme la méditation, le silence, la prière et suivre le courant sont des escales menant à l'amour. Même si vous défaillez, l'énergie de votre cœur vous prémunit contre les forces ténébreuses. Si un monstre – le nôtre ou celui de quelqu'un d'autre – se retrouve nez à nez avec la bonté, il prend conscience de sa laideur. Une voie spirituelle est un moyen de cultiver la bonté. Vous avez peut-être peur, mais vous fermez tout de même les yeux et vous vous reconnectez. Ce n'est pas un geste insignifiant ; c'est une avancée énergétique gigantesque.

La survie de notre espèce dépend de l'éveil du cœur. Il n'y a rien de flou ou d'abstrait à ce sujet. Il faudra donc devenir ferrés au sujet de l'énergie de l'amour. Personne ne peut se permettre de continuer à ignorer ce domaine ou de reléguer l'amour au second plan parce qu'il est débordé. Aujourd'hui, nous avons besoin de tous les héros possibles. Éveiller en soi cet amour est héroïque et révolutionnaire. Le geste illuminera votre énergie sacrée et tout ce qu'il y a de bien ici-bas, sur Terre. La lumière, par sa nature même, s'étend. Souvenez-vous des paroles d'Emerson : « Ton rayonnement te grandit. »

Choyez-vous :

Faites un tour dans votre lieu préféré : l'océan, les sources chaudes, une alcôve secrète dans votre jardin. Puis, fermez les yeux et faites un souhait ou dites une prière (à votre intention ou à celle du monde), qu'elle s'élève de votre cœur et s'adresse à votre puissance supérieure. Laissez cette énergie aimante vous imprégner.

ENTREVUE : AMY GROSS PARLE DE MÉDITATION

Rédactrice en chef du magazine *O*, le magazine de Oprah [Winfrey], Amy Gross est une bouddhiste pratiquante.

Ma pratique de la méditation m'a aidée à épanouir mon énergie et à adopter une attitude plus compassionnée et optimiste envers autrui. Elle me donne un accès plus clair à ce qui se passe en moi. Dans n'importe quelle circonstance, je suis plus en mesure de cerner la vérité, ce qui épargne beaucoup d'énergie. Je suis moins confuse. Je n'oscille plus de gauche à droite ou de droite à gauche, lorsque la réponse exige d'aller de l'avant. Je suis plus entièrement disponible lorsque je suis avec les gens.

Je m'adonne à la méditation de type vipassana. Le point central consiste à s'approcher le plus possible du moment présent. Je préfère ne pas employer le terme *spiritualité*, car il prend un sens différent selon la personne. D'abord, je m'assois, puis je tourne mon attention vers mon souffle. Je tente d'observer mon esprit, de demeurer présente à l'instant. Si une pensée apparaît, je la regarde plutôt que de la repousser. C'est alors qu'elle se transforme. Tenter de bloquer des choses consomme une quantité formidable de notre énergie cérébrale. Récemment, je marchais dans la rue avec un ami et, dans une voiture, du rap jouait à tue-tête. Sortir cette musique de notre champ de conscience exigea une telle quantité d'énergie que nous avions peine à poursuivre notre conversation. C'était épuisant. Dans ma pratique méditative, rien ne constitue une interruption. J'observe mes pensées, mais je ne les juge pas et je n'y réagis pas. Quand vous ne dépensez pas d'énergie à résister, il vous en reste énormément.

Dans l'édition de magazines, où tant de choses surviennent en même temps, je fais appel à ma pratique pour me centrer. Si je ne médite pas, alors mon énergie se dissipe. Je deviens irritable. J'ai l'impression d'être désordonnée, dispersée. Depuis que je médite, je suis beaucoup plus patiente, je ne suis pas si susceptible. Je suis encore occupée par cinq choses à la fois, mais j'ai beaucoup plus d'énergie à donner.

Mon intérêt pour la méditation m'a alignée sur la mission du magazine, sur les valeurs d'Oprah. À mon sens, l'atout premier du magazine, c'est que nous partageons tous le même avis sur ce que nous considérons important et apparemment, cet avis est celui d'une quantité de gens. Quand ce boulot s'est présenté, j'étais fort heureuse de ne pas travailler beaucoup. Je suivais un cours de psychologie à NYU [Université de New York] et je songeais à entreprendre une maîtrise. Je lisais, j'étudiais, j'adorais ma vie. Après l'université, j'avais fait carrière dans le monde du magazine ; entre autres, j'avais été rédactrice en chef pour le magazine *Elle* et *Mirabella*. Ce genre de travail ne représentait plus un défi pour moi désormais. Mais lorsque j'ai rencontré Oprah et qu'elle m'a offert le poste, je savais que je devais sauter sur l'occasion. C'était limpide : il n'y a pas eu de questionnement ni d'indécision. J'étais totalement en synchronie avec le magazine. Fréquenter Oprah est passionnant. Elle opère à haut voltage et elle est douée d'une intelligence exceptionnelle et d'un fort sentiment du rôle qu'elle a à jouer. Nous nous sommes mises à bavarder comme si nous nous connaissions depuis des années. C'était simple, aisé et amusant.

Pour recharger mes batteries, j'adore rester tranquillement à la maison. (Oprah dit qu'elle s'échappe dans son « placard », qui doit probablement être de même dimension que mon bureau.) Je prévois également des retraites. À la naissance d'un nouveau magazine, il est difficile de trouver du temps pour souffler. Cette année, j'ai passé une semaine en retraite silencieuse. J'en prévois une autre de dix jours, plus tard dans l'année et je me faufile pour quelques jours, ici et là. Le silence est un véritable antidote. Après une journée harassante, le calme de mon appartement est comme un baume, cette douceur m'entoure et me remplit. C'est la chose la plus délicieuse au monde. J'ai sur mon mur un dicton, du cru d'un ami psychothérapeute : « Avec l'âge, le silence prend de la valeur. »

L'énergie augmente aussi lorsque votre cœur est ouvert. Il existe une méditation sur l'amour bienveillant qui m'a été utile pour régler cette question. Elle commence ainsi : « Puissé-je vivre heureux/se. Puissé-je vivre en santé. Puissé-je vivre en sûreté. Puissé-je vivre à l'aise. » Ensuite, on l'étend à autrui. La méditation vous apprend à discerner quand votre cœur est ouvert et quand il est fermé. Lorsque le mien est ouvert, je me sens en harmonie, pleine de vitalité, heureuse. Lorsqu'il se referme, j'ai l'impression que j'ai bloqué ma circulation. La sensation de rayonnement s'évapore. J'ai mal physiquement. À mesure que s'ouvrent nos cœurs grâce à la méditation, la bienveillance se développe à notre égard et à l'égard d'autrui. Elle fait circuler l'énergie en sorte que celle-ci se décuple.

Troisième prescription

Concevoir une approche énergétique appliquée à l'alimentation, à l'exercice et à la santé

La psychiatrie énergétique révolutionnera votre approche au mieux-être.

Elle a parfaitement réussi à Liz, une assistante sociale héroïque qui apporte un soutien psychosocial à des prisonniers condamnés à mort, dans l'enfer de la prison pour hommes de l'Alabama. En poste depuis cinq ans, Liz avait systématiquement échoué les divers régimes pour maigrir. Lorsqu'elle a traversé le pays pour assister à mon atelier sur l'énergie, elle était vraiment obèse et elle touchait le fond : « Chaque gâteau semble porter mon nom. Je ne peux maîtriser mes envies de manger ! Je perds du poids, puis je le reprends peu à peu. » Liz m'a tout de suite inspiré du respect. Elle s'était montrée courageuse et elle avait tenté de guérir la raison qui sous-tendait ses excès : vivre des conflits familiaux, prendre la nourriture pour de l'amour, connaître l'angoisse quotidienne de confronter des détenus ayant commis des crimes odieux, être témoin des brutalités mesquines dont les êtres humains sont capables. En dépit de progrès remarquables, dont une augmentation de sa compassion envers elle-même –

elle se culpabilisait moins – elle sombrait dans la déprime lorsqu'elle se gavait. Et alors, elle se gavait davantage.

Voici comment la psychiatrie énergétique vint à son secours. Dans ma pratique, j'ai été en mesure d'identifier un trouble de l'alimentation très répandu sans jamais avoir été défini et qui a trait à l'énergie. À moins d'être traités, les excès alimentaires de plusieurs adultes et d'enfants demeureront insolubles. Ce que Liz et la plupart d'entre nous ne saisissons pas, c'est que la boulimie est une stratégie défensive inconsciente, une tentative de se protéger de l'énergie négative au travail, à la maison, à l'école, n'importe où. Liz avait vidé ses réserves énergétiques. Elle se passionnait pour son travail, dangereusement exigeant, et elle avait besoin de moyens qui lui éviteraient d'absorber le désespoir se dégageant du champ énergétique des meurtriers et des gardiens. Pour Liz, ces outils indispensables et le fait d'apprendre à manger avec modération furent des « miracles » qui rompirent le cycle atroce qui caractérisait son trouble énergétique de l'alimentation.

Liz se trouvait dans une situation extrême. Vous-même êtes peut-être aux prises avec une situation qui vous dépasse sur le plan énergétique et qui vous incite à vous gaver. Êtes-vous empêtré dans une impasse cauchemardesque liée à la nourriture ou à une autre question de bien-être ? La psychiatrie énergétique vous permettra de faire des progrès, car elle favorise la conscience de l'organisme physique ainsi que des champs énergétiques, un domaine qui demeure étranger au bon sens populaire. Cette prescription vous permettra de saisir comment l'alimentation, l'exercice, le sommeil (et la personne avec qui vous dormez) modulent vos énergies subtiles. En optant pour ce qui profite à votre être tout entier, votre état de santé s'améliorera et votre apparence le reflétera, ce sera une harmonisation frappante qui empêchera l'attention de se disperser. (Les gens doués d'un « corps parfait », mais dont le développement intérieur s'est arrêté, sont dysfonctionnels sur le plan énergétique, déphasés.) Si l'intérieur est harmonisé à l'extérieur, l'énergie sacrée s'accroît ; vous dégagez la plénitude dans un monde déconcertant.

Les époques extraordinaires appellent une santé extraordinaire. Pour appeler le meilleur de nous-mêmes et de l'humanité, notre système immunitaire doit être robuste. Si nous tombons malades, il faudra s'adapter et guérir. L'échec retentissant des divers plans de mise en forme que vous avez essayés est désormais chose du passé. Consentez à assimiler les nouvelles données présentées ici. Subséquemment, adoptez ce que votre sentiment intérieur vous dicte ; voilà ma parole d'évangile.

LES CAUSES DE L'ÉCHEC DES RÉGIMES AMAIGRISSANTS : SOUFFREZ-VOUS D'UN TROUBLE ÉNERGÉTIQUE DE L'ALIMENTATION ?

Les êtres humains sont des créatures aqueuses : nous sommes formés de deux tiers d'eau. Ondoient en nous les fréquences sonores, le mouvement et les marées influencées par la force gravitationnelle de la lune. Similairement, nous sommes imprégnés d'énergie subtile. La prise en compte de notre réaction à l'univers subtil fait déplorablement défaut aux plans d'amaigrissement traditionnels. Quel que soit votre âge, si l'embonpoint représente une arme inconsciente contre l'énergie négative, un trouble de l'alimentation pourrait en résulter. J'ai défini et nommé ce trouble « l'alimentation cuirasse ». Songez à Brünnhilde, cette célèbre guerrière viking plantureuse, une femme cuirassée portant un casque ailé blanc, qui devint un char d'assaut imprenable. (« Rien n'est terminé jusqu'à ce que la grosse dame chante » fait référence à la finale de l'opéra wagnérien et à une longue descendance de cantatrices grassouillettes.) Le problème, c'est que l'obésité peut être considérée comme une cuirasse illusoire ou tenir le rôle de barricade contre la menace. Cette méthode offre des alternatives plus saines pour réprimer l'alimentation cuirasse.

Il va sans dire que de nombreux facteurs contribuent à l'obésité. L'héritage génétique y participe, de même que les facteurs affectifs. Repérer les causes psychologiques qui incitent à la boulimie est crucial, de même que de trouver une sustentation pour la faim émotionnelle que ne comble pas la nourriture (par exemple, la spiritualité, le principe premier de Boulimiques anonymes.) Cependant, il ne faut pas s'arrêter là. Pour plusieurs, découvrir qu'ils sont des intuitifs empathiques permet d'expliquer leur boulimie émotionnelle et de réprimer l'alimentation cuirasse. Les boulimiques chroniques comme Liz sont des intuitifs empathiques ; au questionnaire du chapitre 1 « Suis-je un intuitif empathique ? », ses réponses étaient toutes affirmatives. (Je conseille aux parents d'enfants faisant de l'embonpoint de leur poser ces questions.) Si vous avez un problème de poids, vérifiez si ce questionnaire vous identifie comme un intuitif empathique. Que votre sensibilité aux vibrations soit faible ou marquée, pour la réussite d'un régime amaigrissant, vous devez déterminer si vous souffrez de l'alimentation cuirasse.

Voici la prémisse énergétique à l'obésité : si l'intuitif empathique est mince, il possède moins de rembourrage, et sera par le fait même plus vulnérable à absorber des vibrations malsaines. Au début du XXe siècle, les guérisseurs étaient connus pour leur obésité monstrueuse qui leur évitait d'absorber les symptômes de leurs patients – un piège courant où sont tombés aveuglément de nombreux guérisseurs contemporains. La nourriture est une stratégie commode pour s'ancrer. Par ailleurs, plusieurs de mes patients accumulent les kilos pour se protéger des vibrations qui les dépassent. Chez l'intuitif empathique, le déséquilibre énergétique est à la source de sa voracité.

La troisième prescription représente pour plusieurs boulimiques un véritable Graal ; c'est une stratégie permettant de s'adapter aux vibrations négatives sans se gaver. Ce chapitre présente quelques interventions d'urgence et à long terme permettant de lutter contre l'alimentation cuirasse. Vous pouvez y faire appel immédiatement, dès le moment où un collègue furieux vous invective, ou pour faire face au péril global. Essayez-les toutes, et adoptez celles qui s'avèrent efficaces pour vous.

Changez dès maintenant
Cessez l'alimentation cuirasse

Lorsque la pulsion de vous empiffrer s'empare de vous, tentez quelques-unes des interventions d'urgence.

- *Discernez une pulsion dépendante d'un besoin véritable.*
  - Une pulsion dépendante, symptôme d'excès nutritionnels, est une réaction fréquente à la surcharge énergétique. Vous vous sentez poussé à ingurgiter certains aliments comme un toxicomane, ce qui conduit à l'obésité. La pulsion dépendante est impérieuse : si vous avez constamment envie de sucreries et d'hydrates de carbone, méfiez-vous. (Je n'ai encore jamais vu un

boulimique faire une orgie de choux de Bruxelles !) Par exemple, le chocolat passe d'un petit plaisir à une béquille lorsque vous vous en gavez ou lorsque vous l'employez pour remédier à votre stress ou pour obtenir une exaltation causée par le glucose. Si vous éprouvez des sautes d'humeur ou des gueules de bois causées par une surdose de sucre, si vous ne pouvez contrôler votre absorption de sucre ou si vous en mangez jusqu'à vous rendre malade, alors vous mangez comme un toxicomane. Dans le cas de pulsions dépendantes, vous vous empiffrez pour vous soulager de votre stress, pas pour restaurer votre énergie. Vous vous adonnez peut-être aux « aliments réconfortants » à l'occasion, sans problème. Une amie a envie d'un carré au chocolat quand elle connaît son syndrome prémenstruel – son corps réclame l'effet antidépresseur qu'apporte la sérotonine contenue dans le chocolat. Elle n'engloutit toutefois pas toute la friandise. Néanmoins, vous êtes peut-être du type pour qui même une absorption limitée déclenche un cycle destructeur, une descente irrépressible. Pour l'instant, contentez-vous d'identifier les aliments qui éveillent des pulsions dépendantes, efforcez-vous de les restreindre et appliquez ces mesures d'urgence pour les déjouer lorsqu'elles se manifestent. Plus tard, vous apprendrez comment vous alimenter avec réceptivité, ce qui constitue une solution à long terme.

- Un véritable besoin nutritif n'a pas l'urgence de la pulsion dépendante : il n'y a pas d'envie incoercible ou de sentiment d'urgence entourant la nourriture afin de se préserver d'énergies négatives. Un vrai besoin émane d'un lieu centré, il ne vise pas à pacifier vos émotions (aliments réconfortants) et ne présente pas un caractère obsessif. Par exemple, vous préférerez peut-être le goût des pommes de terre en purée au chou-fleur, mais vous avalerez les pommes de terre de manière équilibrée, pas pour anesthésier votre anxiété. S'alimenter de nourritures saines et complètes ne produit jamais de sautes d'humeur – sédation ou exaltation –, au lieu d'une sensation uniforme de satisfaction. Combler un besoin authentique vous laisse prendre plaisir au repas, maximise l'énergie et ne mène pas à l'obésité.

- *Repérez rapidement les facteurs de stress énergétique qui déclenchent les pulsions dépendantes.* Interrogez-vous immédiatement : avez-vous été exposé à des vibrations négatives ? À un voisin trop bavard ? À l'épreuve désagréable de franchir la sécurité à l'aéroport ? À une offensive de messages téléphoniques de la part de votre mère ?
- Ne minimisez pas les incidents « insignifiants » qui propulsent notoirement les intuitifs empathiques vers le réfrigérateur. Évitez de paniquer. Repérez méthodiquement la cause et l'effet. Vous n'avez pas à être victime de l'énergie négative. L'astuce consiste à la déjouer aussitôt que possible si vous avez été contaminé.
- *Expulsez les vibrations négatives hors de votre système par la respiration.* Faites une pause de cinq minutes en vue de réduire les dommages. Inspirez et expirez lentement. Comme vous l'avez appris, la respiration active l'énergie positive ; elle évacue également les vibrations négatives. Observez si celles-ci se logent dans une partie spécifique de votre corps. Pour ma part, les vibrations négatives se dirigent directement dans mon abdomen ; j'ai l'impression d'avoir été irradiée par un fusil toxique. Identifiez vos points vulnérables. Puis, procédez à la visualisation suivante :

  Tout comme vos poumons absorbent de l'oxygène et expulsent du dioxyde de carbone toxique, vous allez inspirer de la lumière et de la clarté, et expirer le stress. Inspirez de la vitalité. Expirez l'angoisse. Je visualise aussi que les vibrations négatives sortent par l'espace entre les vertèbres dans le bas de mon dos. Faites-en l'essai. Expirez les vibrations toxiques est un processus d'épuration anticipé. Vous êtes responsable du flux. Laissez la félicité imprégner chaque centimètre de votre être. Répétez cet exercice jusqu'à ce que vous soyez exempt de résidu négatif. (Combinez cet exercice avec la méditation sur le souffle pour se centrer présentée au chapitre 1.)

- *Faites une prière pour vous libérer des pulsions dépendantes.* Si vous êtes sous l'empire d'une pulsion dépendante, passez au mode prière. Pendant quelques instants de quiétude, respirez lentement. Tournez votre attention vers votre cœur et cherchez-y la compassion pour soi. L'envie peut s'avérer impossible à réprimer, mais ce n'est pas grave. Dans cet état serein, invoquez votre puissance supérieure pour qu'elle vous soulage. Les sommations mentales sont superflues. Si vous renoncez à l'interférence de l'ego, cette requête sincère produira des merveilles. Vous invoquez une énergie sacrée et influente pour qu'elle supplante une pulsion négative appartenant au monde matériel.

- *Prenez un bain ou une douche.* Une méthode expéditive pour dissoudre les vibrations négatives consiste à vous immerger dans l'eau. Après une journée mouvementée, ma baignoire est un sanctuaire : elle lave tout, les fumées d'échappement, les longues heures d'avion ou les désagréments personnels. L'eau travaille pendant que vous vous détendez. Elle est douée de propriétés alchimiques purifiantes qui agiront sur votre corps physique et sur votre champ énergétique.
- *Faites brûler de la sauge.* Si les vibrations sont invisibles, elles ne sont pas pour autant sans effet. Faites brûler de la sauge pour dissiper l'énergie négative que certains laissent dans votre bureau ou à la maison – une stratégie qui a gardé minces plusieurs de mes patients qui voient leur espace envahi par de nombreuses personnes. Les boutiques ésotériques vendent de la sauge sous forme de bâtonnets. Brûler quelques brindilles de sauge sur une assiette purifiera une pièce. Les vibrations sont cumulatives et peuvent provoquer du stress si on ne les expulse pas. Peut-être n'avez-vous pas conscience que les énergies subtiles résiduelles déclenchent des schémas boulimiques, pourtant elles vous minent peu à peu de manière subliminale. Les Anciens de toutes les civilisations ont employé la sauge pour purifier des lieux. Brûlez-en, et voyez s'évanouir cette voracité provoquée par des vibrations négatives.

S'alimenter exige une attitude dynamique. Ces mesures d'urgence représentent un premier assaut lancé contre l'alimentation cuirasse. Il ne faut pas laisser l'énergie contaminée se loger en vous. Pour rester maître de vos habitudes alimentaires, procédez à une vérification quotidienne. Demeurez à l'affût de pulsions dépendantes que suscitent les vibrations négatives. Surveillez vos réactions. Par ailleurs, associez les interventions ci-dessus aux options présentées au chapitre 9 contre les vampires d'énergie, un problème corollaire. Ce sont des mesures à long terme contre l'alimentation cuirasse qui vous enseigneront à vous brancher sur la vibration des aliments.

TROUVER UN RÉGIME ALIMENTAIRE EFFICACE : COMMENT S'ALIMENTER DE MANIÈRE RÉCEPTIVE

Mangez-vous pour apaiser une pulsion dépendante ? Pour dissiper l'euphorie artificielle induite par le sucre ? Pour faire taire l'ennui, ou pour apaiser un sentiment de solitude ou d'anxiété ? Vous souffrez peut-être d'une carence d'énergie subtile, une cause sérieusement méconnue expliquant l'échec des régimes amaigrissants. Quelle que soit la diète pour laquelle vous opterez – à haute teneur en protéines, à faible teneur en hydrates de carbone, en gras ou en calories –, elle ne vous satisfera jamais vraiment à moins qu'elle n'alimente aussi l'énergie subtile, ce que justement, la plupart d'entre elles ne font pas. Pour découvrir ce qui vous nourrit vraiment, il faut repérer les aliments auxquels vous vous harmonisez et ceux qui supportent votre système d'énergie subtil.

La nourriture est un énergisant primaire. Que la plupart des psychothérapeutes ne reçoivent aucune formation dans ce domaine indispensable à la santé mentale et physique relève de la négligence pure. Pour plusieurs de mes patients, notamment les adolescents, la nourriture porte une charge émotive extrêmement intense. D'emblée, quelques-uns n'arrivent même pas à en parler ; ils deviennent anxieux. Dans notre société, les questions de poids entraînent beaucoup de honte et de confusion. Par le fait même, il n'est pas surprenant que les supermarchés soient notoirement le site de crises de panique. Ce phénomène est en partie attribuable à un manque d'information sur les aspects énergétiques de l'alimentation susceptibles de démystifier ce problème humiliant et douloureux.

Vous devez acquérir une attitude nouvelle par rapport à la nourriture. D'un point de vue mécanique, les aliments sont des combustibles que nous employons pour obtenir de l'énergie. Cependant, les bienfaits de l'alimentation surpassent largement les kilocalories : la nourriture contient l'essence plus subtile de la force vitale que nous métabolisons également. Cette force génère un champ énergétique à l'intérieur et autour de tout, du cantaloup à la truite. Nous avons faim d'aliments à forte teneur énergétique, pas uniquement d'expédients faits d'hydrates de carbone.

Bien entendu, une alimentation équilibrée doit tenir compte des ratios entre protéines, hydrates de carbone et gras. De même, pour réduire les maladies cardiaques, il faut s'en tenir aux gras insaturés, comme l'huile d'olive, le saumon et les sardines. Ces aliments augmentent le « bon » cholestérol et réduisent les gras saturés, le « mauvais » cholestérol de la viande, du fromage et d'autres produits laitiers à haute teneur en gras. (Consultez le magnifique guide diététique du Dr Ornish : *Dr. Dean Ornish's Program for Reversing Heart Disease.*) Pour jouir d'une santé maximale, ce que vous mangez devra toutefois vous apporter une satiété énergétique. Associez des aliments qui développent l'énergie subtile à une diète bien équilibrée ; vous obtiendrez ainsi un programme diététique « à haute teneur vibratoire », conçu pour vous.

Je vous guiderai au fil des étapes menant à s'alimenter avec réceptivité, une stratégie intuitive en vue d'accroître l'énergie subtile et lutter contre l'alimentation cuirasse. La nourriture vit en vous, ce n'est pas une substance inerte qu'on avale indifféremment. Par intuition, j'arrive à lire la nourriture comme je lis n'importe quelle forme de vie. Ce régime alimentaire vous enseignera à remodeler votre alimentation pour tenir compte de l'énergie. Vous vous sentirez en meilleure santé et votre poids s'ajustera naturellement.

SEPT ÉTAPES CONDUISANT À S'ALIMENTER AVEC RÉCEPTIVITÉ

Étape # 1 : Dressez un inventaire diététique

Faites l'inventaire de votre garde-manger. Déborde-t-il de sacs de croustilles ou d'aliments de fabrication industrielle ? Votre congélateur est-il rempli de pizzas au saucisson ? Et votre réfrigérateur, de légumes frais, dépourvu toutefois de poisson, de poulet ou de viande ? Interrogez-vous sur les motifs qui sous-tendent vos habitudes de consommation. Ces motifs dépendent-ils de ce que vos parents vous donnaient à manger ou vous refusaient ? De la tyrannie d'un gamin qui fait une crise au supermarché ? De régimes obsessifs à la mode ? D'un horaire surchargé ? Penchez-vous également sur ce que vous éprouvez après avoir ingéré ces produits : vous sentez-vous mieux ou plus mal ? Si vous suivez une diète spéciale, comment réagit votre énergie ? Tenez compte du goût des aliments, mais également de leur effet sur votre sentiment général de bien-être.

Étape # 2 : Mangez pour l'énergie

La devise de notre programme diététique : Que l'énergie devienne la raison d'être de votre régime alimentaire, qu'elle prévale sur le goût ou sur tout dogme diététique ! Voilà une priorité à inculquer aussi aux enfants. Cela exigera un reconditionnement, mais tentez le coup. Passez au compteur énergétique tout ce que vous mettez dans votre bouche ; voyez ce qui vous nourrit ou ce qui vous vide. Pour ma part, j'ai eu de la chance, je m'alimente ainsi depuis toujours. Je n'ai eu aucune raison de me rebeller ou de tricher en cachette, peut-être parce que ma mère médecin me servait des repas délicieux et sains, sans rien restreindre et sans me récompenser par des friandises. Quels que soient vos antécédents alimentaires, je vous formerai à cette attitude diététique saine. Même les aliments que vous évitiez paraîtront plus alléchants si vous en tirez une recrudescence d'énergie.

Étape # 3 : Discernez les aliments vivants des aliments morts

Pour tirer une énergie plus positive de la nourriture, il faut réajuster vos vues sur celle-ci. Ne vous laissez pas berner par l'apparence. L'exemple le plus flagrant est la tomate. Superficiellement, toutes les tomates se ressemblent, mais du point de vue de l'énergie subtile, certaines sont vivantes alors que d'autres sont mortes. Comment savoir ? Tentez une expérience. Prenez une tomate de supermarché, cette pitoyable boule orangée emballée de cellophane, et posez-la à côté d'une tomate biologique ou de votre jardin. (Les aliments biologiques sont vendus à un coût légèrement supérieur dans les boutiques d'aliments naturels, les marchés fermiers et dans les supermarchés dans la section « Produits biologiques ».) Prenez d'abord une bouchée de la tomate produite en production industrielle. Quelle sensation vous procure-t-elle ? En ce qui me concerne, cette sorte de tomate est un imposteur « tomatoïde » dépourvu de toute saveur. Elle est insipide et ne me procure aucun plaisir ; elle ne m'apporte aucune énergie. Ensuite, comparez-la à la tomate biologique. Personnellement, je me délecte de chaque bouchée de ce fruit débordant de vie. Habituez-vous à goûter la force vitale que vous apporte la nourriture, une volupté que les étapes suivantes viendront encore accroître.

GUIDE MINUTE POUR VÉRIFIER LA TENEUR ÉNERGÉTIQUE DES ALIMENTS

Aliments doués d'énergie positive (vivants) : ils dégagent un éclat, ils sentent bon, ils sont consistants, énergisants, biologiques et exempts de substances chimiques ou d'agents de conservation. Ils n'incitent pas aux excès.

Aliments doués d'énergie négative (morts) : ils ont l'air mous et défraîchis, ils n'ont pas d'odeur, ils ne contentent pas, minent l'énergie ou n'en apportent pas. Ils contiennent des agents de conservation, des substances chimiques ou des nutriments ajoutés ; ils vous font gonfler, vous rendent malade ou vous incitent aux excès et à la consommation avide de sucres ou d'hydrates de carbone.

Étape # 4 : Accordez-vous visuellement à l'énergie de la nourriture

Les aliments vous parlent sans cesse, mais il faut savoir écouter. Vous allez pressentir intuitivement leur énergie afin de déterminer s'ils sont morts ou vivants. Sentir ainsi leur teneur vibratoire vous aidera à concocter un régime alimentaire qui correspond à vous, un régime qui ne vous séduira pas avec ses pulsions dépendantes).

À l'instar des gens qui nous épanouissent, tous les aliments doués d'énergie positive, allant des fruits jusqu'au bœuf, dégagent un champ lumineux ou énergétique, une vivacité qui vous attire à eux. Peut-être le voyez-vous ou le captez-vous ; c'est un halo qui ne relève pas du coloris du pamplemousse ou de son emballage sympathique. En présence d'aliments positifs, votre corps réagit ; il est plus heureux, plus léger et en appétit. En revanche, les aliments négatifs sont ternes sur le plan énergétique ; vous ne ressentez rien en leur présence. Ou alors, ils vous rebutent carrément. Ce n'est pas tant qu'ils présentent une teinte vaguement brunâtre sur leur pourtour ou qu'ils soient défraîchis, il y a autre chose : ces aliments inertes dégagent une vibration de mort avertissant « Pas de nutrition ici ! ». Envisagez la chose ainsi : le manque d'énergie d'une personne exténuée est capable de vous abattre. Il en va de même pour les aliments « fatigués », du moins sur le plan subtil.

Par jeu, faites une expédition à l'épicerie, site sacré par excellence – tout y dégage de l'énergie. (Notre opulence alimentaire est une véritable bénédiction.) Les enfants peuvent aussi se joindre au jeu. Commencez avec les denrées fraîches non emballées – poisson, poulet, viande ; ils sont plus faciles à observer. Puis passez à la section des produits emballés. Exercez-vous à lire un aliment à la fois, une habitude intuitive qui deviendra bientôt une seconde nature.

Par exemple, branchez-vous sur les étalages de légumes. Votre raison s'indignera : « Tu perds la boule ma pauvre ! » N'empêche, foncez. Prenez quelques inspirations profondes et calmez votre esprit. Ne vous laissez pas intimider par les autres acheteurs, ni par des préjugés de goût. En premier lieu, observez l'apparence : quels légumes ont l'air vivants ? Frais ou défraîchis ? Respirez-les ; le parfum est signe d'une forte énergie. Par la suite, abstraction faite de ces éléments, exercez-vous à mesurer intuitivement leurs vibrations, ce qui s'avère très utile quand il s'agit de lire les aliments biologiques, qui n'ont pas l'apparence impeccable des produits traités chimiquement. Le légume dégage-t-il un éclat, une vivacité ? Vous sentez-vous attiré ? La nourriture sensuellement vivante projette des éclairs d'énergie joyeuse qui ouvrent votre cœur ; cette énergie est particulièrement palpable lorsque vous en tranchez d'exquis morceaux à la maison et la libérez.

Au contraire, un légume mort semble triste et inerte et il manque de magnétisme. Ce sont des indices d'une force vitale déclinante. Pour effectuer une évaluation vibratoire complète, assurez-vous de soupeser le légume. Ce faisant, placez votre paume à quelques centimètres de sa surface pour capter son champ énergétique, comme vous le faites pour les gens. Les nourritures vivantes émettent de la chaleur, des fourmillements, même une vague de délices. Les aliments morts donnent davantage une impression grumeleuse. Ensuite, notez où vous êtes attiré physiquement, repérez une sensation magnétique. Votre corps sait où aller. Ne le contraignez pas, mais soyez attentif : êtes-vous tiré vers le cresson ? Le gombo vous repousse-t-il ? Un artichaut vous appelle ? Lire l'énergie est un processus initialement visuel, puis il vous faudra sentir quels aliments *sains* vous attirent. Si vous gravitez du côté des friandises ou d'autres aliments réconfortants, méfiez-vous. Comme dans la section ci-dessus, discernez s'il s'agit d'une pulsion dépendante ou d'un besoin nutritionnel véritable, une distinction qui s'opère grâce à « l'instinct viscéral ».

Sachez également : tout ce que vous achetez emballé – pâtes, soupes, fromages – est d'une vitalité moindre que la nourriture fraîche et biologique. Au magasin, il sera plus difficile de se brancher sur ce type d'aliments, parce qu'ils sont dissimulés et scellés. Cependant, si vous n'avez pas d'autres choix, voici ce qu'il faut faire. Pour les denrées sous cellophane, comme par exemple le poulet, tentez de sentir les vibrations les plus vivantes parmi l'ensemble des possibilités au travers des couches d'emballage en captant le champ énergétique autour avec la paume de la main. Voyez quel produit vous attire. Mieux vaut passer à l'intuition les produits en conserve ou sous emballage dans votre cuisine une fois ouverts et cuisinés.

Une astuce pratique. La détection visuelle vous donne une lecture énergétique de la nourriture permettant d'établir une hiérarchie. L'idéal, bien entendu, c'est de consommer les aliments plus chargés énergétiquement. Néanmoins, il faut avoir une deuxième ou troisième option si le mieux n'est pas disponible ou commode. Modifier son alimentation n'est pas une question de tout ou rien. Par exemple, vous appréciez tout à fait l'énergie que vous procurent les carottes ou la laitue biologiques, mais celles-ci pourrissent dans le frigo parce que vous avez horreur de les peler et de les laver ; ne les cuisinez donc qu'à l'occasion. Achetez tour à tour des emballages géants de carottes ou de la laitue prélavée en sac si c'est plus simple pour vous. Autre exemple : le saumon vous comble, mais vous ne pouvez vous rendre au marché à poissons. Achetez donc celui sous cellophane. Règle générale, les aliments les plus énergétiques et « superchargés » sont maigres, frais et biologiques. Consommez-en un maximum.

Étape # 5 : Accordez-vous viscéralement à l'énergie de la nourriture

Vérifier vos réactions énergétiques à la nourriture permet de concocter un régime alimentaire nutritif et « vivant » qui plaira à votre corps – un mode de communication alternatif de la nourriture. À la maison, expérimentez graduellement avec tous les produits que vous consommez, dont les aliments biologiques par rapport à ceux qui ont été vaporisés de pesticides ou contenant des agents de préservation. Tenez un journal diététique pour noter ceux qui vous comblent et ceux qui déclenchent des pulsions dépendantes. Voilà qui élucidera vos affinités énergétiques avec certains aliments.

Entamez le processus.

Choisissez deux aliments que vous comparerez sur plusieurs jours consécutifs. Par exemple, comparez le poisson par rapport au poulet. Consommez-les lentement et en maintenant une vigilance consciente. Interrogez-vous : « Quelle sensation chacun produit-il dans mon corps ? Suis-je dynamisé (pas nerveux) et heureux ? Est-ce que je me sens malade, énervé ou complètement à plat ? » Dans votre journal, évaluez la réponse sur une échelle de 1 à 10 : 10 étant l'énergie la plus élevée, 1, la plus basse.

Parallèlement, notez si l'aliment en question déclenche une pulsion dépendante ou des fluctuations de l'humeur : 10 étant le plus intense, 1 le moins intense (voyez « Distinguez une pulsion dépendante d'un besoin réel ».)

Évaluez également avec une notation de 1-10 : « Le goût me plaît-il ? L'odeur ? La texture ? » L'un après l'autre, cotez chaque aliment que vous consommez.

Voici à quoi une entrée dans votre journal diététique peut ressembler :

ENTRÉE DU JOURNAL	POULET	POISSON
Réaction énergétique	*7*	*9*
Dépendance	*2*	*2*
Sautes d'humeur	*1*	*1*
Goût agréable	*10*	*5*
Odeur agréable	*9*	*5*
Texture agréable	*8*	*6*

Appliquez vos résultats.

Si un aliment, comme le poulet, vous procure une énergie élevée, ne cause pas de dépendance et vous est agréable esthétiquement, vous avez gagné le gros lot. Voilà la définition d'une véritable « adepte du poulet » selon la méthode pour l'énergie sacrée. Cependant, si les critères ne correspondent pas tous, comme dans le cas du poisson ci-dessus, voici l'interprétation à leur donner. Incontestablement dans notre plan alimentaire, votre réaction énergétique prévaut : vous obtiendrez un maximum de bienfaits si vous vous en tenez aux aliments notés 5 ou plus sur la réaction énergétique. Pendant une semaine ou plus, ne consommez que ces aliments et vous constaterez une nette amélioration de votre santé. Quelques-uns de mes patients s'amusent à s'alimenter ainsi régulièrement.

Malheureusement, nous sommes conditionnés à accorder plus de valeur au goût qu'à l'énergie, une habitude que nous pouvons corriger en douceur. Vous pouvez par exemple préférer le goût du poulet à celui du poisson ; par contre le poisson à la vapeur vous laisse une sensation légère et vivifiante. Comment évaluer vos prédispositions pour le goût par rapport à l'essor énergétique ? Encore une fois, l'équilibre l'emporte. Mangez du poulet à l'occasion, en n'oubliant pas que le poisson vous procure l'essentiel de vos besoins énergétiques. Quand il s'agit d'aliments que vous savez être « bons » pour vous, mais dont le goût vous rebute, voyez si l'énergie qu'ils apportent ne peut pas compenser cette aversion. Si oui, incorporez-les prestement à votre alimentation ; faites-les sauter ou servez-les dans une soupe, associés à d'autres ingrédients et assaisonnements pour masquer leur saveur. Cependant, si un aliment en particulier vous répugne totalement, ne vous contraignez pas à en consommer.

Scrutez de près la réaction de votre corps au sucre, aux hydrates de carbone et aux aliments réconfortants.

Pour lutter contre l'alimentation cuirasse ou contre toute pulsion dépendante, vous devez cerner à la perfection quels aliments vous causent une dépendance. Prenez-vous-en aux plus dangereux : crème glacée, pâtes, croustilles ou pain. Sélectionnez les marques les plus irrésistibles. Faites le test avec une petite quantité : une cuillerée de crème glacée à la pacane, une poignée de croustilles ou une tranche de pain au levain bien chaud. Au fil de la digestion, remarquez si votre énergie augmente, décroît ou demeure égale. Répondez à ces questions plus spécifiques pour définir vos pulsions dépendantes : Avez-vous besoin d'en consommer davantage ? Ressentez-vous le désir de vous empiffrer ? Votre humeur ou votre personnalité s'altèrent-elles ? Vous sentez-vous nerveux ou fatigué ? Prenez-vous plaisir à ce que vous avez mangé, et en retirez un sentiment de plénitude et de satiété ? Observez aussi votre réaction à la caféine et à l'alcool. Quelques personnes boivent avec modération ; d'autres sont incapables de tempérance. (Un verre de vin accompagnant un repas favorisera la digestion et une bonne santé, mais davantage vous déshydratera.)

Si certains aliments ont obtenu une note de 5 ou plus sur l'échelle de la dépendance ou des fluctuations d'humeur, les consommer sabotera votre énergie et votre équilibre psychologique. Avant tout : ne conservez pas de tentations alimentaires à la maison. Les aliments situés plus bas en notation présentent moins de risque, mais ils représentent un péril chronique pour l'énergie, car vous ne les absorbez pas avec réceptivité. Par ailleurs, ils peuvent activer votre cycle dépendant et déclencher des pulsions d'une note supérieure à 5. Restreignez votre consommation d'aliments réconfortants ou sevrez-vous-en, mais évitez d'être brutal ; cela permettra de rompre le cycle de la dépendance. Surtout : élaborez une alimentation qui tend globalement à procurer une énergie élevée. Lorsque les besoins énergétiques de votre corps sont systématiquement comblés, les pulsions dépendantes perdent leur pouvoir et s'estompent.

Respectez votre lecture énergétique des aliments – ne vous contraignez jamais à manger quoi que ce soit.

Notre méthode diffère des autres parce qu'elle accorde foi aux intuitions du corps quant à l'alimentation, outrepassant tous les dogmes. Par exemple, je respecte l'avis de l'une de mes patientes, une danseuse délicate, qui m'affirme que sa consommation régulière de viande lui apporte une excellente vitalité, même si l'American Medical Association suggère de la restreindre. (Elle surveille tout de même son cholestérol.) Par ailleurs, si vous me déclariez : « Le gombo donne la nausée à chaque cellule de mon corps », je me ficherais que le monde entier le préconise : ce légume n'est pas pour vous. Même les aliments naturels peuvent ne pas vous convenir s'ils n'attisent pas votre énergie.

Manger avec réceptivité est censé vous sustenter, voire vous remplir de bonheur. Un plat moyen vous rassasiera, vous n'aurez pas envie de vous empiffrer. Périodiquement, réévaluez votre régime et mettez-le à jour.

Étape # 6 : Buvez de l'eau consciemment

Je suis une vraie mordue de l'eau. C'est un purificateur énergétique, elle substitue de l'énergie subtile aux toxines. Dégustée, en bain, contemplée ou rêvée, l'eau sera source d'heureux bienfaits pour votre santé. Je garde de l'eau embouteillée avec moi en tout temps, afin de rester hydratée. L'eau préserve l'humidité de la peau, facilite le transit intestinal et garde l'esprit clair ; elle lave également le stress ou autres vibrations négatives. L'eau est une panacée inestimable, elle vous aidera à guérir plus rapidement et nourrit un état de bien-être.

Vos besoins en eau sont plus élevés que vous ne le croyez. Une amie, qui se targue d'être un véritable chameau, garde la forme en dépit de huit heures passées sans une seule gorgée. Elle interprète erronément cela comme besoin intuitif de son corps. Plusieurs personnes ne ressentent la soif que lorsque la déshydratation est déjà là. À vrai dire, nous avons besoin de six verres d'eau ou plus par jour : il faut préférer l'eau embouteillée ou filtrée (exempte de chlore et d'autres polluants). Évaluez intuitivement la quantité qui vous procure un maximum d'énergie. La plupart d'entre nous ne connaissent pas les propriétés régénératrices de l'eau ; en conséquence, nous ne buvons pas suffisamment. L'eau est sacrée, c'est une substance riche en force vitale. Elle déborde d'énergie subtile ; elle nous comble. Comme pour la nourriture, mesurez intuitivement ses effets sur votre organisme. Élément organique composant deux tiers de notre corps, l'eau est douée de résonance primordiale. Pour reprendre les paroles du poète Rumi : « Nous connaissons le goût de l'eau pure. »

Étape # 7 : Alimentez-vous selon votre type énergétique corporel

Mon travail en tant qu'intuitive m'a permis de mesurer les aspects énergétiques de l'alimentation. Lorsque je me branche sur le champ énergétique d'un patient, j'obtiens une lecture qui m'indique quels aliments sont idéals pour lui. En vingt ans, j'ai observé trois constitutions énergétiques prédominantes et j'ai recensé les aliments qui les équilibrent.

Connaître votre type énergétique vous permet de vaincre les pulsions dépendantes et de manger avec réceptivité. Par ailleurs, cette pratique ouvre des centres d'énergie dormants et éveille les qualités qui leur sont associées, tels l'intuition ou l'ancrage.

Constitution énergétique 1 : le planeur

J'en suis le cas classique. Voyez s'il correspond à vous. Douée d'une ossature fine, je ressemble davantage à l'air qu'à la terre. Cette constitution exige un ancrage. Intuitive empathique, j'ai un système excessivement sensible qui capte tout, *mais je ne m'adapte pas en me gavant.* Rêveuse insatiable, je suis éthérée et je maintiens naturellement mon énergie subtile dans les centres supérieurs, le centre intuitif et spirituel (au-dessus des épaules), où je gravite naturellement lorsque je suis soumise au stress. Ma difficulté première a été de me recentrer vers le bas de mon corps, afin de resserrer mes liens à la terre.

Aliments qui équilibrent votre constitution énergétique. Pour un ancrage énergétique, je suggère d'absorber quotidiennement des protéines animales – viande, poulet ou poisson. (Le tofu, même s'il contient des protéines, est trop léger sur le plan énergétique pour réussir à vous ancrer. Associez-le à d'autres sources protéiniques.) J'ai déjà suivi pendant huit mois un régime strictement végétarien (des aliments plus aériens) et j'ai bien failli ne jamais redescendre ! Je me sens mieux lorsque je suis mince, je préfère donc une diète à faible teneur en gras agrémentée d'une diversité de légumes, de grains entiers et de fruits. Mon corps s'épanouit lorsque je lui offre une nourriture fraîche et parfumée. Il abhorre la graisse et les gueules de bois causées par le chocolat. La sensibilité au sucre caractérise cette constitution. Un excès de sucre me surexcite, pour me vider par la suite. Tout comme moi, si vous appartenez à ce type, restreignez votre consommation de sucre et mangez régulièrement des protéines (une nourriture plus dense). Voilà qui consolidera votre lien au monde physique, ce qui fera en sorte que vous ne partirez pas à la dérive. Les gens constateront que vous êtes plus présent et disponible.

Constitution énergétique 2 : Le mangeur centré sur la terre

J'ai un patient, Kevin, un entrepreneur pragmatique de trente-cinq ans, qui mesure plus d'un mètre quatre-vingt et qui présente une solide constitution (pas obèse), à tendance terrestre. Corporellement, il donne l'impression d'être collé au sol ; il n'a nullement l'air de vouloir s'envoler. Si Kevin est lucide sur le plan affectif, il n'est en revanche pas un intuitif empathique. L'énergie négative ne l'atteint jamais, sans qu'il ait à fournir d'effort pour la repousser. Kevin maintient naturellement son énergie dans le tronc et vers le bas du corps, les centres énergétiques plus terrestres. Le défi pour lui, c'est de s'ouvrir aux domaines plus intuitifs, éthérés.

Les aliments qui équilibrent votre constitution énergétique. Comme plusieurs personnes appartenant à ce type, Kevin a opté pour le végétarisme. Ce régime convient à ses prédispositions énergétiques. La viande ou l'excès de protéines le rendent léthargique et font grimper son poids. Même s'il consomme peu de sucre, cet aliment ne le déséquilibre pas. Si vous appartenez à ce type, je vous recommande de faire l'essai d'un régime végétarien pendant une semaine, en surveillant ce que vous ressentez. Si vous préférez, adoptez une diète équilibrée composée de légumes, de fruits et de grains complets, comportant peu de viande ou de poisson. Du fait que votre énergie subtile se situe dans le bas du corps, des aliments sains et plus légers l'élèveront et l'équilibreront. Qu'ils prédominent dans votre alimentation. Même si vous êtes moins susceptible aux sautes d'humeur qu'induit le sucre ou les hydrates de carbone, les pulsions dépendantes témoignent encore ici d'habitudes boulimiques et entraîneront un gain de poids ; il faudra restreindre leur apport dans votre cas. Grâce à cette modification de votre alimentation, vous perdrez des kilos, votre intuition s'affinera et vos rêves seront plus éloquents.

Constitution énergétique 3 : Le mangeur cuirassé

L'obésité caractérise ce type. Nous l'avons mentionné, vous vous adaptez à la surcharge en fréquentant votre réfrigérateur. Si vous perdez quelquefois des kilos, vous les reprenez invariablement. À l'instar de tous les intuitifs empathiques, vous êtes hypersensible aux vibrations toxiques, dont la colère, la dépression et la souffrance d'autrui. Si vous êtes mince, vous êtes particulièrement susceptible à l'absorption de cette énergie négative. Ainsi, afin de vous doter d'une cuirasse protectrice (l'embonpoint), vous recourrez au sucre, aux hydrates de carbone ou aux aliments réconfortants à haute teneur en gras ; c'est un expédient – une solution à court terme malsaine qui devient une dépendance.

Les aliments qui équilibreront votre constitution. Modifier votre alimentation complétera les autres mesures de la méthode pour épanouir l'énergie sacrée contre les troubles énergétiques de l'alimentation. Voici les meilleures stratégies défensives pour cette constitution : 1. Buvez au moins six verres d'eau par jour afin d'évacuer les vibrations négatives. Lorsqu'elles vous assaillent, augmentez votre consommation d'eau comme première mesure, au lieu de vous lancer sur des aliments réconfortants. 2. Mangez de très petites portions de protéines maigres comme repas et prenez trois à cinq petits goûters par jour – par exemple, mangez cinquante grammes environ de poulet, de bœuf ou de poisson. Les protéines forment une barrière défensive subtile contre l'énergie négative, dont le stress. Il faudra peut-être quelques semaines pour en constater les bienfaits, mais graduellement, vous verrez diminuer les pulsions dépendantes pour un expédient. 3. Absorbez des légumes en quantités illimitées et quelques céréales complètes, tout en prenant garde à la dépendance aux hydrates de carbone. 4. Limitez ou évitez carrément le sucre, les aliments réconfortants, toute friture ou aliment gras – une pulsion que les mini-repas protéinés calmeront. Grâce à ces nouvelles habitudes alimentaires, vous vous sentirez plus fort sur le plan énergétique et plus en sûreté dans le monde.

Lorsque vous mettez en œuvre et affinez les sept étapes pour s'alimenter avec réceptivité, il est indispensable de prendre aussi en compte l'énergétique de la préparation des repas et la façon de les apprêter. La nourriture absorbe les vibrations. Impossible de trancher des carottes ou de la dinde sans qu'ils ne subissent votre influence. Sur le plan énergétique, la nourriture est poreuse et se sature des champs positifs ou négatifs que dégagent les gens aux alentours. La manière dont elle est servie et préparée en altère le contenu énergétique.

Pourquoi les repas mijotés tendrement à la maison ont-ils un goût si exquis ? Pourquoi les prêts-à-manger, apprêtés en hâte, donnent-ils l'impression d'être en carton ? Même si certains aliments sont intrinsèquement plus sains et débordent d'énergie subtile, lorsqu'ils sont cuisinés avec amour, ils sont plus délicieux et énergisants.

Les chefs créatifs en témoignent. Le chef cuisinier chez Brava, un restaurant italien à Santa Monica, m'a confié : « Chaque matin, nos serveurs et nos cuisiniers se placent en cercle autour de la nourriture et l'imprègnent d'une énergie pleine d'amour. » Les clients de Brava connaissent ce rituel, voilà pourquoi ils reviennent toujours. Les repas sont particulièrement vivants, ils portent l'amour de l'équipe en cuisine. Pour Weaver D., un évangéliste reconverti en chef cuisinier à Athens, en Georgie, mijoter des petits plats avec amour lui vient spontanément. Le restaurant que gère sa famille est baptisé Automatic for the People (REM, un groupe de rock célèbre a intitulé un CD inspiré par ce resto.) Un ami m'y a invitée. J'ai repoussé l'offre, car je craignais d'avoir affaire à un resto douteux. Quelle ne fut pas ma surprise ! Mon poulet barbecue, mes pommes de terre en purée et ma salade étaient envoûtés d'une magie. L'exubérance de Weaver D. emplissait la nourriture et la salle de style cafétéria. Même si les mets présentaient un taux de cholestérol astronomique et que je n'en mangerais pas tous les jours, j'ai quitté l'endroit euphorique.

Ne vous méprenez pas cependant. Même si l'amour peut améliorer le contenu énergétique de n'importe quel aliment, un régime trop gras nuit à la santé. À la base de ma lecture intuitive des aliments et de l'alimentation élémentaire, je préconise quelques règles culinaires qui tiennent compte de l'énergie. La nourriture doit être naturelle, maigre (un poulet sans peau, par exemple) et non saturée de sel. Cuire à la vapeur (légèrement), rôtir, sauter au wok, absorber les légumes et les fruits crus sont des méthodes qui préservent le contenu nutritif et l'énergie subtile. En revanche, la friture supprime la force vitale. Même un aliment riche en énergie subtile comme les asperges fraîches peut être détruit lorsqu'il dégouline de gras. Que vous cuisiniez à la maison ou que vous mangiez au restaurant, vos repas vous apporteront plus d'énergie si leur force vitale est préservée.

Servir de la nourriture en tenant compte de l'énergie est un art. Un échange d'énergie positive entre le serveur, le chef cuisinier et vous-même peut être source de guérison. (Songez au garçon grognon qui vous balance un sandwich mal-aimé. De telles vibrations au déjeuner me font frémir !) Des années durant, j'ai rêvé de prendre des vacances pour devenir serveuse dans un petit café au bord de l'océan ; mettre temporairement de côté mon doctorat en médecine et me contenter d'ÊTRE. Ce n'est certainement pas un travail facile, mais ce serait l'occasion de diffuser de l'énergie sacrée.

Comme vous le constatez, l'alimentation est à mon sens un sacrement, elle n'est jamais négligeable. Voilà une perspective qui éclaire d'une manière nouvelle la façon de vous alimenter. Votre corps matériel n'est pas immortel. Toutefois, pour vivre longtemps en jouissant d'un maximum d'énergie, établissez une collaboration intuitive avec le combustible que vous lui offrez. Une telle collaboration, avec l'alimentation et tous les autres domaines, accroît votre force vitale qui cherche naturellement à être dynamique. Attendez-vous à de bons résultats. Les améliorations qui découlent d'une alimentation qui tient compte de l'énergie viendront témoigner de votre réussite.

ÉLABOREZ UN PLAN DE MISE EN FORME : QUATRE STRATÉGIES QUI DÉCUPLERONT L'ÉNERGIE POSITIVE

À l'âge de soixante ans, ma mère s'est mise à marcher cinq kilomètres par jour. Aujourd'hui, elle a quatre-vingt-dix ans et nous n'avons pas la moindre idée d'où elle se trouve.

NASRUDDIN, SAGE MUSULMAN PLAISANTIN DU XIIIe SIÈCLE

L'objectif visé par l'exercice, c'est de se sentir bien, d'être en santé et d'en avoir l'air. Lorsque l'exercice coule de lui-même, comme le suggérait Nasruddin, un plaisantin mystique du Moyen-Orient, l'Esprit se libère. Pour qu'un plan de mise en forme soit gratifiant, il est indispensable d'écouter les indices énergétiques subtils qu'émet votre corps. Dans le cas contraire, l'exercice devient une forme de torture, une insistance masochiste qui fait fi de la douleur (très laid à voir lorsque je le constate intuitivement chez des gens au club de gym) ; ou alors, ce sera une corvée que vous esquiverez. Cette prescription vous offre quelques options mieux accordées et efficaces.

Il ne fait pas de doute que l'exercice donne de meilleurs résultats lorsqu'il est harmonisé à notre corps, c'est une loi de la psychiatrie énergétique. Dans le cas contraire, je ne vois pas comment nous pourrions recueillir les bienfaits tant vantés de l'exercice – une réduction des maladies cardiaques, du stress, de la dépression, de l'insomnie et de la détérioration osseuse. Si votre séance d'entraînement prend l'allure d'un marathon détestable pour perdre des kilos, vous générez de l'énergie négative et foncez droit vers le surmenage. Il est excellent de faire de l'exercice et de perdre du poids, mais à un rythme qu'apprécie votre organisme. Mes patients le découvrent d'eux-mêmes : certains exercices produisent de l'énergie positive, d'autres au contraire produisent de l'énergie négative. Par ailleurs, adhérer à un programme exige plus que de suivre des instructions ou d'utiliser le bon équipement ; il faut trouver les vibrations justes dans votre lieu d'exercice.

Les quatre stratégies ci-dessous vous aideront à découvrir quel type de mise en forme vous convient.

Stratégie # 1 : Trouvez un environnement compatible à l'énergie

Le choix d'un lieu où vous entraîner est décisif pour la survie de votre plan de mise en forme. Il faut que vous vous y sentiez à l'aise, autrement vous n'irez pas. A priori, interrogez-vous : Préférez-vous vous entraîner à la maison ? À l'extérieur ? Dans un studio de yoga ? Les centres sportifs traditionnels sont pratiques, ils vous dynamisent peut-être, ce sont de formidables stimulants. Pour ma part, j'ai un mal terrible à même y mettre les pieds. La musique tonitruante explose tout le long de ma colonne vertébrale. Des filles, du genre mannequin, survoltées à l'adrénaline rivalisent, entassées les unes sur les autres. Quels champs d'énergie chaotiques ! Un véritable cauchemar pour moi, intuitive absorbant les vibrations. Ces clubs de gym sont dépourvus de cette sensibilité intuitive qui correspondrait aux besoins de mon corps. Même si chacun de nous réagit différemment, ces endroits rebutent plusieurs personnes comme les intuitifs empathiques.

Il existe d'autres options. Je suis au nirvana, par exemple, en joggant le long de l'océan, où j'éprouve une liberté d'enfant. Lors d'excursions en famille sur la côte californienne, mes parents s'arrêtaient près d'un champ de fleurs sauvages pour me laisser gambader à ma guise. Ils disaient que cette glorieuse libération d'énergie refoulée « lâchait la vapeur » ; voilà ce que m'apporte le jogging. Pour varier, je m'entraîne également dans un petit centre de réhabilitation pour les gens qui récupèrent de blessures orthopédiques. Je m'y suis d'abord rendu pour un problème à la nuque.

J'apprécie le fait que tout le monde y vient pour retrouver ses forces. Pas de drague. Je prends plaisir à ne pas avoir à bavarder quand je fais de l'exercice. Parfois, à la fermeture, je reste seule avec un gentil schizophrène qui discute avec lui-même – parfois brillamment – de tout et de rien, de OJ [O.J. Simpson], de Shaq, de Georges W. Bush. C'est un compagnon étrange, et toutefois parfait.

Vous aussi devez découvrir le coin idéal, en vous ou dans la nature. Les jours de travail, un patient comptable fait une balade de quelques kilomètres près de chez lui ; les fin de semaine par contre, il entreprend des excursions sur les sentiers Chumash, bordés de sauge, du canyon de Malibu, une panacée pour les civilisés à l'excès. Quelques patientes se précipitent dans les centres sportifs pour femmes : elles apprécient le *yin*, ou énergie féminine, plus flexible, doux, chaleureux. L'énergie à fort taux de testostérone, ou yang agressif, est difficile à supporter pour certains. Mais pas pour tous ! Une bibliothécaire timide et débutante se retrouvait systématiquement en sandwich entre deux athlètes *yang* dans une rangée de tapis de jogging. C'était démoralisant, alors elle choisit d'aller plutôt dans un club pour femmes, baigné de vibrations plus douces.

Par ailleurs, ne faites jamais d'exercices en présence de gens qui siphonnent l'énergie. Pendant une séance d'entraînement, évitez les geignards ou les moulins à paroles. Leurs propos et leurs champs d'énergie envahiront votre espace et vous achèveront. Si quelqu'un à mon club apprend par hasard que je suis psychiatre et se met à me raconter l'histoire de sa vie, je n'hésite pas à lui dire : « Je me repose. Je préfère ne pas parler. » Imposez-vous également vos frontières, raisonnablement. S'il vous plaît de bavarder pendant l'entraînement, choisissez des gens et des interlocuteurs édifiants, des vibrations qui améliorent votre énergie.

Nous avons un besoin urgent de centres sportifs doués de vibrations vraiment favorables à la mise en forme. J'imagine des tons de pêche, des courbes, de l'espace entre les appareils, des sections « silencieuses », de la musique de BB King en fond sonore – un lieu décontracté et salutaire tout en demeurant motivant. Je vois ces succursales partout dans le pays, des sanctuaires où les gens sensibles à l'énergie peuvent s'entraîner en paix et adhérer à un régime d'exercice régulier.

Stratégie # 2 : Que l'exercice soit une méditation en mouvement

L'un de mes héros de la forme physique, Phil Jackson, l'entraîneur champion des Bulls de Chicago et aujourd'hui des Lakers de Los Angeles, a pour philosophie le « basket-ball vigilant », qu'il a conçu suivant des principes bouddhistes. Dans *Sacred Hoops*, il souligne les bienfaits sur le sport de l'attention vigilante, de la spiritualité, de la compassion et du jeu d'équipe désintéressé. Curieusement, Phil Jackson orne le vestiaire des joueurs de totems de prière et d'une plume de hibou pour symboliser l'équilibre et l'harmonie énergétiques. En dépit des explications patientes de mes amis masculins, en ce qui me concerne, de nombreux sports professionnels ne sont rien d'autre que de longs spectacles déprimants et machos. Félicitations à Jackson pour avoir formulé un système de valeurs plus éclairées dont nous avions un besoin pressant.

La présente méthode offre un modèle différent de la mise en forme. Contrairement aux autres modèles, il ne conçoit pas l'exercice comme la production pure d'énergie physique ; il se doit d'être spirituel également. Ce modèle n'est pas fixé sur les résultats apparents, bien qu'ils surviennent. L'objectif premier n'est pas non plus de rivaliser ou de perdre du poids ; ne vous inquiétez pas cependant, les kilos fondront. Mon approche vise plutôt à solidifier votre force vitale depuis l'intérieur.

Voici l'idée nouvelle : que vous rouliez en patins alignés ou que vous pratiquiez le salut au soleil, commencez par concevoir tout exercice comme une méditation en mouvement, un instant béni permettant de vous connecter à votre corps, à votre souffle et à votre force vitale. Cette concentration sur le moment présent fait taire les pensées bruyantes et dissipe la négativité. Il vous synchronise également à une énergie transcendante qui, si vous vous y abandonnez, vous transportera vers l'état que les athlètes nomment « la zone » – un lieu non cérébral parfaitement harmonisé.

Toute méditation appelle la bienveillance. L'exercice implique le développement harmonieux de l'énergie, pas une précipitation hystérique vers la ligne d'arrivée. Certains de mes patients les plus aimables, lors de leur séance d'entraînement, s'imposaient psychologiquement le fouet du marquis de Sade. Ils veulent se mettre en forme, mais finissent par empoisonner leur champ d'énergie avec leurs harangues intérieures du genre « Je suis énorme » ou « Je ne suis pas assez rapide ». Suivez le conseil que je leur donne : que votre intention demeure compatissante. Ne consentez pas à ce que l'exercice prenne l'allure d'un châtiment en raison de votre poids ou de n'importe quoi d'autre. Si des pensées négatives apparaissent, bannissez-les aussitôt. Établissez une routine autorisant des journées libres, et improvisez. Si vous avez attrapé un virus, reposez-vous. Si vous souffrez d'une maladie ou de douleurs chroniques, allez-y en douceur. Cependant, parfois, le fait d'insister un peu pour faire de l'exercice vous tirera de l'abattement. Comme direction, suivez les réactions énergétiques du corps.

Stratégie # 3 : Pressentez l'exercice qui vous convient

Découvrir les exercices auxquels vous vous accordez intuitivement change tout. Quelques techniques, comme le yoga, traditionnellement indien, et le qigong, issu de Chine, sont spécifiquement conçus pour cultiver l'énergie subtile ; ce sont des systèmes duels alliant la forme du corps à celle de l'âme. Ils ont donné naissance à ces deux civilisations respectives. Néanmoins, même de banals redressements sont susceptibles de vous procurer une euphorie spirituelle si un courant plus vaste vous emporte. Avec le regard de l'énergie, une séance d'aérobie ou de simples étirements prennent une allure séduisante.

Comment découvrir l'exercice qui vous convient ? Permettez-moi de relater le voyage initiatique menant à l'extraordinaire transformation de Carl. Lutteur universitaire ayant revêtu l'habit d'un moine zen pour, par la suite, devenir massothérapeute, ce bouddha chauve au grand cœur se dédie aujourd'hui au yoga et à l'aïkido. Carl avait grandi au milieu d'une famille brutale et alcoolique, et il avait évacué son agressivité grâce à la lutte. « Quelquefois, je devenais méchant », concédait-il. « Je pressais le crâne de mon adversaire et lui faisait une prise de tête pas seulement pour soumettre, mais pour le blesser. » Après la lutte à l'université, il avait passé quelque temps à la dérive, sans domicile fixe dans la ville de New York, en état d'ébriété et en « mode de survie. » Subséquemment, il avait habité au Village [à New York] avec sa copine, propriétaire de boas ; c'est alors qu'il s'était mis à bouquiner sur la spiritualité. Invraisemblablement, cela l'avait conduit à devenir moine. Même s'il devait quitter un jour l'univers insulaire du centre zen, la quête spirituelle demeure sa passion.

Inspiré par sa formation bouddhiste, Carl souhaitait trouver un exercice qui parachèverait sa pratique du zen et qui nourrirait autre chose que la force primitive de la lutte. Porté par la destinée, peu après avoir quitté la communauté monastique à New York, il a déambulé sur Broadway et a posé le pied sur une brochure qui faisait une publicité pour « Zen et Aikido ». Son intuition lança : « Oui ! » Elle vociféra même : « Oui ! » Le lendemain, Carl se mit à l'étude de l'aïkido, un art martial qui renforce le corps en activant l'énergie subtile ; ses mouvements ressemblent à un ballet. « Je savais que j'étais sur la bonne voie : j'étais enthousiaste, mon corps était heureux, j'avais toujours hâte de m'y rendre et en dirigeant mon souffle, je ressentis peu à peu un incroyable flux d'énergie en moi. J'ai laissé ce flux prendre les rennes. Au départ, en aïkido, je tentais de maîtriser mon adversaire comme je le faisais pour la lutte. Mais j'avais l'impression d'être un barbare ! Il fallait que j'apprenne que l'aïkido consiste plutôt à se fondre à l'énergie. La lutte repose sur la volonté et la musculature ; en comparaison, elle ne m'apportait aucune satisfaction. » Aujourd'hui, l'aïkido offre à Carl un entraînement vigoureux, « un exutoire sain pour dissiper tout résidu d'agressivité, pour qu'ainsi je ne passe pas à l'acte. » En alternance avec des exercices de yoga plus doux, Carl a trouvé la formule pour un ingénieux plan de mise en forme, taillé pour son tempérament.

À votre tour de trouver un régime d'exercices correspondant à vos besoins. L'exercice qui vous convient devra développer l'énergie positive, voire la joie, et expulser les toxines physiques et émotionnelles. Quelques uns de mes patients intuitifs empathiques ayant tendance à absorber la colère et la contrariété optent pour des routines plus musclées pour purger leur stress. Les mouvements plus lents auront peut-être plus d'effet sur vous. Quelle que soit la forme d'exercice que vous préférerez, il faut qu'elle s'harmonise à votre corps, à l'Esprit et, sans nul doute, à votre horaire.

Commencez par interroger votre intuition :

- « Est-ce que j'éprouve au moins un peu de curiosité à l'égard de ce sport ou me laisse-t-il indifférent ? »
- « Cet exercice convient-il à ma routine quotidienne ? Pourrai-je l'y intégrer ? »

- « Rend-il mon corps heureux ou est-ce que je m'y livre parce qu'il est en vogue ? »
- « Améliore-t-il mon niveau d'énergie, n'a-t-il aucun effet ou me laisse-t-il exténué ? »
- « Cet exercice m'élève-t-il vers la transcendance ou est-ce simplement une besogne physique ? »

Si vous obtenez un « oui » viscéral à chaque question, vous êtes sur la bonne voie. Si non, songez à changer. Expérimentez. Faites l'essai des exercices ci-dessous ou d'autres activités qui vous attirent. Suivez votre rythme. Quelques minutes par jour sont déjà des débuts héroïques ! La mesure du succès, c'est une augmentation de votre énergie et de votre vivacité intellectuelle, ainsi qu'une connexion plus étroite avec votre corps et l'Esprit. Quand je perçois intuitivement quelqu'un se livrer à un sport qui lui convient sur le plan énergétique, c'est une époustouflante danse lumineuse, semblable aux envols chorégraphiques d'un Baryshnikov ou des trous d'un coup impeccables de Tiger Woods. Voici plusieurs formes d'activités physiques qui décupleront votre énergie dont vous pouvez faire l'essai.

Les étirements.

Débuts tempérés pour l'exercice, notamment si vous n'en avez pas pratiqué depuis un moment, les étirements vous centreront dans votre corps, libéreront le stress logé dans les articulations et feront circuler l'énergie. Je raffole des étirements. Ils lubrifient, pour ainsi dire, notre être physique. Souvent, après une grippe, une série d'étirements me ramène au pays des vivants. Ils constituent un passage idéal entre l'oisiveté et l'entraînement sportif. Outre le fait de prévenir les blessures, ils déchargent l'énergie négative ; vous avez l'impression d'être plus ouvert.

L'aérobique

Le rythme de l'aérobique calme le mental et renouvelle votre flux énergétique. Se mouvoir et respirer à fond est agréable, primal ; nous oublions souvent que nous sommes des animaux. Le mouvement intensifie notre perception du corps, libère l'énergie confinée et nous ouvre au divin. Dansez jusqu'à atteindre la transcendance en vous. Courez, semblable à un félin sauvage jusqu'aux cieux. Visez ce panier avec l'œil d'un lynx. Si vous gravissez une montagne ou passez le long d'un orme centenaire, inclinez-vous intérieurement avec chaque mouvement ; imprégnez-vous de la puissance de la nature.

Le yoga

Terme sanskrit signifiant « union », le yoga a pris naissance en Inde il y a cinq mille ans. À l'origine, c'était une voie sacrée vers la réalisation spirituelle. Il stimule l'énergie vitale nommée *prana* grâce à la respiration et au mouvement. Le hatha yoga, le type de yoga le plus répandu en Amérique fait appel à des postures, à des étirements et à la respiration pour resserrer la connexion corps-esprit. D'autres traditions yogiques emploient la méditation et la psalmodie. Le yoga appartient désormais au courant dominant ; le *Time Magazine* en a fait sa une et *The Oprah Winfrey Show* lui a consacré une émission. Des médecins occidentaux le recommandent désormais pour les malades atteints de troubles cardiaques, de cancer, de dépression et pour réduire le stress. Le top-modèle Cheryl Tiegs m'a confié : « Le yoga a changé ma vie. Il apporte le calme à mon corps et à mon esprit. Je ne me pousse plus jusqu'à l'effondrement. Je suis une Allemande robuste. J'anticipe toujours. Désormais, quand j'ai une baisse d'énergie, je fais du yoga. Pour maintenir un haut niveau d'énergie, je m'efforce de m'y livrer trois fois par semaine. Si je suis constante, la tranquillité obtenue ainsi ne me quitte pas. »

Plusieurs de mes patients qui ont toujours évité l'exercice se sont entichés du yoga après l'avoir essayé. Une décoratrice débordée y a résisté pendant des années. Or, aujourd'hui, elle ne peut plus vivre sans lui. Au départ, elle soutenait : « Je n'ai que peu de temps à consacrer à l'exercice, il faut absolument qu'il fasse fondre mes kilos. J'ai l'impression que le yoga ne fera rien pour mes abdominaux ou pour ma santé cardiaque. » Il a fallu démystifier le yoga pour elle : même si une activité ne fait pas augmenter votre rythme cardiaque comme l'aérobique, cela ne signifie pas qu'il n'a pas d'effets. Comprendre ce principe et constater les résultats lui ont permis de surmonter son préjugé.

Le qigong

Ces exercices chinois séculaires visant à l'autoguérison ancrent votre énergie tout en vous fortifiant physiquement ; ils allient le mouvement, le massage, la respiration et la méditation. Le qigong cherche d'abord à cultiver une force vitale positive et évacue la négativité, facteur causatif de maladie. Mes patients vantent ses mérites : il réduit miraculeusement le stress et offre une panacée pour les symptômes chroniques embêtants qui confondent les médecins. Des études ont démontré que le qigong améliore la digestion, qu'il fait baisser l'hypertension et qu'il renforce le système immunitaire : entraînez-vous et guérissez simultanément !

Le tai-chi

Exercice aux mouvements gracieux, voilà la forme la plus répandue de qigong [le tai-chi est un art martial, contrairement au qigong, qui est un art taoïste pour la santé, ndt]. En plus d'être une excellente gymnastique, le tai-chi permet de trouver un état d'équilibre, un lieu de quiétude intérieure. Voilà qui vous centrera au milieu des tumultes et contrera l'énergie négative. Les études ont également démontré une amélioration notable de l'équilibre et de la coordination chez les gens âgés pratiquant le tai-chi. En vieillissant, voilà un bénéfice qui m'intéresse. Un jour viendra où mes articulations apprécieront une solution de rechange aux brutalités de l'aérobique. À tout âge, le tai-chi est un choix élégant pour la forme doué d'un apport énergétique.

Changez dès maintenant un régime quotidien d'exercice vu sous l'angle de l'énergie subtile

Concevoir n'importe quelle méthode sous l'angle de l'énergie subtile l'améliorera. Pour ce qui est des activités comme le yoga ou le tai-chi, cela va de soi. Mais pour l'exercice plus traditionnel, vous pouvez incorporer les tuyaux intuitifs qui suivent :

- N'oubliez pas de considérer la période consacrée à l'exercice comme un moment sacré.
- Pratiquez la respiration consciente (décrite au chapitre 1). Demeurer conscient de votre respiration durant n'importe quelle forme d'exercice vous gardera ancré dans le moment présent et intuitivement accordé à votre énergie subtile. Sur le tapis à jogging

ou sur le terrain de jeu, exercez-vous à inspirer la force vitale et à expirer le stress de votre organisme, une purification énergétique que votre corps appréciera.

- En vous concentrant sur le souffle, tentez de percevoir intuitivement les sensations qui signalent que l'énergie subtile circule dans votre corps : vagues de chaleur, frémissement exaltant, lueur de clarté ou fourmillement délicieux. Parfois, je ressens des éclairs de génie en soulevant des poids – un exercice capable de désencombrer des méridiens obstrués ; je garde donc toujours un carnet à portée de la main. Faites-le aussi pour éviter de perdre ces inspirations inattendues.
- De temps à autre, posez votre main sur le centre énergétique à quatre doigts sous le nombril. Ce centre est associé à la terre, à la sensualité de l'ancrage et à la couleur orangée. Toucher ou frotter délicatement cet endroit pendant une minute équilibrera vos énergies et augmentera le plaisir que vous prenez à votre séance d'exercice.

Stratégie # 4 : Surmontez vos réticences

Être rebuté par l'exercice, c'est tout naturel. Ces réticences proviennent du mental, pas de l'intuition. C'est la part de vous-même qui redoute le changement et la nouveauté, la voix qui vous décourage de faire quelque chose avant d'avoir même essayé. Règle générale, à moins d'être trop malade ou fatigué pour arriver à fonctionner, cette hésitation n'est pas un message intuitif vous intimant d'arrêter. Elle peut au contraire résulter de la peur, de l'anxiété, de la honte de votre corps ou, si vous êtes plutôt intellectuel, du refus d'être dans votre corps. Même si votre fatigue est bien réelle, cinq minutes d'un exercice vous harmonisant à votre énergie subtile peut vous remonter. Par ailleurs, si vous souffrez d'une maladie, comme le syndrome de fatigue chronique, ou d'une douleur persistante, allez-y en douceur – pas à pas. (Les petits pas valent mieux !) Il s'agit de faire graduellement circuler l'énergie. Nous sommes des créatures d'habitude, mais une fois la routine mise en place, un rythme fluide nous emporte. À mesure que s'accroît notre dynamisme, les montées d'endorphine induisent une euphorie croissante et notre énergie augmente : voilà de puissants motivateurs.

Le sentiment de nouveauté s'estompera forcément. Il est utile d'alterner les formes d'activités qui vous font plaisir. Quand mon enthousiasme décline, je me dis qu'il est magnifique d'avoir un corps actif, que l'exercice est un choix, pas une réflexion morbide, mais une raison de se réjouir. Pour les handicapés ou les malades alités, parvenir à ne faire qu'un pas est un rêve qui se réalise. Parfois, nous oublions que la mobilité est une bénédiction. Utilisez l'exercice pour vous délecter de votre corps et de la splendeur de ses mouvements.

VOTRE SANTÉ ÉNERGÉTIQUE : DÉCOUVRIR LE MIEUX-ÊTRE

Le bien-être est un état de santé de haut calibre – un joyau de l'existence terrestre – ; c'est bien davantage que de survivre à sa journée. Le bien-être résulte de l'interaction sophistiquée des sphères physique et affective, ainsi que des champs énergétiques. La bienveillance d'un médecin ou le toucher d'un guérisseur sont capables de stimuler votre système immunitaire. Cette partie de la troisième prescription a trait à l'énergétique du sommeil, de la santé et de la guérison. Un réglage précis de ces facteurs fera du bien-être un mieux-être.

Le sommeil, source de sustentation

Une psychothérapeute douée et consciencieuse tomba un jour endormie pendant une séance avec un patient. Exténuée, bercée par les propos monotones de ce patient en particulier, le sommeil la prit par surprise. « Mes paupières étaient lourdes », raconte-t-elle. « Pendant quelques secondes, je me suis assoupie. » Sa tête se mit à bringuebaler dangereusement. Par un hasard inouï, la patte de sa chaise se cassa brusquement. Sidérant ! « Avant même de m'en apercevoir, je me suis retrouvée affalée au sol ! » (Ç'aurait pu être pire. Le poète Bill Matthews relate l'épisode où un ami psychanalyste mourut au beau milieu d'une séance, « non directif jusqu'à la fin ».) Heureusement, le patient en question était narcissique. Elle fit une chute et lui ne broncha même pas. Elle tenta d'aborder l'incident, mais il poursuivit sans interrompre le fil de son discours, centré sur lui-même. La séance continua donc.

Mon amie psychothérapeute avait un besoin impérieux de sommeil, une force salutaire qui recharge notre énergie physiologique et subtile. Le bavardage mental enfin silencieux, au cours du sommeil nous puisons à notre force vitale et au domaine mystérieux au-delà de l'état de veille. Le sommeil profond purifie les résidus toxiques du jour. La colère ou la douleur se tempèrent, et parfois s'évanouissent au matin.

En tant que psychiatre de l'énergie, je suis fanatique du sommeil. Nous passons au moins un tiers de notre vie à dormir, autant en profiter. J'aide mes patients, notamment les super performants, à déterminer le nombre d'heures idéal de sommeil pour eux, et à s'y conformer. Se priver chroniquement de sommeil pour travailler est une aberration sanctionnée par la société que je n'approuverai jamais ; le manque de sommeil peut littéralement entraîner la psychose ! (Les bourreaux de travail trop fatigués font peur ; ils traînent leur carcasse dans mon bureau, semblables à des morts-vivants, complètement dissociés de leur corps sur le plan énergétique.)

Certains ont besoin de plus de sommeil que d'autres. Pour définir le nombre d'heures qu'il vous faut pour jouir d'une énergie maximale, faites l'expérience : pendant quelques jours ou plus (les fins de semaine s'y prêtent mieux), tirez les rideaux, fermez la porte, décrochez le téléphone, fermez le réveil et accordez-vous le plaisir de dormir jusqu'à ce que vous vous réveillez naturellement. (Pour les nouveaux parents à qui ce luxe fait défaut, souvenez-vous de vos besoins antérieurs au bébé pour mesurer approximativement votre besoin normal de sommeil.) Depuis l'enfance, j'ai besoin d'au moins huit heures de sommeil. Si je dors moins, je deviens irritable, déphasée, à moitié présente et mon intuition s'embrouille. Atteindre régulièrement votre idéal nocturne est une bataille qui vaut quelques efforts. Néanmoins, si un horaire surchargé empiète sur les heures qu'il vous faut, vous pouvez toujours faire la sieste pour compenser ou dormir plus les jours où c'est possible. Pour les nouveaux parents, faire la sieste lorsque bébé dort représente une planche de salut – ce n'est pas le moment de rattraper le travail qui traîne... De même, vous pouvez vous assoupir aussitôt que l'occasion se présente, pas uniquement lorsque toutes vos tâches sont accomplies. Avec le temps, jouer avec le nombre total d'heures de sommeil équilibrera votre quotient d'énergie – une stratégie qui préviendra des années de fatigue débilitante pour les parents et tous les gens occupés. (Pour en savoir davantage sur la manière de profiter d'une bonne nuit de sommeil, je recommande *The Well-Rested Woman,* de Janet Kinosian et *A Woman's Guide to Sleep,* du Dr Joyce Walsleben.)

Voici d'autres mesures énergétiques de mon cru pour améliorer le sommeil et soulager l'insomnie :

- **Assurez-vous de dormir dans un coin douillet.** Dormir est sensuel. Enfilez un négligé en soie, un pyjama confortable ou demeurez en tenue d'Adam. Assurez-vous également que le poids des couvertures et que la température de la pièce vous conviennent. Lorsque vous êtes blotti sous des couvertures et des draps duveteux, votre lit forme une matrice d'énergie, une protection chaude, sécurisante, substantielle.
- **Maximisez la circulation d'énergie dans la chambre à coucher.** Le *feng-shui* est l'art chinois séculaire qui harmonise l'énergie par la disposition appropriée des objets ; cet art améliorera les vibrations de la pièce où vous dormez. Voici quelques indications. Pour accroître l'harmonie et l'équilibre énergétique, disposez un bouquet de fleurs près de votre lit ; positionnez votre lit pour que la tête soit orientée vers le nord, de sorte que votre corps se touve à être en parallèle à l'axe magnétique de la Terre, une position calmante, favorable au sommeil. Les lits défaits, le désordre et l'équipement électronique ruinent l'énergie ; téléviseurs ou ordinateurs devraient être recouverts la nuit.
- **Calmez votre esprit.** Un cerveau qui refuse de se taire, voilà l'obstacle majeur à une bonne nuit de sommeil. Avant de dormir, évitez toute source de stress. Quelques minutes de respiration profonde ou de méditation sont utiles pour apaiser les pensées et chasser les incertitudes du monde. Éteignez la lumière. Asseyez-vous sur votre lit, le dos droit, les yeux clos. Ensuite, afin d'amener une énergie sacrée, évoquez des scènes paisibles, pleines d'amour : une plage sereine, un aigle porté par le vent, tout ce que vous voulez. (Mon père s'imaginait en train d'exécuter un coup parfait au tennis.) Si l'anxiété ou la peur surgit, continuez à vous concentrer sur votre

souffle jusqu'à ce qu'elles se dissipent. Une autre astuce très apaisante consiste à lire des textes assommants. J'ai eu un amoureux poète qui m'endormait en récitant des vers victoriens. Quelques minutes de Tennyson suffisent, me voilà dans les bras de Morphée !

Tout ce qui entoure le sommeil doit dégager un sentiment de sécurité. Votre manière de dormir, le coin sommeil et la personne avec qui vous passez la nuit influeront sur la qualité de votre repos. Dormir présente un caractère encore plus intime que faire l'amour. Je suggère aux patients de passer une nuit entière avec un partenaire (faire l'amour reste en option), avant de décider de vivre ensemble. Pourquoi ? Quand nous nous assoupissons, l'intellect se retire et notre champ énergétique est tout grand ouvert, il se mêle à celui de notre partenaire. Impossible de ne pas sentir la personne à proximité. Il faut espérer que vous vous éveillerez frais et dispos. Si tel n'est pas le cas, abordez tendrement l'impasse et résolvez-la. Dans le cas contraire, vous risquez d'être siphonné de manière chronique et d'avoir des problèmes de santé.

Ma patiente, Lulu, une étudiante en psychologie et un véritable aimant à vibrations, me confia : « Je n'arrive pas à dormir avec mon mari s'il est en colère. Sa fureur s'immisce dans mon espace ; je vais dans une autre pièce. » Son mari connaissait ce qu'est l'énergie subtile grâce à nos séances en famille, même s'il ne la capte pas comme Lulu. Il a tout de même accepté un coup de main, parce qu'il respectait les sentiments de sa femme et qu'elle lui manquait terriblement la nuit. Une fois qu'il eut maîtrisé ses prédispositions colériques, Lulu retrouva un sommeil réparateur.

Impossible d'homogénéiser les styles de sommeil. Les préférences varient. Certains couples amoureux avec qui j'ai travaillé choisissent de passer la nuit ensemble à l'occasion seulement, ou pas du tout. Ils ont une sexualité épanouie, mais ils préfèrent dormir dans des lits jumeaux ou faire chambre à part. Pour une raison quelconque – ronflements, agitation, propension énergétique à dormir seul – ils apprécient d'avoir un espace où dormir seul. J'ai traité des intuitifs empathiques qui fuient les relations intimes parce qu'ils ne s'habituent pas à dormir avec qui que ce soit, même si la personne est tendre. Si c'est votre cas, soyez tolérant envers vous-même. Exprimez-vous. Si votre partenaire est sensible, plusieurs moyens de respecter vos besoins énergétiques sont possibles.

Les praticiens et la guérison énergétique

J'ai le privilège de participer, en tant que psychiatre de l'énergie, à la Renaissance qui transfigure la médecine contemporaine. Médecins, infirmières et psychothérapeutes introduisent la médecine énergétique dans les soins apportés aux patients. Un nombre grandissant de médecins exprime leur avis. Nous perdons notre caractère de société secrète.

Prenez Mehmet Oz, un intrépide chirurgien cardiothoracique au Columbia Presbyterian Medical Center à New York ; il a introduit la guérison par l'énergie dans le bloc opératoire lors des opérations à cœur ouvert. Ces guérisseurs transmettent de l'énergie à leurs patients par leurs mains, une technique dont il a été démontré qu'elle accélère le rétablissement. « Les champs d'énergie influent incontestablement sur notre vie », affirme Oz. « Comprendre ce qu'est l'énergie nous permet de saisir autrement le fonctionnement du corps. »

Dans ma pratique médicale, je suis une fervente adepte de l'utilisation conciliée des approches médicales traditionnelle et alternative. Il existe *toujours* plus d'une façon de traiter un problème ; ne laissez personne vous affirmer le contraire. Guérir pourrait ressembler à choisir divers éléments d'un menu au restaurant chinois ; il faut mélanger et marier pour composer le repas idéal. Avec la méthode pour épanouir l'énergie sacrée, pour préserver votre bien-être ou pour hâter la guérison, il est possible de choisir un praticien de médecine énergétique avec qui travailler et l'associer à votre équipe de soins de santé traditionnels. Voilà une approche capable de vous faire franchir l'écueil si le traitement stagne et de préparer votre organisme à un retour à la santé plus rapide. Une fois l'énergie libérée, les médicaments agissent mieux et les mécanismes de guérison dans votre corps démarrent à plein tube. Par ailleurs, la médecine énergétique est parfois l'unique modalité thérapeutique possible. J'ai constaté qu'elle peut guérir plusieurs « maladies mystérieuses » et des maux chroniques déroutants. Puisque les médecins occidentaux ne sont pas formés à identifier les déséquilibres de l'énergie subtile causant la maladie, il est bien d'avoir une alternative. Je sais à quel point il est frustrant de consulter un médecin pour un problème bien réel et de se faire dire : « Vos analyses sont normales. Ne vous faites pas de soucis. Vous vous portez à merveille. » Cette attitude rend dingue. Malheureusement, j'ai vu tant d'intuitifs empathiques qui absorbent l'énergie se voir affublés du diagnostic fallacieux d'« hypocondriaque ». Si c'est votre cas, ne baissez pas les bras. Une fois que l'énergétique de la santé sera enfin comprise, « l'inexplicable » sera résolu.

Comment trouver un praticien de médecine énergétique

Ce qu'il faut rechercher. Le trait commun que partagent tous les praticiens de l'énergie, c'est de traiter à la fois le corps physique et le corps subtil. Les diverses spécialisations de la médecine énergétique comptent la psychiatrie énergétique, la médecine holistique, l'acupuncture, le toucher thérapeutique, l'homéopathie, le qigong et le massage. Il existe pour la plupart de ces spécialités une association professionnelle spécifique qui impose des normes de qualité, telle l'American Holistic Medical Association (voir la section Ressources). Remettez-vous-en à ces associations ou à des cliniques médicales offrant des programmes de médecine complémentaire pour vous assurer d'éviter les charlatans. C'est une mesure indispensable en cette ère où un « guérisseur » peut tout aussi bien s'avérer un charlatan de trottoir ou un médecin licencié. J'attends avec impatience qu'un système d'évaluation par des pairs encore plus exhaustif soit mis en place. Entre temps, recherchez les praticiens bardés de qualifications – acupuncteurs licenciés ou infirmières certifiées en toucher thérapeutique. Néanmoins, il arrive parfois que, même si un guérisseur n'a pas les diplômes, les patients soient enchantés des résultats. Dans un tel cas, faites-en l'essai. Voyez vos propres réactions. Par ailleurs, un professionnel de la santé fiable ou des amis peuvent vous fournir des références. Ce qui m'impressionne le plus, ce sont les résultats obtenus par un praticien en particulier.

Comment repérer un charlatan. Vous êtes un consommateur bien renseigné, méfiez-vous donc des allégations spectaculaires à l'effet de « cures miracle ». Ne vous laissez pas emberlificoter par une personne qui insiste pour dire que sa méthode est la seule méthode « éclairée » et qu'il faut laisser tomber les autres approches médicales. Certains imposteurs prétendent avoir une ligne directe et exclusive avec Dieu. Pis encore, ils affirment transmettre leur sagesse exclusivement à quelques élus triés sur le volet. Repérez les tendances racistes discrètes ou des préférences sexuelles qui font penser qu'il y a certains « élus » – ce sont des croyances dangereuses. Méfiez-vous de ceux qui demandent un tarif exorbitant ou qui tentent de créer une dépendance affective ou financière ; ils cherchent à vous contrôler, pas à vous donner du pouvoir. Recherchez les praticiens modestes. Écoutez votre intuition. Faites appel au bon sens. Informez systématiquement votre médecin des recommandations que vous donne votre guérisseur énergétique.

Ce que l'on peut attendre du traitement. Nous sommes des gens fort occupés. Pour ma part, la dernière chose dont j'ai besoin, c'est de prendre un rendez-vous pour un traitement et de ne pas obtenir de résultats. En médecine énergétique, les traitements sont censés apporter une amélioration dès les deux premières séances. Au minimum, votre énergie augmentera ; vous constaterez peut-être même une amélioration plus radicale. En quelques semaines, vous devriez remarquer une atténuation de vos symptômes, graduelle ou marquée. Règle générale, j'accorde à un praticien un temps d'essai de trois semaines. Si la guérison ne va pas dans la bonne direction, alors je me mets en quête d'autres solutions.

J'adore la médecine énergétique parce qu'elle est plus douce que les méthodes traditionnelles sur mon organisme hautement sensible. À l'instar de nombreux intuitifs empathiques, je suis fortement disposée aux effets secondaires – dont quelques bizarreries que mes médecins n'avaient jamais encore vues. C'est le genre de problème qui peut faire tourner en bourrique un médecin particulièrement attaché aux conventions ! En revanche, je n'ai besoin que d'une fraction de la dose habituelle pour la plupart des médicaments et mes réactions à la toxicité sont tout à fait tangibles sur le plan énergétique. Comme vous le devinez, je suis toujours ravie de pouvoir m'éviter une ordonnance allopathique.

Les symptômes « psychosomatiques » ne déroutent pas la médecine énergétique. Ma patiente Peg, une gérante de bureau qui avait consulté une foule de médecins pour une fibromyalgie impitoyable (douleur chronique dans les muscles, les articulations et les tendons) a obtenu une nette amélioration grâce à un traitement holistique. Ce coup de pouce supplémentaire permit de briser le cycle de la douleur ; elle put réduire ses anti-inflammatoires. En outre, une fois qu'elle se sentit mieux, elle retrouva la joie de vivre. La famille de Peg en fut infiniment reconnaissante, car la maladie l'avait rendue impatiente, irritable. Elle dit : « Quand je suis malade, il m'est difficile de même rester polie. Cela demande trop d'énergie. » Je la comprenais : une journée à me sentir mal suffit à anéantir ma tolérance. Peg, de même que tous ceux qui souffrent de symptômes chroniques, méritent une médaille pour leur endurance. La médecine énergétique peut leur apporter un soulagement.

D'autres patients affligés de fatigue chronique, d'arythmies cardiaques et de douleurs ont bien réagi à l'acupuncture, car elle accroît la circulation d'énergie le long de canaux subtils que l'on nomme méridiens. (Une patiente dit consulter un acupuncteur aveugle, un génie pour l'insertion des aiguilles !) Et l'acupuncture a réussi à guérir ma sinusite récurrente. Après quelques prises d'antibiotiques qui matraquaient ma force vitale et que je tolérais à l'encontre de mon intuition en raison de leurs effets soi-disant rapides, j'ai fini par laisser tomber et me tourner vers l'acupuncture. Cette méthode simple m'a évité une éventuelle chirurgie et, au bout du compte, elle m'a épargné du temps et des sous.

Dans le cas d'affections potentiellement fatales, dont le cancer, la médecine énergétique stimule les défenses immunitaires et atténue la toxicité des traitements conventionnels. Une amie subissant une chimiothérapie pour une leucémie ne jure que par ses herbes chinoises, qui réduisent miraculeusement ses nausées et permettent de récupérer plus aisément des traitements. J'estime personnellement qu'il est inconcevable de lutter contre une maladie grave sans soutien énergétique. Au minimum, celui-ci préserve notre lucidité pour que nous soyons en mesure de prendre des décisions avisées ; il maintient aussi notre résilience psychologique en vue de vaincre la maladie. Et dans le meilleur des cas, le traitement énergétique accélère la disparition des symptômes, améliore les effets des thérapies traditionnelles et guérit.

Éveillez votre pouvoir de guérison

Dans le cadre de ma pratique, j'offre aux patients des séances de guérison afin de conditionner leur corps à accéder à l'énergie sacrée, une méthode similaire au biofeedback. Même si je sers de catalyseur, je ne suis pas l'unique acteur dans ce processus. J'apprends également aux patients à se guérir eux-mêmes, une aptitude que vous pouvez acquérir lorsque le stress ou d'autres symptômes vous affligent.

Voici comment se déroule une séance de guérison typique à mon cabinet ; et j'ai certaines attentes. Le patient retire ses chaussures et s'allonge sur un canapé en velours, les yeux clos. À genoux sur le sol, je formule une prière silencieuse. Je pose ensuite mes mains à quelques centimètres de son corps pour déceler les régions qui nécessitent une guérison. Je conçois ce que je fais comme un ballet lent. Je n'impose pas ma chorégraphie, je constate simplement ce qu'est la vôtre. Les centres énergétiques possèdent leurs petites voix. Ils murmurent : « Viens par ici ! » ou « Va là-bas ! » Si quelqu'un souffre d'une migraine et que je me sens attirée par le genou, j'obéis. Je ne réfléchis pas. Mon rôle se limite à servir de conduit où coulera l'amour. J'ai confiance que l'organisme de mes patients fera bon usage de cette énergie. Ensuite, j'attends que les fruits éclosent. C'est quelquefois immédiat. La panique s'évanouit. Les yeux brillent. La dépression s'envole. Plus fréquemment, l'amélioration consiste en un rayonnement qui s'étend peu à peu avec l'équilibre retrouvé.

Grâce à cette technique, vous pouvez aussi mobiliser de l'énergie curative. Vous apprendrez à transmettre des vibrations pleines d'amour, à vous-même ou à autrui, le fondement de la médecine énergétique. L'amour renforce votre champ énergétique depuis l'intérieur, ce qui protège du stress, de la grippe, de la fumée, de la colère, du bruit et autres pathogènes. Les pensées négatives émoussent nos défenses contre tout, du rhume à la dépression. Les bouddhistes croient que la compassion, expression de l'énergie subtile de notre cœur, forme une puissante protection contre le stress et la maladie.

L'exercice qui suit est une ramification de la méditation « ouvrir votre cœur », présentée au chapitre 2 ; il s'agit ici de l'appliquer à la guérison. Vous apprendrez à diriger l'énergie dans votre corps ainsi que la façon d'être guérisseur pour autrui. Un toucher rempli d'amour embrase l'énergie et déclenche les substances neuroendocrines qui calment la tension. (Si ce n'était d'un technicien sympathique qui m'a un jour tenu la main tout au long d'une tomographie d'une heure – ou une éternité ? – je me serais extirpée en une seconde de ce machin claustrophobique !) À l'instar de mes patients, employez cet exercice pour évincer le stress ou tout malaise.

CHANGEZ DÈS MAINTENANT LES PREMIERS SOINS ÉNERGÉTIQUES POUR RÉDUIRE LA TENSION ET GUÉRIR

MÉDITATION DE TROIS MINUTES POUR SE GUÉRIR SOI-MÊME

Effectuez cet exercice seul. Prenez au moins trois minutes, exemptes de stress, aussi souvent que possible.

Retrouvez la tranquillité. Laissez votre corps se détendre. Inspirez lentement… Puis expirez. Votre souffle vous ramènera au centre.

Posez doucement votre main sur le chakra du cœur au milieu de la poitrine. Ensuite, activez l'énergie positive dans cette région, concentrez-vous sur ce qui éveille l'amour en vous, comme auparavant. Soyez une éponge à amour. Prélassez-vous dans ces vibrations.

Si vous êtes malade, visualisez que cette énergie se diffuse à partir de votre cœur et sature des régions spécifiques. Ne faites aucun effort. Laissez-la simplement circuler. Ciblez votre point central. S'il s'agit du syndrome de l'intestin spasmodique, dirigez l'amour vers celui-ci ; s'il s'agit de congestion, dirigez l'amour vers votre poitrine ; s'il s'agit d'un cancer, dirigez-le vers la tumeur. Faites-en de même pour tous vos maux.

À quoi peut-on s'attendre ? Au minimum, si vous êtes bloqué, l'énergie positive vous revivifiera. J'ai également été témoin de transformations impressionnantes. La douleur au dos s'estompe. La fatigue s'évanouit. Ne vous fixez pas sur le résultat. Que votre entrain revienne ou qu'un symptôme s'atténue, faites confiance aux capacités de votre corps.

PARTAGEZ DE L'ÉNERGIE AVEC UN AMI

Cet exercice consiste à transmettre et à recevoir des vibrations curatives. Identifiez les régions problématiques chez l'autre. Asseyez-vous à côté de votre ami ; celui-ci doit se détendre, confortablement allongé sur le dos. Prenez quelques respirations profondes et libérez vos tensions. Ensuite, posez une main sur sa poitrine, sur le chakra du cœur. Simultanément, sentez votre cœur qui s'ouvre. Pendant au moins quelques minutes, laissez l'amour passer librement de votre cœur, parcourir votre bras et sortir de votre main. Soyez un conducteur pour l'énergie bienveillante ; exempt d'ego, libre d'effort.

Une fois l'exercice terminé, inversez les positions. Que votre ami dirige l'énergie vers vous. (Recevoir, notamment pour ceux qui sont habitués à donner, peut représenter une difficulté !) Partager de l'énergie aide à garder la santé ou à la retrouver si vous êtes malade. Plus vous vous exercerez, plus vous sentirez d'amour.

Ce chapitre souligne l'importance de la troisième prescription de la méthode pour épanouir l'énergie sacrée – concevoir une approche énergétique appliquée à l'alimentation, à l'exercice et à la santé. Introduire la conscience de l'énergie dans ces domaines signifie que vous ne gaspillerez plus un milligramme de votre précieuse force vitale. C'est en appréciant la mécanique subtile de l'énergie que vous serez en mesure de préserver et d'accroître votre force vitale pour qu'elle ne se disperse pas. Avant même de vous en apercevoir, vous voilà de nouveau à plat. Inutile de vous retrouver dans cet état.

La clef de ma méthode, c'est d'empêcher ces fuites d'énergie subtile, pas seulement de vous précipiter pour réparer les dégâts. Il est merveilleux de s'occuper de soi à partir d'un angle énergétique, car la force vitale deviendra bientôt une réalité tangible pour vous. Savoir à quoi elle ressemble vous aidera à l'accroître. L'étude de l'énergie, de sa provenance et de ses emplois représente une évolution en conscience dont nous sommes tous capables. L'énergie étaye sublimement la minutie de nos jours, elle rend sacré l'ordinaire.

Choyez-vous :

Accordez-vous le plaisir de faire une activité saine qui procure de divines sensations. Prenez un cours de tai-chi ou laissez la puissance de l'univers déferler en vous. Disposez un bouquet de roses fraîches près de votre lit pour améliorer le feng-shui de votre coin dodo. Reposez-vous sur votre terrasse arrière ou perdez-vous dans l'extase d'une pêche juteuse. Prenez plaisir à l'énergie !

INTERVIEW : NAOMI JUDD PARLE DE L'ÉNERGIE ET DE LA SANTÉ

Naomi Judd est une compositeure-interprète gagnante d'un Grammy et membre du duo mère-fille de musique country « The Judds ». Autrefois infirmière, elle a survécu à l'hépatite C et est porte-parole pour la fondation américaine du foie.

Je suis reconnaissante d'être capable de sentir l'énergie depuis mon enfance. J'ai grandi à Ashland, au Kentucky. En présence de certains camarades ou professeurs, je me sentais en sûreté et équilibrée, tandis que d'autres me perturbaient et me vidaient. Jeune femme, ma conscience de l'énergie se reporta surtout sur des questions de sécurité. Dans la vingtaine, j'habitais sur Sunset Strip et j'étais presque constamment en péril. Venue à Hollywood des Appalaches sans transition aucune, j'étais particulièrement naïve. J'avais deux bébés, Wynonna et Ashley. Monoparentale et assistée sociale, je faisais des petits boulots au salaire minimum. Je ne possédais pas de voiture. J'allais partout à pied. Ma faculté de lire l'énergie m'a sauvé la vie. Depuis une distance de plusieurs mètres, je pouvais pressentir si quelqu'un était un prédateur, dément, ou si je pouvais lui sourire et le saluer.

À l'époque, par contre, mon engouement pour un homme a faussé ma lecture de son énergie. C'était un toxicomane et un ex-détenu qui me maltraitait. Tous mes instincts maternels ont convergé vers lui. Il était un gouffre de besoins sans fond ; son énergie négative finit par me miner la santé. Je me mis à attraper le rhume. J'étais exténuée. Mes épaules étaient complètement contractées. Je suis d'avis que vous n'êtes victime qu'une seule fois – par la suite, vous vous portez volontaire ! Pour finir, je suis passée à autre chose.

Le lien entre mon énergie et mon état de santé se précisa encore lorsque je découvris que je souffrais de l'hépatite C, en 1990. Wynonna et moi étions à l'apogée de notre carrière musicale avec le duo *The Judds* ; nous avions remporté cinq Grammy. J'adorais la scène, elle me galvanisait.

Cependant, ma santé se détériorait et j'étais épuisée. Après un concert, dans notre autocar, je me suis évanouie dans ma toilette de scène et mes talons hauts. Je n'avais jamais pris de drogues intraveineuses, j'étais monogame et je n'avais jamais bu une goutte d'alcool. Même si j'étais infirmière, je ne connaissais pas ce virus.

Mon parcours vers la guérison débuta alors – avec la médecine allopathique et des alternatives. Lorsque deux médecins tout à fait patriarcaux ont posé le diagnostic, j'étais humiliée. C'était la première fois que je me retrouvais dans le rôle de la patiente, je n'avais jamais été malade. L'hépatite C est une maladie potentiellement fatale qui vous empoisonne. Je me souviens : j'étais assise sur la table d'examen dans ma jaquette en papier, avec ce type qui m'annonçait qu'il me restait trois ans à vivre. J'étais terriblement en colère contre lui et contre ce qu'il représentait. Je n'admettais pas qu'on me balance ainsi une condamnation à mort. Je me suis mise en quête de gens compétents et capables de m'aider. Au terme de recherches poussées, je les ai trouvés.

Aujourd'hui, je suis un miracle médicalement prouvé ! J'ai complètement éliminé le virus de l'hépatite C de mon organisme. Au cours des années 1990, on m'a traitée avec de l'interféron, le seul médicament disponible. Il empêche le virus de se reproduire, mais ne le supprime pas. La médecine traditionnelle m'a apporté beaucoup, et je la respecte encore. Toutefois pour me guérir entièrement, il m'a fallu davantage. Si je n'avais pas fait appel à la guérison énergétique alliée à la prière, aux promenades dans la nature et aux suppléments d'herbes, le sombre pronostic du médecin se serait réalisé. Pour sûr, je ne serais plus de ce monde…

La guérison énergétique est prodigieuse. Elle ramène tout au qi, à la force vitale. Toutes les langues humaines possèdent un terme pour la désigner, que ce soit âme ou Esprit. Nous sommes tous composés de champs biomagnétiques. Lorsque nous réprimons nos émotions, nous gravons des conflits non résolus sur le plan subtil. La guérison énergétique aide à s'en libérer. J'ai bénéficié de séances régulières avec une guérisseuse, qui transmettait du qi par les mains tandis que j'étais allongée au sol. Cet art me plongeait dans une profonde quiétude, m'enveloppait d'une chaleur réconfortante. Recevoir de l'énergie détend profondément ; en outre, je me réalignais sur l'objectif que Dieu vise pour moi : être en santé et intègre. J'ai également ressenti cet effet avec l'acupuncture.

Je demande haut et fort aux scientifiques de s'ouvrir à l'éventualité de l'énergie. Vous souvenez-vous ? Il y a cent ans, on a exilé un type parce qu'il tentait de dire à ses collègues de la communauté médicale que se laver les mains prévient l'infection. Ma mère disait : « Lave-toi les mains et dis tes prières. Dieu et les microbes sont invisibles, mais ils sont partout ! »

Pour moi, l'univers invisible est plus tangible que le monde physique. L'amour est une énergie que nous ne pouvons pas voir, mais il fait se multiplier les lymphocytes T et soutient le système immunitaire. Je suis certaine que l'amour de mes fans m'a aidée à guérir. Voilà pourquoi j'ai entrepris une tournée d'adieu alors qu'on m'avait dit de rentrer chez moi pour y rendre l'âme : je savais intuitivement que de me trouver sur scène au Houston Astrodome, où soixante mille personnes diffuseraient vers moi des ondes d'énergie positive, enclencherait mon rétablissement. J'ai également construit une pièce dans ma grange avec des cartes de souhait et autres babioles offertes par des fans. Ces manifestations tangibles d'énergie invisible soutenaient mon moral. Quand l'amour prévaut, des miracles surviennent.

L'amour peut aussi prêter des vertus salutaires à la nourriture. Mon mari et moi cuisinons beaucoup ensemble. Nous dînons à six heures tous les soirs. Wy et Ashley, qui habitent de part et d'autre de notre maison, savent que le resto parental est toujours ouvert. Nous prions ensemble devant nos repas. La prière sanctifie les aliments et les imprègne d'énergie sacrée. Quelle différence entre des mets sains cuisinés avec tendresse et des aliments injectés d'agents de préservation ! Certains aliments sont morts sur le plan énergétique, comme la tomate de supermarché, symbole de notre culture : jetable, insipide, incomplète. Les denrées biologiques vivantes valent bien leur prix, elles sont meilleures pour la digestion.

J'ai toujours parlé de l'énergie à mes filles. Lorsque Wynonna et moi chantions en harmonie, nous formions une troisième entité. Une merveilleuse chaleur dorée nous emplissait de sa lumière. Si je tente d'expliquer ce fait à monsieur madame tout-le-monde, il ne va rien comprendre. Mais Wynonna saisissait. En tant qu'actrice, Ashley apprit qu'elle absorbait physiquement l'énergie négative. Un jour, nous avons discuté avec un chercheur dans le domaine de la médecine corps-esprit qui analysa les immunoglobulines d'un comédien lorsqu'il jouait un méchant comparativement à un rôle de héros. Ce dernier rôle produisait une réponse immunitaire plus efficiente. Voilà qui explique pourquoi lorsque Ashley dut jouer un rôle sombre, elle développa une sinusite.

J'ai aussi l'habitude de me lancer dans des conversations sur l'énergie dans les allées du Wal-Mart. Récemment, dans la section automobile, je cherchais un support pour tenir mes boissons dans la voiture. Une femme me reconnut et m'aborda. Mon intuition m'incita à lui demander si quelqu'un la minait, une personne dont elle se sentait responsable, mais qu'elle détestait. Souriant, elle répondit : « Oui ! Ma belle-sœur. » Je lui ai indiqué comment gérer les vampires d'énergie et lui ai offert quelques suggestions. Elle me remercia. Puis, nous nous sommes séparées. Le plus drôle, c'est que je ne connaissais même pas son nom.

Quatrième prescription :

Générer une énergie émotionnelle positive pour contrer la négativité

À l'instant même où mourait ma tante Sylvia, la foudre s'abattit sur le domicile familial pendant un orage imprévu. Étrangement, cela me parut tout à fait normal. En grandissant, j'avais toujours craint Sylvia : son petit chignon intransigeant, les instructions cryptiques qu'elle glissait sous ma porte de chambre d'adolescente détaillant comment je pourrais être plus gentille avec ma mère, son insistance pour avoir le dernier mot… Même si Sylvia possédait un côté plus attachant et affable, son départ de ce monde en rouspétant ne me surprit guère. *Crash ! Zap ! Pfioui !* – la voilà partie ! Étonnamment, son fils qui habitait avec elle m'avoua que cette foudre venue de l'au-delà avait réussi à déjouer le parasurtenseur et à judicieusement détruire, fort à propos, la carte-mère de son ordinateur !

Les émotions sont une expression flamboyante de l'énergie. Par expérience, je sais qu'elles recèlent une prodigieuse force vitale, positive ou négative. Ma formation médicale ne m'a appris qu'une fraction de leur puissance. Une flambée d'extase, un éclat de rage ou le flair à défier quiconque ne rends pas hommage à la personne que vous êtes : les émotions peuvent aussi bien ennoblir que chambouler. Le guerrier piste ses émotions et refond la négativité ; la victime est abattue, inconsciente. Rassembler de l'énergie positive exige un courage moral, du cœur et du *chutzpah* (cran). Je vous enseignerai comment déjouer la peur et d'autres émotions portant atteinte à l'Esprit ; ainsi, elles ne vous régiront pas. Pas question de manquer de personnalité ! Dans le cadre de cette méthode, il faut décider : « Est-ce que je désire une vie régentée par l'angoisse ou suis-je en mesure de réaliser plus ? »

Le moment est venu d'éprouver autre chose que la fatigue. La quatrième prescription se veut un manifeste : comment contrer les émotions négatives pour que les positives vous fassent revivre. Du point de vue du voltage énergétique, l'optimisme, l'acceptation de soi et la compassion vous font rayonner. Au contraire, la honte, l'envie et la vengeance ternissent votre éclat, car elles court-circuitent votre pouvoir. Cultiver l'énergie émotionnelle positive est un effort soutenu pour ouvrir le cœur et retrouver l'amour bienveillant, si vous l'avez perdu. Ce n'est pas une quête utopique ou édulcorée ; il s'agit d'une authentique philosophie de vie qui dégage la joie.

La science soutient que l'énergie est produite par le métabolisme cellulaire, mais la psychiatrie énergétique affirme qu'elle provient aussi du flamboiement de l'émotion dans nos champs environnants. Le centre de l'énergie émotionnelle, que les mystiques perçoivent doué d'une teinte jaune, se situe au niveau du plexus solaire, le pivot où résident la peur et la joie. À partir de ce centre, nos humeurs génèrent des vibrations positives ou négatives. Quand vous dites « je me sens serein », c'est qu'un courant d'énergie sacrée circule dans et autour de votre corps. Vous êtes conscient de cette quiétude ; d'autres seront apaisés à son contact. Considérons par ailleurs cette maladie de l'âme qu'est le terrorisme. Imaginez que vous ressentiez une haine si intense que le meurtre de votre ennemi devienne plus important que de sauver votre propre vie ou que l'amour que vous portez à vos enfants. Un tel poison infecte sur le plan énergétique le porteur et le champ de ceux qu'il rencontre. De plus, si vous réprimez des émotions négatives, elles congestionneront votre organisme. Néanmoins, quand on traite cette congestion, l'émotion se dénoue et libère, par le fait même, de l'énergie. Ainsi, il faut accentuer le positif et guérir tout ce qui contrarie le bien.

L'énergie émotionnelle influe sur tout espace physique : les vibrations sont tangibles et s'accumulent. Avez-vous déjà remarqué la douceur qui règne dans une pièce où prévaut un immense amour ? Peut-être est-ce dans la cuisine de votre grand-mère, dans une salle de classe où jouent des enfants ou dans un ashram qui a connu des années de méditation sincère. Les vibrations heureuses sont semblables à une poussière magique que l'on saupoudre ici et là. Vous les captez et vous vous sentez mieux. Elles apprêtent également un espace pour qu'il s'y passe de bonnes choses pour quiconque s'y trouvera. (Après des vacances à sa ferme, une amie nous fit judicieusement remarquer : « Votre affection pour cette maison la nourrit ».) Il n'en va pas ainsi avec la négativité. L'un de mes patients et sa femme, en quête de leur première maison, dénichèrent une aubaine incroyable : une propriété de Beverly Hills. Par contre, un meurtre sordide notoire y avait eu lieu. Ils tentèrent de se persuader que c'était une chance unique, mais ils finirent par conclure que cette demeure « donnait la chair de poule ». Il existe des facteurs énergétiques qui expliquent pourquoi nous refusons instinctivement que les souvenirs qui nous sont chers et nos familles logent dans un lieu qui a été le théâtre d'actes sanguinaires. En fait, on y perçoit un résidu d'obscurité émotionnelle. Il ne faut pas dénigrer notre réaction ou l'attribuer à la superstition.

Connaître les diverses facettes de l'énergie émotionnelle, c'est déjà la maîtriser. Notre méthode repose sur le choix, pas sur la victimisation. Chez la plupart des êtres humains cependant, la paix intérieure ne survient pas miraculeusement ; il faut sans cesse lutter pour y parvenir. Effectivement, le Bouddha enseigna quatre-vingt-quatre mille voies pour dompter et pacifier les sentiments négatifs ! Vous apprendrez ici à discerner l'énergie des émotions : leur impact sur vous et les tactiques pour transformer celles qui s'avèrent difficiles. Dans ma pratique, je fais surgir les monstres de l'ombre où ils se tapissent afin qu'ils ne menacent plus mes patients. Nommer les forces négatives et positives nous prémunit contre une attaque-surprise. Même si les ténèbres sévissent depuis des millénaires, il est toujours possible de recommencer à neuf.

Réduire à néant les affres de la peur

Celui qui perce à jour la peur n'est jamais en danger.
Tao Te Ching

La peur est le pire pilleur d'énergie. Passée maître en séduction, elle nous subtilise de manière éhontée tout ce qui est bon et puissant, elle fait sa proie de nos vulnérabilités. Plusieurs en resteront captifs à vie, ils consentiront à ce que gouvernent les attitudes négatives. Assez ! Si certaines peurs visent intuitivement à protéger, nous ne pouvons toutefois permettre aux angoisses irrationnelles de régir. La peur ne règne jamais seule ; elle entraîne à sa suite diverses émotions vampiriques, telles l'inquiétude ou la honte. Cette méthode vous indique comment réduire à néant les affres de la peur et retrouver l'énergie perdue.

Je suis psychiatre et je sais que *tous*, nous éprouvons la peur. Moi. Vous. Votre mère. Le Président [des États-Unis]. Personne n'y échappe. Les sages l'acceptent et, avec les yeux bien ouverts, ils l'affrontent et en guérissent. Ceux qui ont des problèmes détournent le regard et, petit à petit, sont dévorés tout cru. Il s'agit de rester conscient. Quand nous savons à quoi nous avons affaire, nous pouvons décider qui est aux commandes.

Voyez la peur sous un jour nouveau : songez à la manière dont elle opère sur le plan énergétique. Disons que votre patron vous réprimande cruellement. Instinctivement, vous vous mettez sur la défensive, ce qui déclenche une cascade d'adrénaline, l'hormone « de lutte ou de fuite », déferlant dans votre organisme, ce qui le met en état d'alerte. La peur parcourt votre organisme sur le plan subtil, elle vient encore aggraver ce stress biochimique et invalide l'énergie positive. Tout n'est que vibration. L'on peut percevoir la résonance des émotions positives comme négatives, elles sont semblables à une musique intérieure. Le bien-être affectif résulte du fait que prédominent les vibrations positives et que les résonances optimales se marient. La peur est aussi douée d'une vibration, tout autant que le ravissement : l'une vous déprime, l'autre vous ennoblit. Quand l'angoisse grandit en vous, votre musique intérieure ressemble davantage à celle de Mahler qu'à celle de Mozart. Quelques peurs sont passagères.

L'appréhension vous envahit, mais vous la percez à jour et elle se dissipe. D'autres craintes vous habiteront pendant des décennies sur le plan énergétique, repassant sans cesse le même refrain.

La peur peut être provoquée par un facteur externe. Depuis l'enfance, ma patiente Flo a dû survivre à une mère pratiquement diabolique qui lui martelait dans la tête : « Tu n'es qu'une bonne à rien, une fainéante répugnante. » Flo est une adorable traiteure qui a très bien réussi en dépit des malédictions virtuelles que lui a jetées sa mère ; chaque attaque provoquait chez elle la nausée, elle se sentait comme poignardée dans le plexus solaire. Elle était forcée d'ingurgiter jour et nuit des antiacides parce qu'avec le temps, le message s'était gravé dans son centre émotionnel. Les paroles sont douées d'une énergie capable de guérir ou de tuer quelqu'un. Flo était incapable de se défaire de cette crucifixion énergétique qu'avaient provoquée les paroles de sa mère jusqu'à ce qu'elle découvre les tactiques anti-peurs de la méthode pour l'énergie sacrée.

Il arrive aussi que nous absorbions l'angoisse des autres. Les intuitifs empathiques, récepteurs tout grands ouverts, lui sont particulièrement vulnérables. Comme nous l'avons vu, l'empathie est décuplée au milieu de la foule. Chaque individu émet des vibrations émotionnelles qui lui sont propres, dont la peur. Imaginez qu'elle soit multipliée par cent au cinéma. Ou par mille dans une salle de concert. Pour un intuitif empathique, cela peut représenter un véritable assaut. Pas surprenant que les agoraphobes ne veuillent plus jamais quitter leur domicile. (Les agoraphobes sont les gens qui paniquent dans la foule, dont plusieurs sont des intuitifs empathiques qui s'ignorent.) Si vous correspondez à ce portrait, je vous offre des stratagèmes pour cesser d'être envahi par des émotions sans cause apparente.

Même chez ceux qui ne sont pas intuitifs, une peur excessive peut s'avérer fatale. Une collègue se vit entraînée dans une succession d'événements tragiques. Elle promenait son caniche dans une banlieue « sûre » de Beverly Hills et fut témoin d'une fusillade par la fenêtre d'une voiture ; un homme fut abattu. Le choc fut si violent qu'elle s'effondra, foudroyée par une attaque cardiaque. Elle se rétablissait à l'hôpital, lorsqu'elle devint soudainement très agitée et ne trouvait plus le sommeil. Ce stress extrême provoqua la rupture d'un anévrisme cérébral qui n'avait pas été décelé ; elle mourut sur le coup. Je suis incapable d'imaginer un scénario plus perfide. La leçon à en tirer, néanmoins, c'est que l'énergie négative exerce un effet synergique. Pour l'empêcher de faire boule de neige, il faut tuer la peur dans l'œuf.

De nombreuses peurs sont autoinfligées. Ce n'est pas notre intention, mais nous nous assénons un véritable terrorisme affectif lorsque nous perdons le contrôle de notre côté sombre. Nous diffusons des messages contreproductifs déformant la réalité, comme par exemple, cette harangue intérieure « Je ne suis pas à la hauteur ». Pour se percevoir avec justesse, il faut regarder avec les yeux de l'amour. Je vous expliquerai comment vous y prendre. À vrai dire, chacun de nous est un être admirable, mais nos peurs nous empêchent de le constater.

Pour jouir d'une énergie débordante, il faut démasquer les ruses séduisantes, mais épuisantes de la peur. Elle gagne du terrain lorsque le jugement d'une figure d'autorité s'inscrit au fer rouge dans notre esprit et dans notre champ d'énergie. Au secondaire, le directeur déclare : « Oublie l'université, tu ne réussiras jamais ». Il est facile d'accorder foi à une telle imprécation. Par ailleurs, la peur nous protège d'un éventuel revers. Si vous vous attendez au pire, vous façonnez énergétiquement un champ de force négatif autour de vous ; il sera ainsi plus difficile d'être déçu. Par contre, la peur noie l'intuition ; c'est une énergie plus forte, plus bruyante que les vibrations nuancées du positif. Réfléchissez à ceci : votre attention n'est-elle pas plus attirée par le déraillement d'un train que par un système ferroviaire qui roule sans problème ? Il en va de même pour vos pensées. La peur vous accapare ; la force tranquille de la sérénité se fait plus difficilement entendre.

Il existe un préjugé fallacieux affirmant que si vous êtes « évolué », alors vous n'avez pas à lutter contre la peur ou les émotions négatives. C'est peut-être bien ainsi une fois parvenu au nirvana, mais pas sur cette planète. C'est ici que nous apprenons : la Terre est un champ d'entraînement pour affiner les forces positives et conquérir les négatives, individuellement et en tant que civilisation. Notre vie au quotidien, nos choix mettent en scène le combat légendaire entre les ténèbres et la lumière. C'est passionnant, il va sans dire, mais c'est aussi une véritable épreuve pour le cœur. Chaque fois que vous optez pour l'amour, plutôt que pour la peur, les bons l'emportent. Un vieil adage dit : « On ne vous en donne jamais plus que vous pouvez gérer ». Le cœur ouvert sera votre meilleur allié.

MUSELER LA PEUR GRÂCE À L'ÉNERGIE SACRÉE

Vaincre la peur est notre lot à tous. Partager des solutions nous donne du pouvoir. Mon entrevue avec Quincy Jones, le compositeur (consultez le chapitre 1 pour ses vues sur l'intuition), illustre sa ténacité émouvante à surmonter une enfance terrifiante, troublée. Que ses paroles vous inspirent la grandeur d'âme, à vous aussi :

> « J'ai grandi pauvre, dans les rues du Southside de Chicago. Ma mère était schizophrène, elle entrait et sortait des hôpitaux psychiatriques. Plusieurs personnes ont, comme moi, connu une enfance cauchemardesque. Dieu sait que c'est le cas de nombreuses stars. Nous formons une cohorte dysfonctionnelle. Des années durant, Oprah et moi en avons discuté. Nous venons tous deux de familles perturbées. Elle peut démonter l'obscurité et la convertir en une fraction de seconde ! Par la suite, elle transmet cette guérison à une quantité de gens ! Il est vital de chasser l'obscurité par la lumière. Il nous a fallu encaisser la souffrance et la transmuer en quelque chose de merveilleux, de positif, de créatif. Il n'en tient qu'à vous d'en faire de même. Retournez-la contre vous ou transformez-la. »

Dans le cœur du Bouddha, repose un démon. Dans le cœur du démon, il y a un bouddha. Pour préserver votre bonheur, il faut être disposé à regarder la peur dans les yeux et dire : « Tu ne vas pas m'asservir. Je suis plus fort que toi. Décampe ! » Répétez ceci encore et encore. La peur nous pourchasse impitoyablement. Vous êtes sur la bonne voie quand vous percevez toute expérience – dépression, perte, solitude – comme un moyen de grandir, d'acquérir plus de compassion, plutôt que de vous fermer. Bannir la peur et ses condisciples contrariera la négativité. La vie n'est désagréable que si vous la craignez.

Chacun a ses antécédents affectifs. Tous les traumatismes et les moments heureux s'impriment comme souvenirs dans vos neurones. Ils sont également inscrits dans les neurotransmetteurs, qui convoient de l'information entre l'esprit et le corps. De surcroît, notre passé émotionnel est gravé dans nos champs énergétiques comme sur une pellicule photographique. La science confirme désormais que des organes comme le cœur possèdent littéralement une mémoire cellulaire. Certains malades ayant subi une transplantation cardiaque ont fait état de préférence, d'aversions ou d'envies de nourriture qu'ils n'avaient pas auparavant et qui, cela a été vérifié par la suite, s'avéraient correspondre à ceux du donateur. Subtilement, dans notre ADN ou sous forme d'empreintes énergétiques, les émotions perdurent en nous. Les sentiments déchirants subsistent jusqu'à ce qu'on les guérisse. Les murer coûte de l'énergie.

Impossible d'effacer les événements regrettables, mais les tactiques ci-dessous sont capables de démobiliser la peur qui leur est associée. (Ces stratégies abolissent également d'autres émotions négatives, pour lesquelles je donnerai ensuite des instructions spécifiques.) Servez-vous de celles qui fonctionnent le mieux. Au bout du compte, ce qui importe, c'est que triomphe l'amour. Au cours de ma vie, la peur fut l'une de mes grandes épreuves, ainsi que mon meilleur maître. Quand je me suis laissée envahir, ces tactiques m'ont aidée à refaire surface. Mes patients ne jurent que par elles, eux aussi. Comme eux, tenez un « journal de solutions » pour noter les tactiques les plus efficaces pour vous. La peur est une bagarreuse ; elle réapparaîtra, sans l'ombre d'un doute. Mais grâce à la lucidité, ses affres diminueront. Prenez l'habitude de vous référer à ce journal. Ce qui a déjà fonctionné fonctionnera de nouveau.

Sept tactiques pour démobiliser la peur

Tactique # 1 : Nommez vos peurs pour qu'elles ne vous tendent pas d'embuscade

Pour démobiliser la peur, il faut la nommer. Identifiez tout l'éventail de vos angoisses, infimes ou monstrueuses. Ne censurez rien. (Les peurs souterraines possèdent un pouvoir négatif plus grand que celles qu'on exprime.) Par exemple : « Je ne suis pas assez intelligent, joli… Je ne trouverai jamais l'âme sœur, ça ne vaut pas le coût d'essayer. » L'une de mes frayeurs les plus sinistres, c'est la peur de finir mes jours, bavant et seule dans un hospice pour vieillards ; je redoute encore de mourir subitement à la maison sans que personne ne s'en aperçoive jusqu'à ce que la femme de ménage trouve mon cadavre. Donnez un nom à chaque peur ; décrivez-la intégralement.

Réduire les affres à néant. Ne sombrez pas dans la dénégation. Les scénarios envisageant le pire exigent une riposte positive. Une fois nommée votre peur, dites à votre adversaire : « Merci d'avoir participé. » Puis, faites un mouvement conscient et passez dans votre cœur. (Les obstacles à l'amour entravent la circulation énergétique.) Vous y parviendrez en recadrant verbalement votre dilemme avec une perspective compatissante. Par exemple, je substitue la foi à la crainte et j'affirme : « On s'occupera de moi, je ne serai pas abandonnée, quand je serai dans le besoin. » Pour consolider votre affirmation encore davantage, je vous conseille de méditer sur le cœur (comme présenté au chapitre 2) et ainsi vous reconnecter avec ce que vous aimez. Pour ma part, je me concentre sur l'Esprit et je me remplis de toute cette énergie régénératrice. Cela me rappelle que je ne suis pas seule – nul d'entre nous ne l'est. Cette tactique m'affranchit du sortilège causé par ma myopie angoissée et me conforte dans la voie qui m'a été accordée. Conjurer l'énergie positive ainsi abolit la peur.

Tactique # 2 : Écoutez votre intuition

Une fois votre peur identifiée, attachez-vous aux faits tels qu'ils se présentent. Certaines craintes ont une fonction protectrice, d'autres non. Bien sûr, il faut anticiper le danger pour survivre. Cependant, trop souvent, nos appréhensions sont mal fondées ou mensongères et nous maintiennent en un état d'alerte exténuant. Nous devons remettre en cause les craintes liées à une faible estime de soi : tous nous méritons une destinée extraordinaire, quelle que soit la forme qu'elle prendra. Il faut aussi reconsidérer les angoisses qui nous incitent à croire que nous sommes incapables d'aimer. Même les êtres particulièrement traumatisés sont doués de capacités formidables. La peur nous aveugle encore plus si nous doutons de nous-mêmes.

Réduire les affres à néant. Les directives ci-après vous aideront à discerner l'intuition de la peur.

- **Les intuitions fiables vous dynamiseront.** Les intuitions fiables sont neutres et communiquent de l'information. Compassionnées, elles ne vous culpabilisent jamais. On les ressent viscéralement, elles nous signalent si quelque chose semble juste ou néfaste. Si, tard le soir, vous remarquez par exemple un homme hirsute qui s'approche de vous et que votre instinct capte des vibrations négatives, mieux vaut fuir. Supposons encore que la personne que vous fréquentiez semble avoir des qualités formidables, que votre famille et vos amis l'adorent, mais que votre intuition crie : « Prends garde ! ». Il vaut peut-être mieux ne pas épouser cette personne. Tout au moins, allez-y doucement avec cette relation.

- **Une crainte irrationnelle, en revanche, vous épuise.** Cette crainte porte une charge émotionnelle telle que vous n'arrivez pas à saisir l'information neutre. Le contenu en est souvent cruel ou humiliant, *et dénué de confirmation viscérale.* Les angoisses irrationnelles manquent de la clarté du sentiment d'avoir fait mouche. Une bonne chose : ses divagations dévalorisantes la trahissent. Connaître vos peurs vous évitera de vous faire avoir.

Tactique # 3 : Récitez une prière pour calmer la peur

La peur s'empare parfois de nous et refuse de lâcher prise. Vous faites tout ce qu'il faut. Vous cernez la peur. Vous vous branchez. Vous savez bien qu'elle est absurde, mais vous n'arrivez pas à vous en défaire. Dès lors, il faudra solliciter des secours d'un type différent. Vous croyez peut-être aux anges ou que votre grand-père veille sur vous (le mien si !). Quels que soient vos émissaires d'énergie sacrée, soyez prêt à appeler les renforts.

Réduire les affres à néant. Respirez. Fermez les yeux. Demeurez dans un état d'innocence, exempt de cynisme. Sachez que dans l'univers immatériel réside le merveilleux, ce que notre intellect ne pourra jamais comprendre. Ensuite, récitez une prière s'élevant du cœur. Celle-ci peut être très simple : « Je vous en prie, libérez-moi de cette peur. » Entre temps, restez réceptif, ne vous crispez pas. Laissez agir l'énergie sacrée que vous avez invoquée. Solliciter une telle intervention apporte des résultats inouïs.

Tactique # 4 : Dressez une liste de remerciements

Vous concentrer sur ce pour quoi vous êtes reconnaissant transmue la peur. La gratitude est une forme d'énergie sacrée. Si c'est ce que vous souhaitez, il faudra lui donner naissance. Elle ne naît pas spontanément. Si vous vous attardez aux bénédictions dans votre vie, et non aux problèmes, vous évincez les pensées négatives grâce à des vibrations positives. Coucher par écrit ce pour quoi vous êtes reconnaissant consolide ce sentiment de gratitude. Si vous êtes cependant paralysé par la peur, la dernière chose dont vous aurez envie, c'est de vous estimer heureux des bienfaits que vous connaissez. Adoptez néanmoins « l'attitude contraire » ; même si vous résistez, dressez tout de même cette liste. Jusqu'à ce que ma patiente, Toni, une entrepreneure fort occupée, batte en retraite et dresse une liste de remerciements, elle était fixée sur le 10 pour cent qui n'allait pas dans sa vie, plutôt que sur l'heureux 90 pour cent. La fixation de Toni sur ses problèmes ne diffère pas tellement de l'attitude de la plupart d'entre nous. Or, il est difficile de s'opposer à une liste de choses pour lesquelles être reconnaissant, et Toni en avait à revendre. En les transcrivant, noir sur blanc, la mystification qu'opère la peur s'émousse.

Réduire les affres à néant. Passez au moins dix minutes à dresser votre liste ; vous continuerez à la compléter subséquemment. Vous êtes reconnaissant d'être en santé, miracle que nous prenons trop souvent pour acquis, ou encore, pour votre maison, pour un proche parent qui vous écoute, pour une paire loyale de bottes de combat ou pour la tarte aux pommes de votre grand-mère. En première position sur ma liste viennent les amis ; lorsque la peur s'empare de moi, ils forment un cocon de tendresse qui m'enveloppe de vibrations positives et me renvoie mon propre pouvoir. Une attitude reconnaissante casse efficacement les tourments. À mesure que s'allonge votre liste et en la renouvelant jour après jour, la peur n'a pas la chance de maintenir son emprise.

Tactique # 5 : Visitez un lieu qui vous élève sur le plan énergétique

Quand la peur s'empare de vous, ressasser des idées noires dans la solitude n'arrangera rien. Sortez de la maison. Si vous devenez le public captif de la peur, elle vous envahira. Allez dans un endroit qui vous rend heureux. Les vibrations positives se communiqueront. Imprégnez-vous-en. Un patient se rend à l'aquarium. Un autre, dans une cathédrale. Un autre, sur une falaise à Malibu. Vous abreuver à l'énergie d'un lieu que vous adorez équilibre l'angoisse.

Réduire les affres à néant. Visitez des endroits qui nourrissent votre âme. Quand je suis déprimée, je fais la lecture dans le coin d'une librairie, je me rends dans des abris pour animaux, avec toutes ces mignonnes paires d'yeux attendrissantes ou, avec un peu de chance, je vais au cirque quand il passe en ville. Ma passion pour les livres, les animaux et l'émerveillement des kermesses déjouent la peur et me ramènent en mon cœur. Vos coins spéciaux y réussiront également.

Tactique # 6 : Guérissez des cicatrices énergétiques

Si l'angoisse persiste, il se peut qu'elle tire ses origines du passé. Contrairement à la psychothérapie traditionnelle, la psychiatrie énergétique ne conçoit pas les traumatismes anciens comme de simples souvenirs ; elle affirme qu'ils se logent dans nos champs énergétiques, formant des tissus cicatriciels subtils qui bloquent notre force vitale. La peur reste emprisonnée dans ces cicatrices, mais elle peut se disséminer lorsque ces dernières se dénouent. Il faudra retracer l'origine de ces traumatismes et les guérir pour que reprenne la circulation énergétique.

L'un de mes patients, un homme de cinquante-cinq ans, était tourmenté par une angoisse : que sa petite amie, dont il était amoureux fou depuis deux ans, le trompe. La connaissant, j'étais certaine que ça n'arriverait pas. (De plus, il m'avait avoué qu'il avait entretenu ces mêmes soupçons à l'endroit de *toutes* ses anciennes copines.) « Je ne peux rien dire ou faire qui change quoi que ce soit à sa méfiance. Même quand il ne dit rien, je sens ses soupçons tournant autour de lui », se désespérait sa copine, prête à le quitter. Heureusement, mon patient était résolu à surmonter cette difficulté. « Je suis trop vieux pour ça. Ma méfiance a ruiné mes relations amoureuses si souvent. Si j'étais dans l'erreur alors, aujourd'hui je suis prêt à l'admettre. »

Avec cette détermination, notre thérapie put aller plus loin. Il s'est souvenu que, petit garçon, il avait découvert sa mère au lit avec un autre homme. Moment décisif : nous avions repéré la cause de sa peur. Il pleura à fendre l'âme, une catharsis dont il avait depuis longtemps besoin et qui libéra son énergie. Depuis plus de quarante ans, une cicatrice énergétique avait entravé sa capacité à aimer et avait déformé sa perception des femmes. La catharsis ne fut cependant pas suffisante. En thérapie, il lui a fallu aller au-delà de cette profonde compréhension de soi et l'appliquer à sa relation amoureuse. C'était désormais plus aisé. Le passé exerçant moins d'influence énergétique, il fit donc une volte-face à son présent.

Peu à peu, il fut en mesure de percevoir sa copine telle qu'elle était, non comme une version de sa mère. Par le fait même, ses soupçons s'apaisèrent peu à peu. Une relation romantique pleine de confiance devenait enfin possible.

Réduire les affres à néant. Ne laissez pas les peurs couver. Il serait sage de suivre une psychothérapie pour traiter les appréhensions opiniâtres ; les méthodes basées sur l'énergie valent mieux. (Consulter la section Ressources pour trouver une référence.) Ou faites des ateliers traitant la colère. Lorsque vous identifiez vos peurs, évacuez-les de votre corps par la respiration. Visualisez qu'elles quittent le point de blocage – disons l'estomac – avec chaque expiration. En outre, songez à vous offrir quelques séances avec un massothérapeute. Le travail d'un massothérapeute compétent dans le domaine de l'énergie subtile est capable de dénouer les blocages dans le corps. Il arrive que nous nous cuirassions physiquement pour tenir à distance les souvenirs douloureux. L'objectif du massothérapeute est littéralement pragmatique : il s'agit de dissoudre la tension musculaire. Les émotions réprimées peuvent alors faire surface. Localiser la source d'une peur dans la psyché et dans le corps dissoudra la cicatrice énergétique.

Tactique # 7 : Évitez d'absorber les peurs d'autrui

Intuitifs empathiques, prenez garde ! Prendre sur soi la peur d'autrui n'offre aucun avantage. Je forme mes patients empathiques à se montrer très vigilants lorsque s'abat la peur afin d'éviter d'être dépassés psychologiquement. Si vous étiez en présence d'une personne angoissée et qu'après l'avoir quittée, vous étiez vous-même bouleversé ou tourmenté, l'on peut parier que vous avez hérité d'une part de son anxiété. Jan, par exemple, est étudiante en médecine. Elle fut prise d'une forte anxiété juste après avoir discuté avec une amie affolée parce qu'elle venait d'échouer au cours d'anatomie. J'ai tout de suite senti intuitivement que la panique de Jan était un prolongement énergétique superposé. Cette dernière ne redoutait pas d'échouer à un cours : la peur de son amie s'était simplement attachée à elle. Mon boulot de psychiatre énergétique consiste à découvrir qui cause quoi, et puis d'aider mes patients – et vous aussi – à se défaire des frayeurs assimilées de l'extérieur. Autrement, ce brouillage des frontières énergétiques risque d'entraîner une confusion psychologique. Lorsque les agoraphobes et autres victimes de troubles de l'anxiété cessent d'absorber la peur des autres, ils reprennent goût aux bains de foule. (Voyez également les techniques pour affronter les vampires énergétiques au chapitre 9.)

Réduire les affres à néant. Quand la peur surgit, interrogez-vous : « M'appartient-elle ou est-ce celle d'un autre ? » Il peut parfois y avoir un mélange des deux. Si l'appréhension est la vôtre, confrontez-la avec indulgence. Sinon, tentez alors de déterminer celui qui l'a de toute évidence générée. Si vous venez de voir une comédie et que vous rentrez à la maison angoissé, c'est peut-être que vous avez absorbé la peur d'inconnus qui étaient assis près de vous au cinéma. À proximité, les champs énergétiques se chevauchent. Il en va de même pour les centres commerciaux. Voici comment se défaire de la peur qui ne vous appartient pas :

- Si possible, éloignez-vous de la source. Mettez une distance d'au moins six mètres entre vous et le champ énergétique de l'autre ; vous vous sentirez soulagé. Ne faites pas l'erreur d'éviter d'offenser un inconnu. Dans un lieu public, je n'hésite pas à changer de siège si je capte des ondes indésirables.
- Pendant quelques minutes, centrez-vous en vous concentrant sur le souffle : expirez la peur, inspirez le calme. Mettez en œuvre les méditations que vous avez apprises sur le souffle et pour s'ancrer. Visualisez que la peur est une fumée noire qui vous quitte et le calme, une lumière blanche qui envahit votre corps ; cet exercice apporte des résultats immédiats.
- La peur se loge souvent dans notre centre énergétique émotionnel, le plexus solaire. Posez votre paume à cet endroit, en émettant vers celui-ci de l'énergie aimante pour évacuer l'angoisse. Continuez à diffuser de l'amour par le cœur et dirigez-le vers la région pour purifier la pollution émotionnelle.

ABOLIR LE MÉPRIS DE SOI, LA COLÈRE, L'INQUIÉTUDE ET LA HONTE

Les sept tactiques présentées ci-haut vous permettront de repousser la peur. Néanmoins, d'autres émotions négatives telles le mépris de soi, la colère, l'inquiétude et la honte peuvent aussi siphonner votre énergie. Les vues classiques sur la manière dont les humains digèrent ces sentiments négatifs ne me satisfont pas. Il est bien entendu passionnant de savoir que la rage a été localisée dans l'hypothalamus et que la neuropsychiatrie a décelé des déséquilibres biochimiques liés au mépris de soi caractérisant la dépression. La psychiatrie énergétique adhère à ces données, mais elle apporte aussi une nuance spirituelle et énergétique. La manière dont nous gérons les émotions difficiles – dont le rôle n'est pas uniquement de nous tourmenter – n'a aucun sens sans cette nuance.

Le mépris de soi

À en juger par les apparences, on ne peut savoir que le mépris de soi est endémique parmi nous. Il arrive que des gens courageusement honnêtes viennent me voir et avouent : « Je me méprise, mais je voudrais changer. » D'autres encore se déprécient sans en avoir conscience. D'une manière ou d'une autre, le mépris de soi découle d'une blessure profonde ayant formé une cicatrice dans notre champ énergétique. Pour le guérir, il faudra faire montre d'une extrême compassion.

Je m'inspire de ma formation médicale à UCLA [University of California in Los Angeles] pour aider mes patients à élucider les messages négatifs provenant de leur enfance ou de leur présent, messages qui les empêchent de voir qu'ils sont exceptionnels. À vrai dire, nous sommes tous exceptionnels et nous avons tous de la valeur : voilà un précepte inaltérable de la psychiatrie énergétique. Un patient particulièrement vulnérable qui, enfant, était intensément sensible à l'énergie subtile, avait été surnommé par ses parents « Pauvre Davey, l'homme de l'espace ». Des années durant, il accorda foi à leurs dénigrements et se méprisait. Vous pouvez l'imaginer, cela le touchait dans le vif. J'ai moi-même connu l'humiliation d'être éduquée par des parents qui rejettent vos intuitions. En grandissant, Davey était toujours « différent » ; il communiait avec les arbres, avec les animaux, avec le ciel. À vingt-cinq ans, devenu facteur, il souffrait d'une timidité maladive. Sincèrement naïf, il était dépourvu de cette jugeote réaliste, mais il était nanti d'une pureté défiant tout cynisme. Davey avait besoin d'un coup de pouce pour pulvériser l'étiquette cruelle que lui avaient assénée ses parents. J'étais heureuse de lui offrir ce coup de main. La psychiatrie énergétique confirma ce que Davey avait toujours pressenti ; elle lui a permis d'intégrer ses intuitions pour se façonner une identité plus solide. Un monde nouveau s'ouvrit à lui et son mépris de soi diminua peu à peu. Lors d'une séance récente, Davey me dit : « Je vais m'entourer de gens qui ne me ridiculiseront pas lorsque je leur confie que je perçois des couleurs merveilleuses autour d'eux. Je vais me remettre à étreindre les arbres. Je vais continuer à m'entretenir avec les animaux et je leur dirai que je n'ai jamais cessé de les aimer. » Naturellement, la promesse de Davey me toucha profondément.

Le mépris pour soi peut aussi remonter ailleurs que dans la présente réalité, comme j'ai pu le constater personnellement. Permettez-moi d'expliquer. Naguère, nous goûtions *tous* la félicité infinie de la transcendance, l'endroit d'où nous provenons – même les rationalistes les plus conservateurs et anti-hippie. Exempts de toute limite physique, nos corps subtils étaient illimités, ils s'envolaient. (Les enfants s'en souviennent ; quelques-uns ont besoin d'une forte persuasion pour les convaincre qu'il faut plus qu'un souffle d'air ou une cape pour voler.) En vérité, nous avons dû nous comprimer pour nous ajuster à la forme physique, afin d'assimiler les leçons du corps. Par contre, nous associons intuitivement à tort notre petitesse relative et cette absence de félicité à des sentiments de « n'être pas à la hauteur » et au mépris de soi. J'inculque à mes patients la valeur précieuse du corps humain et la manière de s'ajuster : comment passer de l'infini à la forme physique contrainte. Les gens sont avides de connaître ce genre de détails, car ils souhaitent mieux comprendre ce qu'ils sont. Même si ma conception du mépris de soi est plutôt atypique, peut-être a-t-elle pour vous une saveur de vérité.

Changez dès maintenant
Défaites-vous du mépris pour soi

Que vous souffriez d'un immense ou d'un petit sentiment de dévalorisation, il est temps d'apporter des soins à votre cœur blessé. Dans votre journal de solutions, analysez quelles personnes, du passé ou de votre présent, vous ont inculqué des messages dévalorisants, notamment dans votre famille. Dressez la liste de ces messages, même s'ils sont douloureux. La plupart se révéleront de toute évidence faux. Peu importe depuis combien de temps vous y avez cru, voici l'occasion de voir la vérité. La psychiatrie traditionnelle possède un terme, *folie à deux*, pour désigner deux personnes victimes de la même hallucination. Ne participez pas à cette psychose. Il n'est pas égoïste d'avoir une meilleure opinion à votre égard.

Même si dans l'enfance certaines critiques étaient vaguement fondées – « Tu es énorme », une méchanceté fréquemment assénée à des enfants obèses – le message est déterminant. Tous nous pouvons nous améliorer, mais il faut employer la compassion, et non le dédain, pour faire avancer le processus. Dans votre journal, notez ce qu'il faut travailler et occupez-vous-en avec douceur et bienveillance. Faites preuve de clémence à votre égard. Sans fin, nous devons affronter quantité de difficultés physiques et affectives. Avec cette méthode, considérez-les comme des moyens d'aimer davantage et de lutter contre l'obscurité. N'acceptez jamais de jugement arbitraire négatif de quiconque, même s'il s'agit du Pape en personne !

La colère

La colère, sentiment d'intense déplaisir et d'antagonisme, vient du latin *angere*, « étrangler ». Nous nous emportons contre ceux qui nous ont fait du mal, qui nous ont contrariés ou qui nous ont laissés tomber. Nous nous mettons en colère contre nous-mêmes. Contre Dieu. Enfant, j'étais furieuse de me retrouver coincée sur Terre ; j'avais l'impression d'être une extraterrestre qui n'espérait qu'une chose : rentrer chez soi ! La colère masque parfois l'angoisse ou une blessure ; elle entraîne également le ressentiment, que nous aborderons ci-après. La colère est humaine ; nous l'éprouvons tous. Grâce à cette méthode, vous apprendrez à l'identifier et à l'exprimer sainement, puis à passer à autre chose. La colère est une énergie subtile toxique. Bouillonnant dans votre organisme, elle peut vous dévorer tout cru ou encore, faire dangereusement irruption. Voyez ces reines du foyer, si courtoises et bonnes catholiques, qui se transforment en meurtrières sociopathes parce qu'elles ont perdu la boule en raison d'une colère réprimée.

La colère peut aussi s'avérer physiquement dévastatrice lorsqu'elle est transformée en énergie psychokinétique, cette puissance des émotions qui influe sur la matière. Voyez ce qui est arrivé à Kate. Mère d'un jeune garçon, compétente et terre-à-terre, elle s'est présentée à mon atelier sur l'énergie, terrifiée par la fureur qu'elle éprouvait. Surmontant ses hésitations, elle confia finalement au groupe d'une voix tremblante : « Moi et mon mari étions au beau milieu d'une discussion féroce au sujet de nos finances, par nos téléphones cellulaires. Brusquement, l'immense baie vitrée juste à côté de moi a volé en pièces. J'étais seule à la maison. Mon Dieu, j'ai paniqué ! » Kate ajouta que sa colère avait auparavant fait exploser des verres et stoppé des horloges ; elle avait tendance à écarter ces incidents « trop bizarres ». Mais une vitre qui explose ?

J'ai expliqué à Kate que j'avais été témoin du chaos énergétique que cause l'emportement. Il peut en outre provoquer un stress terrible dans le corps et dans l'environnement. Quand je travaillais dans un laboratoire de parapsychologie à UCLA, l'une de mes tâches consistait à enquêter sur les « fantômes ». Le nombre incroyable de gens à Los Angeles qui sont persuadés que leur demeure est hantée m'a toujours fait rire. Ils m'expliquaient que l'équipement électronique s'éteignait et se rallumait de manière erratique et que la vaisselle volait de part en part de la pièce. Phénomènes pour le moins insolites ! En tant que chercheurs, nous sommes d'abord arrivés à la conclusion que, même si le prodige était avéré, on l'interprétait faussement. Règle générale, ces épisodes étaient l'effet de la colère ; lorsque le torchon brûlait dans la famille, les incidents se multipliaient. Si elle déménageait, ces événements insolites accompagnaient la famille, illustrant ainsi comment l'énergie émotionnelle psychokinétique altère littéralement l'environnement.

J'ai conseillé à Kate, et je vous le recommande aussi : ne laissez pas la rage aller si loin, faites appel aux conseils ci-dessous pour la désamorcer. Quand je suis vraiment contrariée, je préfère d'abord me calmer. Je me consacre donc à mon journal, à la prière et à la respiration profonde, afin de ne pas être une bombe à retardement lorsque je rencontre quelqu'un. Votre colère ne doit pas causer de dommages, ni à vous-même ni à d'autres. D'une certaine manière, Kate avait de la chance : elle recevait un feedback matériel instantané lorsque sa colère était excessive. Peut-être est-ce également votre cas. Quand vous êtes furieux, souvenez-vous de Kate : la colère est capable de produire toutes sortes de dégâts. Parfois il est possible de la gérer efficacement sur le coup : vous exprimez clairement votre problème, vous écoutez sans être sur la défensive le point de vue de l'autre et vous collaborez pour trouver une solution. Malheureusement, nous ne sommes pas toujours si pondérés, si placides. Pour attraper la colère au vol et limiter les dommages, voici un exercice à adopter.

CHANGEZ DÈS MAINTENANT
DÉSAMORCEZ LA COLÈRE QUI VOUS PERTURBE EN SUIVANT LA RÈGLE DES 48 HEURES

1. *Identifiez rapidement la cause de votre colère.* La rage impulsive, inconsciente est pernicieuse ; elle peut nous faire du tort, blesser autrui et même casser des vitres. Pour vous épargner des conséquences fâcheuses, quand monte la colère, tempérez votre réaction. Identifiez immédiatement sa cause, mais ne suivez pas l'impulsion d'attaquer.
2. *Autorisez-vous à tempêter pendant 48 heures, maximum.* La pire chose que vous puissiez faire, c'est de réprimer votre fureur : tenter de contenir cette bombe énergétique implosera ou vous incitera au passage à l'acte passif agressif. Il n'est pas judicieux d'affronter l'offenseur sans attendre. Pendant 48 heures, lâchez de la vapeur et pestez contre l'objet de votre colère seul, auprès d'un thérapeute ou d'un ami. Par le fait même, vous entamez la guérison en désamorçant l'énergie négative.
3. *Après 48 heures, commencez à vous défaire de la colère.* Vous devez pour ce faire vous distancier de votre ego (même si vous aviez raison) et passer à l'autopréservation. Se libérer de la colère est un processus graduel, mais vous pouvez l'entamer dès maintenant. Je vous conseille d'écrire dans votre journal pour décharger *tout* votre venin. Ou alors, priez sans relâche pour que l'on vous en libère. Sortez votre rage de votre centre énergétique du plexus solaire par l'expiration ; assurez-vous qu'elle ne se solidifie pas. Prenez quelques minutes de temps à autre pour inspirer le calme et pour expulser la toxicité de la colère avec le souffle.
4. *Exprimez votre exaspération à l'offenseur.* En premier lieu, évaluez la situation. Si la personne n'est pas ouverte, qu'elle se montre

vindicative ou qu'il n'y ait rien à gagner (d'un patron tyrannique, par exemple), il peut ne pas être approprié d'exprimer votre colère directement. Faites plutôt appel aux mesures ci-dessus ou évitez les contacts. Si la personne se montre réceptive, n'oubliez pas que le but n'est pas de l'étriper, mais de communiquer ce que vous avez à dire et d'être entendu. Restez calme et dites fermement : « Je suis en colère parce que... » L'offenseur sera peut-être disposé à se réconcilier ou à présenter ses excuses. Dans le cas contraire, n'enflammez pas l'antagonisme et ne vous engagez pas dans une lutte pour le pouvoir. Demeurez ferme, restez centré et sachez que vous avez exprimé votre vérité. Vous pouvez dire : « Je respecte tes sentiments, mais il faut nous entendre sur notre désaccord. Je suis désolé de ne pouvoir résoudre ce conflit maintenant. »

L'inquiétude

L'inquiétude, le stress mental qui résulte de l'anticipation d'une calamité, vient du latin « serrement » : rien à voir avec l'épanouissement de l'énergie. L'inquiétude signale une abdication spirituelle ; elle est obsessionnelle, répétitive, souvent irrépressible. Si nous nous relions à une puissance supérieure, si nous comprenons que même les épreuves les plus infernales sont aptes à faire croître en nous l'Esprit, alors se faire du souci n'a plus aucun sens. Bien entendu, je n'affirme pas qu'il soit facile d'acquérir une telle attitude. Il est naturel pour une mère, disons, de se faire du mauvais sang pour son enfant malade ; pourtant, l'inquiétude rend le souci douloureux. Il va sans dire que je me porterais au secours de cette mère dans sa lutte pour le bonheur de son enfant. Cependant, je l'inciterais également à se montrer plus clémente envers elle-même, à tempérer cet état tourmenté. L'action instrumentale est une chose, l'acceptation en est une autre, et la peur, encore une autre. Même si cela nous paraît pratiquement impossible, il faut nous efforcer d'accepter la destinée suivant ses conditions, plutôt que de nous ronger les sangs. Même les événements cauchemardesques sont capables d'ouvrir notre cœur.

Nora, une de mes patientes, est une femme charmante avec un intellect hautement affûté. Elle refuse pourtant de renoncer à la conviction qu'elle n'a pas de chance. Elle dit : « Ma mère me l'a assuré. Et tous mes amoureux l'ont constaté. » Elle est d'avis que sa carrière de chanteuse court à sa perte en raison de son manque de chance. « Je suis toujours au mauvais endroit, au mauvais moment », voilà son mantra. Nora s'inquiète de l'adversité et projette son inquiétude sur les occasions dans sa profession. Rien de ce que je dirai ou que quiconque dira ne la persuadera du contraire. D'un point de vue énergétique, Nora resserre le nœud du souci plus étroitement. À un point tel que je suis persuadée qu'elle génère autour d'elle un champ de force négatif et perpétue ainsi une prophétie qui se réalise d'elle-même.

Si vous êtes du genre à vous tourmenter, je vous recommande de commencer par une méditation étonnamment simple. Cette approche douce a réussi à apaiser les tourments de Nora. Comme elle, faites-vous du mauvais sang si cela vous chante ; sachez toutefois que cela n'arrangera rien. Vous faire du souci nouera votre énergie. Pour cette méthode, il faut transcender l'inquiétude. Ne vous en faites pas : l'insouciance ne vous privera pas de votre inspiration créatrice et ne vous rendra pas moins compatissant ou perspicace. Vous affranchir de l'inquiétude et mettre simplement un terme à cette souffrance épargnent des quantités d'énergie ; c'est un don magnifique.

Changez dès maintenant
Apaisez l'inquiétude avec une méditation sur l'amour bienveillant

L'inquiétude nous donne l'impression d'être isolé et en danger, personne n'étant là pour nous aider. La méditation qui suit s'inspire d'une pratique bouddhiste datant de 2 500 ans ; elle cultive l'amour bienveillant en vous. Commencez par trouver une position détendue ; prenez quelques respirations profondes. Une fois apaisé, répétez silencieusement les phrases ci-dessous pour apaiser vos tourments. Ce faisant, imaginez-vous, petit enfant adorable ou sous votre forme actuelle, niché dans les bras de l'amour.

Puissé-je être libre d'inquiétude
Puissé-je être bien
Puissé-je être en sûreté et heureux
Puissé-je être en paix

Cette formule transmue l'énergie négative en énergie sacrée. Continuez à la répéter en silence chaque fois que l'inquiétude vous ronge : au cabinet du médecin, pendant un examen, au cours d'une réunion. En toutes circonstances, laissez l'amour bienveillant dissoudre l'inquiétude. (Je vous conseille également l'ouvrage de Sharon Salzberg Lovingkindness, *ma bible pour cette pratique contemplative – voir la section « Choix de lecture » à la fin du livre.)*

La honte

La honte est une émotion négative qui provient du sentiment d'être incompétent, un sentiment de dévalorisation, de tourment intérieur et d'échec qui décourage et tarit notre vitalité. John Bradshaw décrit la honte comme une « profonde coupure ressentie essentiellement de l'intérieur. » J'interprète la honte comme une blessure subtile inscrite dans notre champ énergétique. Nous avons honte parce que nos parents avaient honte d'eux-mêmes – à l'image de canetons qui imitent le comportement de la mère canard, nous reproduisons nos modèles de la petite enfance. La honte provient aussi du fait d'être abandonné, négligé ou maltraité. La société peut nous humilier : honte d'être obèse, pas assez joli, trop âgé. Nous avons tous des hontes secrètes, quelques-unes plus lourdes que d'autres. Une amie, qui vit à contre-courant culturel, avait honte de « se vendre » en regardant l'émission *Entertainment Tonight.* Pour être à notre meilleur, ces embarras doivent faire surface, s'exprimer et guérir.

CHANGEZ DÈS MAINTENANT
DÉLIVREZ-VOUS DE LA HONTE
PAR LA THÉRAPIE FLORALE

Ne laissez pas les vibrations négatives impies de la honte (ou de toute émotion négative) ruiner vos progrès énergétiques. Pour découvrir ce à quoi vous avez affaire, dressez une liste complète de vos embarras dans votre journal intime. Puis faites-en la lecture à quelqu'un en qui vous avez confiance. Une fois exprimées, ces hontes secrètes ont moins d'emprise. Par la suite, rendez-vous chez le fleuriste. Pour chaque honte, choisissez une fleur. La jonquille si vous avez honte de votre corps ; une branche de lilas si vous avez honte d'être marginal ; l'orchidée pour la honte d'être « hypersensible » ; le tournesol pour la honte d'avoir trahi. Composez un ravissant bouquet et emportez-le à la maison. Subséquemment, chaque fois que la honte pointe son nez, évoquez la fleur qui lui est associée pour qu'elle vous rappelle votre capacité à conquérir ce sentiment, à vous pardonner et à apprécier votre beauté unique. Les fleurs sont nos amies, elles ont des vertus salutaires. Ces formes de vie enjouées et généreuses évoquent notre lumière.

Les émotions abordées dans cette section, comme dans l'ensemble du livre, exigent un assainissement fréquent. Quelle satisfaction de terminer le grand ménage et de faire don de sacs remplis de vieilleries aux bonnes œuvres ! Se défaire de la négativité est tout aussi gratifiant. Celle-ci tend à s'accumuler, mais il vous revient de décider pendant combien de temps. Quand la fatigue finit par s'installer jusqu'à votre moelle, il vous faudra peut-être des mois pour vous rétablir. Affronter les émotions négatives régulièrement empêchera le bagage émotionnel de vous abattre.

ÉVACUER LES RÉSIDUS D'ÉNERGIE NÉGATIVE : DISSIPER LA RANCŒUR ET SE RACHETER

À quatorze ans, je suis tombée amoureuse pour la première fois. Les yeux d'Andy étaient d'un bleu cobalt. Je n'oublierai jamais leur lueur pétillante quand il faisait du surf à Malibu, ni le doux parfum de jasmin quand nous nous embrassions les soirs de printemps dans le jardin, chez moi. Puis un jour, après avoir été inséraparables pendant près de deux ans, je l'ai surpris en train d'embrasser une meneuse de claques, une blonde aux yeux bleus, la fille la plus populaire de l'école. Pis encore, de sa nouvelle bagnole sport, ils m'aperçurent et continuèrent à s'embrasser comme si de rien n'était ! Anéantie, j'ai sangloté des mois durant, je me suis complètement vidée de toute énergie. Le pire, ce fut qu'Andy ne m'ait jamais même téléphoné pour s'expliquer. Pendant vingt ans, j'ai pansé ma blessure et rabâché une longue liste de rancœurs tout à fait compréhensibles.

Puis un beau jour, Andy m'a téléphoné. Nous nous sommes retrouvés pour déjeuner à Venice Beach. Je lui ai alors demandé : « Pourquoi ? » Naturellement, je fus ravie d'entendre : « Ce fut la plus grosse erreur de ma vie » et « J'ai été égoïste. Je voulais simplement être populaire. » Ces priorités d'adolescent étaient, a posteriori, plus faciles à comprendre. Le miracle cet après-midi-là fut que j'aie été en mesure de lui pardonner ; ces amères rancunes que j'avais entretenues si longtemps s'estompèrent peu à peu. Peut-être que mon cœur avait grandi ou que les défauts des gens, et les miens, paraissent plus excusables à mesure que je vieillis. Quelle qu'en soit la raison, j'ai senti l'énergie se libérer en moi, une énergie comprimée à mon insue. Dès lors, j'ai ressenti qu'une plus grande part de ma vitalité était accessible.

Avec l'accumulation des ressentiments, ceux-ci forment une pellicule qui voile la limpidité de notre énergie. On peut avoir des millions « d'excellentes » raisons de s'accrocher à sa rancune, mais voilà des millions de siphons qui tarissent notre énergie. Vous tirez même peut-être un certain dynamisme de ce ressentiment, mais pour finir, il vous asphyxiera. Mieux vaut contenir votre orgueil, tendrement débrouiller ces blessures résiduelles et vous efforcer de vous en défaire. C'est pour vous, et pour personne d'autre.

Le pardon est un état de grâce ; impossible de le contraindre ou de le feindre. La psychiatrie énergétique développe la générosité du cœur. Ce faisant, vous êtes capable de pardonner les blessures infligées par d'autres ou par vous-même. Le pardon conquiert l'invincible – l'obstination qui étouffe l'amour, la douleur tenace qui mure nos réserves d'énergie. Une étude à Standford a démontré que pardonner réduit significativement le stress, la rage et les symptômes psychosomatiques. Voilà qui est tout à fait compréhensible si l'on songe à l'accumulation d'énergie négative qu'un pardon peut expulser. Je n'affirme pas que la trahison soit toujours justifiée, que vous n'ayez pas le droit d'être furieux si quelqu'un vous fait du tort, ni que vous ne deviez pas tenter d'améliorer une situation destructrice ou d'en sortir. Accorder sa clémence assure toutefois que la rancœur ne se repaîtra pas de votre énergie. Pour finir, n'oubliez pas que le pardon vise l'acteur, pas l'acte. Vous pouvez pardonner à l'offenseur parce qu'il est traumatisé, tout en reconnaissant la gravité du geste qu'il a commis.

CHANGEZ DÈS MAINTENANT
LAISSEZ TOMBER LA RANCŒUR

Le but visé en vous délestant des ressentiments, c'est d'accroître *votre* énergie sacrée. Choisissez une cible : une mère caustique, un mari contrôlant, un collègue sans scrupules. Peut-être lui avez-vous fait en vain part de vos doléances. (Si la personne se montre un tant soit peu réceptive, tentez toujours de régler le conflit.) Votre cible est peut-être aussi impossible d'approche. D'une manière ou d'une autre, hors de sa présence, exprimez votre ressentiment sans l'embellir. Dites par exemple : « Je hais ce visage à deux faces insidieux parce que… » Pas d'inhibitions. Pas de détours. Extérioriser vos sentiments avec franchise est une passerelle indispensable menant au pardon.

Une fois calmé, efforcez-vous sincèrement de faire naître la compassion relativement aux imperfections de la personne, pas pour le geste en soi. Analysez la situation. Cela peut s'avérer excessivement difficile. Quelles insécurités, quelles angoisses l'ont-elles poussée à ce geste ? Pourquoi son cœur est-il si fermé ? Quelle est la cause de sa cécité morale ? Cherchez à définir le contexte entourant l'acte posé. À ce stade, vous serez peut-être en mesure de commencer à pardonner. Même si vous n'y êtes pas encore arrivé, ne vous en faites pas. La volonté en soi déclenche un flux de vibrations positives, elle purifie votre système. Répétez l'exercice une fois par jour pendant une semaine au minimum. Voyez si votre énergie s'améliore. Je parie que vous vous sentirez soulagé d'un grand fardeau.

Inversons maintenant le scénario. Et si c'était vous qui aviez nui à quelqu'un ? Nous le faisons tous, inévitablement, même si ce n'est pas délibéré. Admettez-le, je vous en prie. Ce peut être un petit préjudice. Une bonne amie qui m'en voulait m'adressa un jour le reproche légitime suivant : « Tu n'as aucun respect pour mon temps, puisque tu arrives constamment en retard pour le dîner ! » Il pourrait s'agir d'un tort plus sérieux. Vous avez peut-être détourné des fonds, trompé votre femme, diffamé un partenaire amoureux. Quelle que soit la nature du geste répréhensible commis, pour inverser l'énergie négative, il faut commencer à vous racheter.

Assumer la responsabilité revient à limiter les dommages. Mon amie avait tout à fait raison quant à ma tendance à être en retard, mais je dois avouer que j'ai tout de même été tentée de me défendre. Au lieu, j'ai opté pour les excuses et lui ai fait la promesse d'être à l'heure dorénavant. Le ressentiment de ma copine s'évanouit. Fin de l'histoire. Une telle concession suffit souvent comme amende honorable. Ne laissez pas un orgueil déplacé l'emporter.

Il va sans dire que des préjudices plus sérieux requerront une réparation plus importante. Adoptez les mesures qui suivent. En premier lieu, avec toute l'humilité dont vous êtes capable, concédez que vous avez mal agi. Ensuite, faites tout ce qui est humainement possible pour rectifier la situation : remboursez les dettes, rétractez publiquement une déclaration diffamatoire, entamez une thérapie de couple pour réparer une trahison. Mais finalement, l'acte de pardon revient à la personne lésée. Dans ma pratique psychiatrique, j'ai vu des relations amoureuses survivre à une blessure déchirante, mais uniquement après de sincères efforts pour pardonner. Néanmoins, même si la déchirure s'avère fatale, des excuses s'imposent. Elles mettent un terme à la perpétuation de l'énergie malsaine.

À cet égard, voici une touchante histoire à propos de saint François d'Assise. On affirme que des années durant, il allait de ville en ville, à dos d'âne. Peu avant sa mort, l'une des dernières choses que saint François déclara fut : « Frère âne, tu t'es montré si patient et tu m'as transporté, jour après jour. Je t'en prie, pardonne-moi de t'avoir traité si inhumainement. » C'est extraordinaire : saint François voulait se racheter auprès d'une bête de somme, il estimait que l'âne était un être doué de conscience. Nous pouvons sans l'ombre d'un doute tirer un enseignement de ce récit, ou du moins, chercher à hausser la barre relativement à nos proches humains. Je vous incite à demander pardon même pour les torts causés par inadvertance. Outre les bienfaits pour le bénéficiaire de vos amendes honorables, une telle requête *vous* apportera plus de plénitude.

L'un des préceptes de la psychiatrie énergétique veut que la négativité entraîne la négativité. C'est la loi du stimulus et de la réaction : le tort que vous faites aux autres mine votre vitalité. À ce stade de ma vie, j'ai fini par apprendre que le karma me rattrape instantanément. Si je suis impolie, brutale ou négligente avec quelqu'un, le geste me revient. Mon niveau d'énergie en prend pour son compte. Par conséquent, chaque soir, je prends quelques minutes pour m'adonner à un rituel libérateur que je vous recommande fortement. Dans mon journal intime, je dresse un inventaire succinct de la journée : les bonnes actions que j'ai accomplies et les excuses à faire. Tout est inscrit là, noir sur blanc. L'étape suivante consiste à agir, le plus tôt vaudra le mieux. Si je répare rapidement les torts – par courriel, au téléphone ou en personne (c'est préférable pour les excuses plus importantes), l'énergie négative ne fait pas boule de neige.

L'un de mes patients, un avocat dans le domaine du show-business, n'admet pas la notion que tout comportement ait des répercussions énergétiques. Il me demande : « Pourquoi alors tant de crapules infâmes ne font que s'enrichir et devenir plus influentes ? » C'est le même refrain sempiternel que fredonnent mes patients et amis à Los Angeles, notamment dans le domaine du spectacle. Même si les lois de la physique confirment que toute action possède une réaction égale et opposée, les conséquences de la duperie ne sont pas toujours visibles. Cependant, les médecins sont au courant de bien des vérités dissimulées. En tant que psychiatre, j'ai travaillé avec plusieurs de ces individus ; je connais le prix terrible qu'il leur en coûte, qu'ils aient ou non conscience de la cause véritable. Vous ne pouvez pas sans cesse arnaquer autrui sans que cet acte ne vous rende malade. Douleurs chroniques, dépression, capacité compromise à aimer – la duperie se durcit sur le plan énergétique en des poches toxiques. Le système d'énergie subtile s'affaiblit et des fuites se produisent. Les assoiffés de pouvoir venus me consulter éprouvent un vide intérieur qui va grandissant. Ils y réagissent en tentant de le combler avec plus d'argent, plus de gloire, plus d'acquisitions. La malédiction qui pèse sur eux veut néanmoins que rien n'y fasse.

Chez de tels patients, j'ai constaté qu'une intuition lucide sur leur schéma de comportement impitoyable leur donne du pouvoir ; ils commencent dès lors à changer. Ils se sentent mieux et reconnaissent le bénéfice énergétique. Même alors, certains répugnent à admettre le lien de cause à effet. Lors d'une séance, un président-directeur général souffrant de crises d'anxiété déclara : « Je dois être impitoyable pour me maintenir au sommet. » Difficile de modifier de telles convictions ! Je n'obtiens pas toujours le succès en thérapie. La dispersion de la force vitale ne fait que s'aggraver – dans le cas de ce président en particulier, son angoisse et son insomnie ne firent qu'empirer. La prochaine fois que vous déplorerez que ces magnats hypocrites possèdent tout, n'oubliez pas les répercussions énergétiques qu'ils doivent subir à l'arrière-scène.

En tant que membres de la famille humaine, tous, nous avons des atouts et des faiblesses. Pourtant, vous n'avez pas à encaisser l'énergie négative – la vôtre ou celle d'autrui – sans réagir. La quatrième prescription de la méthode pour épanouir l'énergie sacrée permet de lutter contre les émotions plus sombres avec lucidité et amour. L'humour est également avantageux. Un ami, gérant d'un groupe de musique country, personnifie la douloureuse convoitise qu'il connaît trop bien comme cela : « Hé l'ami ! C'est encore toi. Je connaissais ta maman ! » Cherchez à guérir vos insécurités, mais ne leur accordez pas trop d'effort.

Construire un monde de lumière à l'intérieur et à l'extérieur et veiller sur lui exige la détermination de déconstruire la négativité. Pour atteindre la paix sur tous les plans, on ne peut s'y soustraire. La poétesse Mary Oliver nous le rappelle dans *Shadows* :

Chacun sait que les puissantes énergies déchaînées jettent des ombres terribles, que chacun des actes insensés entoure de son fil le monde et pénètre le cœur humain.

L'énergie que nous projetons possède des répercussions bien réelles, sur nous-mêmes et sur la société. Nous avons la capacité de devenir lumineux, pas sombres. Mettez en œuvre cette prescription, avec vigilance et bienveillance, et transformez les émotions qui entravent votre vitalité.

Choyez-vous :

Faites une pause officielle des tracas ou de la résolution des problèmes affectifs afin de renouveler votre énergie. Pendant une heure ou plus, relâchez la pression. Téléphonez à votre ami le plus drôle et discutez de fringues et de cinéma. Si vous le préférez, restez simplement au lit et régalez-vous de tranches d'orange. Vous pouvez également jouer au basketball ou contempler les cieux. Ne faites rien, si c'est tout ce qui vous fait envie.

ENTREVUE : IYANLA VANZANT PARLE DE LA GUÉRISON DES ÉMOTIONS NÉGATIVES

Iyanla Vanzant est une conférencière inspirée, célèbre à l'échelle nationale, auteure d'un best-seller et pasteure ordonnée.

À mon sens, l'énergie émotionnelle positive provient des pensées, des paroles, des sentiments et des actions alignés. Je la capte dans le champ énergétique d'une personne sous forme de chaleur, d'une sorte de rayonnement. Mon intuition la perçoit. Son aura est paisible et accueillante. C'est tangible. En présence d'une personne positive, je peux baisser mes défenses. Si je génère de l'énergie sacrée en moi-même, je me sens heureuse, j'ai envie de sourire aux passants dans la rue. Je considère que cette énergie, que l'on nomme aussi qi, est de nature divine ; c'est une lumière intérieure qui rayonne par nous, l'essence noble de chaque être.

L'énergie émotionnelle négative, comme la peur, la colère ou la malhonnêteté, dégage une sensation totalement différente. Je la trouve repoussante, je suis sur mes gardes. J'ai le dos contre un mur glacé. Je peux voir une nuance de gris entourant la personne – sa peau, ses yeux et son essence sont ternes. Les gens sont essentiellement ignorants des vibrations qu'ils dégagent. Tous, nous avons de l'énergie émotionnelle négative qu'il faut guérir. Voici ce que je dis aux gens : quand vous entreprenez de remettre de l'ordre dans votre vie, attendez-vous à ce que tout s'effondre autour de vous. Nous avons pour la plupart érigé nos destinées sur de bien piètres fondations. Avant de pouvoir tenir le rôle d'auteure, de guide et de guérisseuse, il m'a fallu me réconcilier en tant que femme afro-américaine, abandonnée et en colère, au milieu d'une société raciste dominée par l'homme. J'ai dû acquérir une vision plus vaste de moi-même. Il fallait que je cesse d'être une femme de race noire pour devenir simplement l'expression féminine de la présence de Dieu. Ce qui ne signifie pas pour autant que je ne l'exprime pas à la manière d'une Afro-Américaine. J'avais tout simplement besoin de repenser l'étiquette. Pour atteindre un domaine supérieur, il a fallu que je me vautre dans les entrailles du monde inférieur ; j'étais donc consciente de la négativité dont je me libérais. Nous devons scruter les émotions qui nous restreignent. Autrement, elles se bloquent dans nos champs énergétiques subtils, elles se fixent dans notre corps. Il nous faudra porter un lourd fardeau énergétique. Le déni est source de souffrances.

J'ai travaillé pour transformer mon énergie négative. Dans le sein de ma mère, j'ai macéré dans la colère, la peur et la victimisation. Ces tendances s'inscrivirent dans mon ADN. Ma mère était pauvre, monoparentale et noire dans les années 1950. En plus, elle avait souffert d'un cancer du sein. Tout était difficile. Dès le départ, j'ai posé un problème. J'ai vu le jour sur le siège arrière d'un taxi à New York, complètement pas à ma place. Dans la vingtaine, néanmoins, j'en ai peu à peu pris conscience. Si les gens me demandaient : « Pourquoi es-tu si furieuse ? », je baissais les armes et je m'interrogeais : « Au fait, oui, pourquoi ? » J'ai eu un coup de pouce de la part de professeurs qui m'ont enseigné comment l'esprit peut guérir. Quand vous passez de « C'est horrible ! » à « Il y peut-être quelque chose de bien à apprendre là-dedans », alors votre attitude se modifie. Davantage qu'une connaissance intellectuelle, il s'agit d'une transformation énergétique.

Garder de la colère et des rancœurs est malsain. Je sais à quel point il est important de s'en défaire. Si elles s'accumulent, mon corps réagit. Je suis têtue. J'ai parfois besoin de confirmations physiques pour retenir mon attention. Ma poitrine se serre. Je perds complètement la voix. Mon corps retient davantage les lipides. Si je prends quatre centimètres sur le postérieur ou si j'attrape le zona sous les aisselles, je le remarque !

Pour inverser l'énergie négative, la mienne et celle d'autrui, je génère plus d'énergie positive. Je tente de m'attacher à la vérité, à la compassion douce. La respiration consciente et profonde s'avère utile ; elle apaise mes peurs et tempère mes jugements critiques, me ramène au cœur. Il en va de même quand je m'offre un massage bienveillant, un sauna (qui élimine les toxines) ou une séance de guérison énergétique. Mais la pire chose à faire, c'est de me culpabiliser ou de blâmer quelqu'un d'autre. Un vieil adage dit : « Si vous versez de l'eau dans un verre, la saleté va monter à la surface et s'éliminer. » C'est possible avec les pensées et les actes positifs. L'amour, voilà le meilleur moyen de supprimer la négativité.

L'amour est l'énergie la plus positive qui s'offre à nous. Je passe mon temps à le diffuser partout. Faire appel à la force de notre cœur permet de nous guérir et guérira la planète. Nous sommes sérieusement en proie à la dénégation. Pour transformer la négativité, il faut d'abord admettre qu'elle existe. Pourquoi nous étonnons-nous du récent terrorisme global ? Parce que nous n'avons pas fait le lien entre le micro [microcosme] et le macro [macrocosme]. Nous ignorons le pouvoir que nous avons en tant qu'individu. Nous ne réalisons pas que nous vivons tous entourés d'un champ énergétique et que ces champs s'assemblent pour former un environnement mondial.

Le changement commence par nous-mêmes. Vous connaissez la chanson : « Que la paix règne sur terre et qu'elle commence par moi ». Si cinq mille d'entre nous s'asseyaient ensemble pour prier afin que la guerre cesse demain, il est possible que cette prière ne se réalise pas. Mais peut-être que dix personnes mourront au lieu de dix mille ; pourtant, nous ne le verrons pas forcément. Par de petits ou de grands gestes, nous pouvons produire le bien, donner forme à l'amour. Ainsi, lorsque vous marchez dans la rue et que vous croisez quelqu'un, souriez-lui. Vous émettez une vibration. Peut-être ce passant sourira-t-il à une autre personne. Avant peu, la ville tout entière sourira.

Cinquième prescription :

Développer une sexualité centrée sur le cœur

Le sexe est-il devenu complètement monotone ? Est-ce une obligation ? L'avez-vous mis en veilleuse ? Heureuse nouvelle : Votre sensualité est sur le point de reprendre vie.

Il faut désormais entrevoir votre sexualité sous l'angle énergétique, pas depuis l'optique tordue qu'impose la culture populaire sur ce qu'est censée être cette expérience. Une sexualité vive et authentique est à la portée de tous. Je vous enseignerai à générer de l'énergie sexuelle depuis l'intérieur, le point de départ pour retrouver ce pouvoir. Subséquemment, vous pourrez l'offrir à votre partenaire. Assimilez le procédé et votre sexualité, si elle est épanouie, s'améliorera et, si elle est terne, elle s'éveillera de la monotonie ou de son hibernation. La méthode accroîtra aussi votre passion pour la vie tout entière.

On nous a conditionnés à ce que devrait être une sexualité saine. Le chanteur-compositeur Kenny Loggins avait vu juste lors de notre entrevue sur le sexe et l'énergie : « Dans le monde de la musique, vous entendez des types qui se vendent, on dirait une mauvaise pub. Le refrain "Je tiens le coup toute la nuit, chérie" sert à masquer le demeuré qui se dissimule derrière de nombreux interprètes. » Peut-être vous briguez d'être un super amant et vous avez réussi : formidable ! Mais si vous êtes comme moi, cet objectif n'offre que peu d'attrait. Chaque style sexuel est unique. Je vous aiderai à définir vos rythmes et vos besoins.

La sexualité demeure une énigme pour de nombreux patients au moment où ils entreprennent la psychiatrie énergétique – c'est davantage un phénomène sporadique qu'un flux intérieur connecté. Pour certains, c'est un train qui s'est emballé, une sexualité devenue compulsive. Plus fréquemment toutefois, les patients viennent me consulter parce que leur sexualité s'est depuis longtemps éteinte. Les raisons sont multiples : ils sont épuisés parce qu'ils élèvent de jeunes enfants ; ils vivent un mariage dépourvu de passion ; ils connaissent de longues périodes sans partenaire sexuel ; ils ont vécu des traumatismes passés ou des trahisons qui les ont conduits à un repli affectif ou ils sont terrifiés par la sexualité. Par ailleurs, quand il s'agit de s'occuper de nous-mêmes dans ce domaine, nous sommes parfois passifs. Ma sexualité est chose du passé, se dit-on, la ressusciter exigera trop d'efforts.

La psychiatrie énergétique permettra de retrouver aisément votre sexualité. L'accent ici est mis sur autre chose que sur l'amour physique entre deux amants – un aspect naturellement merveilleux, mais qui n'est qu'un pétale de la rose. La sexualité, dans mon approche, constitue également une voie d'accès énergétique à la vie, à la transcendance et surtout, à vous-même. Si cette ouverture fait défaut, alors une relation intime sera difficile. Par ailleurs, le fait vous surprendra peut-être, mais même si vous ne faites plus jamais l'amour, vous pouvez toujours garder ouvert ce centre énergétique. Voilà un principe qui soulagea une religieuse portant l'habit qui assistait à mon séminaire. Elle ressentit en effet une bouffée d'énergie sexuelle au cours de la méditation. C'est donc que tous, nous sommes doués du potentiel pour la passion.

La cinquième prescription de ce programme se veut un guide basé sur l'énergie alliant le cœur, le sexe et l'âme. Notre force vitale est semblable à l'arc-en-ciel, elle se dote de nuances distinctes : physiques, affectives, spirituelles, sexuelles. Effectivement, il est possible de mener une vie épanouie sans être actif sexuellement ; néanmoins, développer cet aspect de vous-même, avec ou sans partenaire, optimisera l'ensemble de votre spectre énergétique. Dans ce monde insensible à l'énergie, la sexualité prend souvent peur. Il faudra désormais l'aborder avec une tendresse toute particulière.

Il est étrange que la sexualité ne fasse pas partie d'un programme de mise en forme. D'un point de vue subtil, elle constitue un centre énergétique majeur dans le corps qui accroît la vitalité. Nous l'avons vu, les centres d'énergie se situent le long de l'axe central de notre corps, de la tête aux pieds (sic – de la tête au bas du tronc) ; chacun de ces centres énergétiques correspond à différentes propriétés. Par exemple, le centre « racine » dans la région génitale est lié à la sexualité et à la couleur rouge ; le centre du cœur dans la poitrine est le réservoir de l'amour ; le chakra au sinciput, ou halo, est associé à la spiritualité. La dynamique érotique est une composante d'un continuum plus vaste. Visualisez-la : la force sexuelle s'élève et se mêle à l'énergie des autres centres. Lorsque l'énergie circule librement dans tous les canaux subtils, vous vous sentez vivifiés. La sexualité recharge tout en vous. Elle dénoue la tension émotionnelle et physique refoulée et diminue le stress. Vous dormez plus paisiblement ; la dépression et l'anxiété s'allègent. De plus, avec l'âge, l'activité sexuelle équilibre les hormones, accroît la circulation sanguine vaginale et la lubrification ; elle améliore sans l'ombre d'un doute votre qualité de vie et augmentera peut-être même votre espérance de vie. Si vous soignez votre force vitale, vous devenez plus désirable avec l'âge.

Être éveillé sur le plan érotique électrise votre champ énergétique. Vous projetez des vibrations que d'autres capteront. Dans *Sexus*, Henry Miller décrit le phénomène : les femmes se sentent fortement attirées par lui immédiatement après qu'il ait fait l'amour ; elles perçoivent quelque chose d'irrésistible. Plusieurs patients le confirment : « J'attire plus de gens si je m'apprécie. » La sagesse populaire affirme : « Ceux qui l'ont l'emportent. »

Chacun porte différemment en lui l'énergie sexuelle. Certains d'entre nous maintiennent ces vibrations près de leur centre ; d'autres les projettent dans toute la pièce. Songez aux stars. Personnellement, je réagis au magnétisme discret de Wesley Snipe ou à la sensualité organique de Susan Sarandon et de Sophia Loren. Savoir comment porter votre énergie est la clef de vos rapports avec autrui. Cette clef permet également de bien vous sentir dans votre peau. Ce qui importe, c'est la qualité de l'énergie que nous dégageons.

L'énergie sexuelle saine donne à votre vie érotique une saveur centrée sur le cœur ; voilà qui est considérablement plus désirable que d'être centré uniquement sur le plan génital. La présente approche tient également compte de la manière de vous occuper de vous et de traiter votre partenaire. Ces vibrations sont un amalgame sidérant où l'on se sent au chaud, choyé et délicieusement érotisé. L'énergie négative en est l'antithèse. Le froid et le revêche ne sont jamais sécurisants, même si, naturellement, ce type d'énergie malsaine peut coexister avec une attirance sexuelle intense. Au pire, l'énergie sexuelle malsaine est sans-cœur, contrôlante, obsessive ou brutale.

Autrefois, on imposait aux femmes en particulier de réprimer leur énergie. Il faut malheureusement l'admettre, la puissance sexuelle et intuitive féminine effraie les hommes. Cette crainte se manifeste sans fin : « sorcières » brûlées sur le bûcher, ceintures de chasteté, violence conjugale, excision du clitoris, etc. Plusieurs des femmes afghanes réduites à des amas de tissus asexués n'ont pas choisi ce vêtement musulman. Je le souligne : prendre plaisir à notre moi érotique, ce n'est pas du tout être indulgent envers soi-même, ni être narcissique. C'est une forme de liberté politique et énergétique.

La cinquième prescription décrira comment mobiliser de l'énergie sexuelle saine et purger le négatif. C'est un remaniement de votre champ énergétique. Il faudra vous livrer à une enquête de détective et être disposé à expérimenter. Il s'agit de découvrir ce qui vous électrise sur le plan érotique, d'allier pouvoir et jeu.

ATTISEZ VOTRE ÉNERGIE SEXUELLE

Chacun de nous peut aviver la passion qui sommeille en lui. Sachez que l'ardeur est en vous ; partez à sa recherche. La torpeur érotique signale une fermeture énergétique, c'est une réaction possible à n'importe quoi, de l'épuisement aux vieilles blessures. Attiser l'énergie sexuelle saine en vous est un processus de régénérescence qui exigera de réveiller votre corps et de supprimer les blocages qui entravent la sensation. Pour redémarrer votre sexualité, vous n'avez nul besoin de quelqu'un d'autre. J'entends si souvent des patients ou des amis s'exclamer : « Si une personne ne m'attire pas, ma sexualité s'endort. C'est automatique ! » Accepter cette situation revient à s'exiler dans des limbes dépourvus de libido. Rassurez-vous, des alternatives plus attrayantes s'offrent à vous. *Vérité # 1 sur l'énergie* : il n'est pas nécessaire de reléguer votre moi sensuel à la latence ou au tombeau même si vous n'avez pas de partenaire pour l'instant. *Vérité # 2 sur l'énergie :* Si vous êtes sensuellement épris de la vie (cette azalée, ce chat siamois, l'écume sur une vague), votre ardeur décuplera, quand vous êtes seul ou avec votre partenaire. Il est possible d'alimenter votre sensualité, même en l'absence de liaison amoureuse. Si vous décidez d'avoir une relation toutefois, vous n'arriverez pas les mains vides et vous ne vous attendrez pas à ce que l'autre éveille la passion que vous possédez déjà.

Pour élargir votre éventail érotique, comprenez qu'il répond à des facteurs inattendus. Au début de mes recherches sur l'énergie, cette force me prit par surprise. En 1986, je participais à un séminaire sur la spiritualité féminine sur la côte nord de l'île de Kauai [à Hawaï]. Lors d'une période de silence et de jeûne, je me baladais au crépuscule dans un bosquet tropical luxuriant sur le Pacifique. De doux alizés caressaient ma robe de coton fin ; je contemplais la danse ondoyante des palmiers dans la brise. Un air moite caressait ma peau et j'étais ensorcelée par le frémissement des feuilles d'un prunier tout près ; leur froufroutement éveillait mon désir. Sidérée, je me suis appuyée contre l'arbre et j'ai senti les pulsations de chaleur qu'il me transmettait. J'ai collé mon dos à son tronc, redoutant que tout mouvement ou jugement de l'événement en cours dissipe la sensation. Dieu merci, mon esprit se montra coopératif. Mon corps tout entier explosa en un orgasme.

Ce soir-là à Kauai, je fis connaissance avec la sensualité extatique de la nature. Mon esprit linéaire de médecin s'objectait « Impossible ! » Cependant, mon corps témoignait intuitivement de cette réalité énergétique que j'avais vécue. Avant cette découverte, ma libido était toujours liée à un homme. Lorsque j'étais célibataire, j'avais l'impression d'être moins féminine, presque invisible. Cette révélation que la sexualité naît en moi-même et dans la nature me transforma. Conçus dans l'esprit de la découverte, les exercices qui suivent vous permettront d'inviter l'énergie érotique à vous envahir. Chaque exercice doit être considéré comme une méditation bienveillante avec une touche sensuelle ; voilà l'occasion d'apporter tout l'amour que vous avez pratiqué jusqu'ici au domaine de la sexualité. Livrez-vous à ces exercices lorsque vous êtes seul. Il s'agit de ressentir l'énergie érotique en vous, sans partenaire.

Changez dès maintenant
Éveillez votre sensualité

Prenez un moment de répit, à l'abri des intrusions, pour expérimenter de bon cœur : vous vous attarderez aux nuances de l'érotique. Détendez-vous en respirant à fond et lentement. D'habitude, nous respirons superficiellement en vue de tempérer nos sentiments, sexuels ou autres. Soyez tolérant envers vous-même. Comme vous l'avez fait avec les émotions négatives, expulsez la crainte ou la honte de votre corps par la respiration.

Vous devrez ressentir – pas penser – que vous habitez votre être physique aussi totalement que possible. En vous livrant aux techniques décrites ci-dessous, les mêmes que j'enseigne à mes patients, concentrez-vous légèrement sur le centre de l'énergie sexuelle dans la région génitale. Depuis ce point, la force érotique – qui prend la forme de picotements, d'électricité ou de chaleur – s'élève de quelques centimètres ou plus. Si cette région semble engourdie, y poser votre attention accroîtra votre sensibilité.

- *Éveiller le toucher.* Avec une fleur fraîche ou une plume, caressez lentement votre corps tout entier. (Je me sers personnellement d'une rose bien épanouie, dont les pétales sont prêts à tomber.) Commencez par la joue, le cou, la poitrine, en descendant peu à peu. Laissez-vous aller aux sensations. Puis touchez des centres énergétiques spécifiques avec la fleur ou la plume – celui du cœur ou le centre sexuel, par exemple. Pour les activer, faites des mouvements circulaires, répétés et délicats, au-dessus de ces zones. C'est tout à fait délicieux. L'énergie réagit à un toucher à peine perceptible.
- *Éveiller le goût.* Vous allez goûter comme jamais auparavant. Choisissez divers aliments, des herbes ou des épices à l'arôme intense. Disposez-les sur une assiette. Ceux que je préfère sont la papaye, la menthe poivrée et le miel. Une patiente comptable, cloîtrée dans les chiffres, réveille sa sensualité en savourant une tranche de pastèque juteuse. Pour affiner votre faculté gustative, je suggère de vous bander les yeux avec un masque ou un foulard de

soie. Puis à l'aveuglette, dégustez un petit morceau des aliments choisis, un par un. Ne ratez pas une nanoseconde des sensations variées. Le goût ne se limite pas à la bouche ; son énergie se répand de par le corps. Que les saveurs stimulent chacun de vos pores.

- *Éveiller l'odorat.* De la même manière, expérimentez avec l'odorat, un composant intime de la sexualité capable de vous exciter ou de vous faire perdre tout intérêt. (Avoir les yeux bandés, notamment au début, accentuera cette faculté.) Une patiente, mère à plein temps, obtient une stimulation sensuelle de quelques effluves d'huile de lavande ou de chrysanthème. Elle les garde à portée de la main, dans son bureau ou dans sa voiture. Essayez des parfums différents ; voyez la réaction de votre corps. Servez-vous-en pour réveiller votre sensualité.
- *S'ouvrir à la nature.* Inspirez-vous des humeurs de la nature pour intensifier votre sensualité. Orages, foudre, arcs-en-ciel, souffle du vent dans les arbres – ce qui vous excitera, inscrivez-le dans votre corps. Ayez conscience des couleurs, des textures, des sons. Absorbez tout. La nature vous communique de l'énergie par osmose spontanée.

Parfois, sur la pulsation basse d'une corne de brume au loin, je tournoie sur ma terrasse, face à l'océan. C'est un mouvement magique, voluptueux. Un brouillard opaque glisse, engouffre les lampadaires, et je le danse en moi. Concentrez-vous sur un élément de la nature qui vous enchante. Laissez son énergie s'infuser en vous. Ces exercices simples, expéditifs, galvaniseront votre relation sensuelle avec vous-même. Mes patients s'en servent comme ajustements énergétiques. Ils permettent d'avoir continuellement conscience de l'esthétique sensuelle, et non plus d'un expédient éphémère. Avoir ce regard sur la vie intensifiera vos facultés sensorielles. Remarquez la chair de poule, les fourmillements ou les montées de chaleur – les sensations dans tout votre corps, notamment dans la région du ventre, dans la région génitale et dans la région de la poitrine. Goûtez ces prodiges nuit et jour. Lorsque l'énergie latente se libère, votre plaisir s'accroît.

Supprimer les blocages sexuels

Il arrive que des blessures sexuelles, qui forment des cicatrices dans le champ énergétique, nous empêchent de nous ouvrir. Nous sombrons alors dans une léthargie difficile à surmonter. Quand je travaille avec des patients qui sont aux prises avec ce problème, je les interroge d'abord sur leurs antécédents afin de découvrir la cause de cette énergie négative. Les hommes, par exemple, qui ont été éduqués par des pères phallocratiques ont de la difficulté à allier la sexualité au cœur ; les femmes dont la mère était inhibée n'ont pas de modèle pour s'épanouir en adultes sensibles et sincères sur le plan érotique. Les sévices sexuels et les déceptions peuvent aussi provoquer une dissociation sexuelle. La psychothérapie traditionnelle, à laquelle j'ai été formée et que j'utilise avec mes patients, aide à briser ces schémas invalidants, car, à moins d'y parvenir, ces empreintes intergénérationnelles se perpétueront. Cependant, la guérison ne peut s'arrêter là. J'œuvre comme psychiatre, mais je dois aussi agir comme une chirurgienne de l'énergie afin d'aider mes patients à exciser les cicatrices énergétiques. Il ne suffit pas d'acquérir une compréhension de soi intellectuelle.

Voici comment j'ai travaillé avec Kim. Elle était venue me consulter à l'âge de vingt et un ans, angoissée et éteinte sur le plan érotique. « C'est arrivé tout de suite après mon mariage, il y a deux mois. Quelque chose hors de ma volonté s'est glacé. » Lors de nos séances, nous avons retracé le fil des événements. L'air malheureux et las, Kim m'apprit : « David, mon mari, et moi sommes tombés profondément amoureux lorsque nous avions dix-huit ans. Nous partagions beaucoup d'affinités et notre vie sexuelle était formidable. Nous nous sommes rapidement fiancés. Or, nous étions très jeunes. David a eu une aventure. J'étais anéantie. Je n'arrivais pas à lui pardonner, même s'il me suppliait de le faire. Alors, nous nous sommes séparés. » Un an plus tard néanmoins, incapables de vivre l'un sans l'autre, Kim et David reprirent leur relation, même si celle-ci ne s'était pas occupée de régler son chagrin. Avant d'avoir pu résoudre le problème, Kim tomba enceinte. Le couple décida de se marier. C'est alors que ses orgasmes cessèrent. Elle admit : « David se montrait affectueux, il m'épaulait, mais quand il me touchait, je ne sentais rien. »

Guérir des traumatismes sexuels requiert une approche multidimensionnelle. En premier lieu, lors de nos séances, j'ai incité Kim à hurler sa douleur, sa rage d'avoir été trahie, afin de ne pas garder ces toxines en elle. Par ailleurs, il fallut affronter un problème plus profond, celui d'avoir été abandonnée par son père sur le plan affectif, la cause première de la cicatrice énergétique. Ces divers facteurs déterminaient sa capacité de pardonner à David et de se risquer à lui faire de nouveau confiance. Nous ne nous sommes pas limitées à la thérapie verbale. J'ai incité Kim à se brancher sur son centre énergétique sexuel ; elle devait y décrire les sensations et expulser cette « inertie blafarde et glacée » avec la respiration. Le souffle est capable de déloger les résidus de cicatrices énergétiques. Lors du processus de guérison, il faut exprimer les sensations qu'induit un traumatisme dans un centre énergétique, puis les expulser. Au cours de ces séances en particulier, Kim sanglotait sans fin. Dieu merci : c'était une catharsis émotionnelle et énergétique.

Au cours des mois qui suivirent, la libido de Kim fit son retour par intermittence. Elle réapparaissait, puis repartait. Mais un jour, il y eut une percée décisive : « David et moi étions dans la voiture, en face de notre restaurant chinois préféré. Il a tendu la main, puis l'a posée sur la mienne. À mon grand étonnement, une décharge ardente me parcourut tout entière. Ressentir quelque chose, n'importe quoi, était merveilleux. Je me suis mise à pleurer. » Kim avait franchi un seuil. Notre travail lui avait permis d'être préparée au moment où elle serait mûre. L'énergie fleurit au moment opportun. Depuis ce soir-là, Kim a continué à évoluer. David gagnait effectivement sa confiance en se montrant loyal et attentionné ; en outre, il avait lui-même entrepris une thérapie. Cependant, sans le courageux travail intérieur que Kim avait accompli, leur mariage n'aurait pu être sauvé.

Ce programme vous encourage à vous occuper de la guérison de toute blessure sexuelle. Ce faisant, il est important de ne pas vous définir par le traumatisme – votre esprit ne se limite certainement pas à un incident en particulier, peu importe sa gravité. Ne l'oubliez pas ! Tentez d'identifier la blessure, sans toutefois minimiser son impact. Notre intellect rationalise beaucoup trop facilement : « C'était il y a longtemps. Remets-toi ! » Ou encore : « Comment peux-tu être bouleversé pour si peu ? » Ces arguments sont bidons. Une blessure est une blessure, point final. Tenir un journal de vos sentiments et les exprimer auprès d'amis participera au processus de guérison. Néanmoins, pour traiter cette zone excessivement vulnérable, mieux vaut trouver un psychothérapeute intelligent, qui s'y connaît dans le domaine de l'énergie subtile. En thérapie, il s'agira toujours de dénouer cette accumulation de souffrances et d'expulser par la respiration les résidus émotionnels bloqués dans les centres énergétiques, sexuel ou autres.

Lire intuitivement l'énergie sexuelle chez l'autre : Est-elle sincère ou envahissante ?

En premier lieu, je vais vous enseigner à gérer l'énergie sexuelle. Par la suite, nous passerons aux techniques avec un partenaire. Au milieu de nos vies mouvementées, nous sommes assaillis par une foule de choses et tout va vite. Les vibrations sexuelles participent grandement à cet assaut généralisé ; c'est d'ailleurs particulièrement pertinent si vous êtes un intuitif empathique écrasé par ces agressions. La plupart d'entre nous n'ont pas conscience d'être exposés à l'énergie sexuelle un peu partout ; nous n'avons par ailleurs pas la moindre idée de celles que nous dégageons. Quelques vibrations nous font renaître : un doux baiser avant de dormir, un inconnu vous envoie un sourire radieux, un ami admire votre allure séduisante. À l'opposé, les vibrations négatives sont abrasives : un travailleur sur un chantier de construction vous siffle sur le chemin du bureau, un associé vous appelle « chérie », un passager sur le train vous zieute. Vous captez ces signaux, car vous en êtes le récepteur. Prenez l'habitude de les déchiffrer.

Une partie de mon travail de psychiatre de l'énergie consiste à lire l'énergie des patients, émotionnelle ou sexuelle. Cette lecture ne requiert pas de toucher ni même de parler. Voici comment je m'y prends : un patient est assis dans la salle d'attente, j'ouvre la porte et, au cours des premières secondes, je remarque les réactions de mon corps, qui réagit comme une sorte de papier tournesol enregistrant les vibrations de la personne. Dans notre société, par exemple, les hommes comme les femmes apprennent à diriger avec l'énergie sexuelle, qu'ils en soient conscients ou pas. Vlan ! Chez certains, celle-ci est carrément infecte, elle ne respecte pas les frontières. Je songe à un patient qui, lors de notre première rencontre, s'est assis les jambes largement écartées. Il avait l'air de vouloir bondir sur moi. Puis, il s'est approché si près, à quelques millimètres de mon visage. Cette intrusion me rebuta et j'ai compris la réaction que les autres devaient avoir face à lui. Son caractère envahissant me signalait que notre travail devrait équilibrer et réprimer ces vibrations inappropriées. À d'autres occasions, l'énergie sexuelle que je lis chez les patients est anesthésiée, momifiée ou réprimée, notamment chez ceux qui ont été victimes de sévices sexuels. Dans de tels cas, il faut plutôt l'attiser.

Il faut vous mettre à observer l'effet des vibrations sexuelles qui se dégagent d'interactions avec les autres, interactions insignifiantes ou importantes. L'astuce consiste à identifier ces vibrations, surtout celles qui sont hasardeuses, car il est inutile que vous vous figiez pour survivre au milieu du brouhaha quotidien. Parfois, en file à la banque ou en faisant laver la voiture, vous captez les vibrations d'une personne simplement parce que vous vous trouvez à proximité de son champ énergétique. Il n'est même pas nécessaire qu'elle « fasse » quelque chose. Par ailleurs, songez au flirt, cet échange d'énergie érotique souvent délibéré ; un mot provocant, une œillade qui dit : « Viens par ici ». Votre détecteur énergétique enregistrera ces gestes comme avantageux, des préludes virtuels à l'amour, ou comme négatifs, une imposition grossière. Vos intuitions ne se trompent pas. Ce qui importe, c'est ce que *vous* sentez au sujet de l'énergie d'une personne.

Voici quelques indices fiables pour évaluer les vibrations :

SIGNES D'UNE ÉNERGIE SEXUELLE SAINE

- Centrée sur le cœur
- Chaleureuse
- Équilibrée
- Respecte les frontières
- Tonique, sûre, entière

SIGNES D'UNE ÉNERGIE SEXUELLE NÉGATIVE

- Étouffante, manipulatrice
- Inquiétante
- Donne la chair de poule, comme si l'on vous avait englué
- Importune
- Épuisante, elle est dangereuse

CHANGEZ DÈS MAINTENANT LISEZ INTUITIVEMENT L'ÉNERGIE SEXUELLE AU QUOTIDIEN

Vous allez maintenant appliquer concrètement les signes décrits ci-haut. Habituez-vous à vous mettre à l'écoute des vibrations sexuelles chez l'autre. Prêtez spécialement attention aux sensations perçues dans votre centre énergétique génital. Intuitivement, je perçois ce centre sous forme d'une fleur : elle s'ouvre en présence de certains et se referme en présence d'autres. Mesurez vos réactions à vous. Par ailleurs, interrogez-vous : « Suis-je normalement détendu en présence des vibrations que cette personne projette sexuellement ? Suis-je plutôt rebuté ? Indifférent ? » Évaluez-en l'intensité. L'énergie est-elle exubérante ? Juste ce qu'il faut ? Insuffisante ? Ne tentez pas de justifier les attitudes de l'individu.

En ce qui a trait à l'énergie envahissante, un cigare reste d'habitude un cigare. Nommez-la sans hésiter. Respectez-vous : tournez-vous vers les vibrations qui correspondent à votre longueur d'onde érotique.

Si la personne dégage une sexualité naturelle, appropriée, c'est peut-être l'expression d'une bonne santé énergétique et de plénitude. Les vibrations équilibrées n'ont rien à voir avec de quelconques velléités romantiques. Parfois, le simple fait de percevoir l'identité sexuelle d'une personne nous rend nerveux. À vrai dire, c'est plutôt là l'indice que, comme êtres humains, nous sommes entiers. Si tout ce que nous percevions d'autrui, c'était un énorme néant érotique, alors nous cesserions d'être vivants ! Le présent programme vous incite plutôt à incarner l'énergie sexuelle sans honte et à attirer les gens avec qui vous partagez des affinités.

Inévitablement, vous serez exposé à des vibrations négatives ; vous devez savoir comment les esquiver. Dans certains cas, c'est un jeu d'enfant. Vous êtes avec un type qui n'arrête pas de vous tripoter. La solution ? Mettez un terme au rendez-vous et ne le revoyez plus jamais. Mais que faire de cas moins évidents ? Le mari d'une amie soutient votre regard juste un peu trop longtemps. Le mécanicien vous donne la trouille sexuellement, sans raison « apparente ». Vous avez beau mettre en doute votre interprétation de la situation ou tenter d'ignorer l'énergie, pourtant elle persiste.

Voici mon avis : faites-vous confiance. Rien ne vous oblige à tolérer des vibrations sexuelles désagréables, ou à vivre en refoulant votre sexualité parce que vous avez peur. Je sais très bien à quel point ces vibrations peuvent déranger ; sur le plan intuitif, elles sont semblables à des vandales qui violent le caractère sacré de mon espace personnel. En gérant ces vibrations, vous vous occupez de vous-même. Néanmoins, si vous vous sentez en péril constant ou si vous n'êtes en sûreté avec aucun partenaire, vous devez examiner vos blocages liés à l'intimité et guérir les cicatrices sexuelles, car celles-ci peuvent déformer vos perceptions.

CINQ MESURES POUR REPOUSSER L'ÉNERGIE SEXUELLE MALSAINE

Il existe des mesures spécifiques à prendre en vue de vous protéger d'une énergie sexuelle malsaine. Faites-en l'essai dans diverses circonstances, lorsque vous êtes mal à l'aise. Elles vous aideront à retrouver votre pouvoir.

Mesure # 1 : Éliminez les prédateurs flagrants

Si quelqu'un vous fait des avances trop directes, ce comportement déplacé doit cesser. Traitez ce prédateur comme vous traiteriez n'importe quel putois sur le point de vous asperger d'un liquide infect. Dans une soirée, fuyez, et vite. Aucune excuse n'est requise. Par contre, il faudra aborder l'inconvenance sexuelle si elle se produit à la maison ou au travail. Ce n'est pas tâche facile. Rassemblez vos forces, car s'il s'agit d'un conjoint prédisposé à la maltraitance émotionnelle ou physique, vous devrez insister pour qu'il se prévale d'une aide professionnelle. Dans le cas d'un patron ou d'un collègue de travail, consultez les ressources humaines de votre entreprise. Le harcèlement sexuel patent est pire qu'inapproprié ; c'est un comportement cruel qui cherche à contrôler. Le fait d'être constamment sujet à cette énergie sexuelle néfaste vous détruira.

Mesure # 2 : Exprimez-vous et délimitez vos frontières

Dans des situations plus ambiguës, il suffit d'évoquer le problème avec sensibilité pour le résoudre. Par exemple, adressez-vous au mari de votre amie et dites-lui sur un ton ferme sans toutefois être accusateur : « Je me trompe peut-être, mais j'ai l'impression que tu me dragues. Je me sens très mal à l'aise. Si tu me dragues, alors cesse sur-le-champ. » Cette approche directe règle souvent le problème, lorsque les gens n'avaient pas conscience de leurs motifs ou qu'il faut leur souligner les limites d'un comportement acceptable.

Mesure # 3 : Recrutez des secours extérieurs

Si la personne refuse de changer et si le comportement vous importune sérieusement, il faudra hausser la mise. Dans le cas du mari de votre amie, demandez une médiation à un parti neutre que vous respectez tous les deux. Vous pouvez également solliciter avec tact l'aide de votre amie. Il faut surtout éviter de traîner le mari dans la boue. Contentez-vous d'émettre votre point de vue : « Voici ce que je ressens... Je serais plus à l'aise si... » Entre amis, c'est une manœuvre potentiellement explosive, mais un ton sincère suffit parfois à régler le problème. Systématiquement, l'un des rôles de votre intuition consiste à évaluer si quelqu'un est ouvert à ce genre de communication.

Mesure # 4 : N'encouragez pas le comportement négatif

Si votre requête directe ne suffit pas à faire cesser le comportement sexuel inapproprié de l'autre, voici une solution. Prenez garde de ne pas susciter des vibrations sexuelles négatives. Évitez de rencontrer le regard de la personne en cause et les poignées de main ou les embrassades ; ces mesures réduiront l'échange énergétique. Respirez et centrez-vous. Expirez les vibrations néfastes pour qu'ainsi elles ne s'attachent pas à vous. Par ailleurs, ne bouillez pas de rage en silence ; cette attitude est un signal subtil que vous continuez à vous livrer au jeu. Mieux vaut vous occuper de vos affaires. Montrez-vous affectueuse avec votre amie et cordiale avec le mari. Si l'importun n'a rien à quoi s'accrocher sur le plan énergétique, alors il perdra probablement l'intérêt.

Mesure # 5 : Respectez l'intuition incitant à être sexuellement circonspect

Même si l'individu ne se livre à aucun acte explicitement sordide, il est possible que vous restiez malgré tout circonspect. Instinctivement, vous captez une nuance énergétique inquiétante. Prenons un groupe d'adolescents dans la rue : n'hésitez pas à manœuvrer pour les éviter. L'une de mes patientes n'arrivait pas à définir pourquoi elle se sentait mal à l'aise en présence d'un électricien qui effectuait des travaux de restauration chez elle. Elle réfutait son intuition jusqu'à ce qu'un jour, il se permette d'arranger l'étiquette dans le col de son chemisier. Cette intrusion dans son espace intime la poussa au-delà de ses limites ; elle embaucha un autre électricien, décision que j'avais encouragée dès le départ. Il est parfois plus intelligent de se soustraire à une situation sans même faire tout un plat des vibrations que vous avez captées.

Une énergie inappropriée peut également se faire sentir chez un massothérapeute ou un guérisseur énergétique. Les gestes ou les paroles ne sont pas forcément en cause. À leur insu ou délibérément, ces praticiens mêlent une énergie sexuelle aux traitements. Plusieurs de mes patients ont supporté une telle situation beaucoup trop longtemps parce qu'ils doutaient d'eux-mêmes. Qu'est-ce qu'il peut être désagréable d'être coincé sur une table de massage, totalement vulnérable et de capter ces vibrations bizarres, sangsues ! Consultez quelqu'un d'autre. (Certains se sentent plus à l'aise avec un massothérapeute du même sexe.) Si vous avez une relation thérapeutique suivie avec un praticien, abordez le problème *une seule fois*. Peut-être n'avait-il (ou elle) pas conscience d'émettre ce type d'énergie et qu'il (ou elle) est ouvert au changement. Formidable. Néanmoins, si les vibrations ne cessent pas après l'avoir souligné, cette personne n'est pas pour vous.

Ma copine Angela, directrice d'un chœur gospel dans une église dont la congrégation compte des milliers de membres, s'est vue contrainte à devenir la reine de l'imposition de frontières. Issue d'un foyer où sévissait la maltraitance et où les frontières étaient inexistantes, elle a dû faire montre d'une résolution de fer pour arriver à exceller dans le domaine. Vêtue de boubous africains aux couleurs vives, Angela aime à saluer chacun des membres de la congrégation après le service religieux. Elle prend le temps d'échanger quelques paroles avec chacun, et parfois une embrassade.

Angela est passée maître dans l'art de lire l'énergie ; elle demeure clairement centrée sur son cœur, sans toutefois diffuser de vibrations sexuelles. Il arrive toutefois que les gens aient d'autres motifs. Angela me raconta : « Chaque semaine, il y avait ce type qui me serrait trop fort. J'avais l'impression d'une demande d'affection et d'une vague séduction. Son énergie était gluante, on aurait dit du papier à mouches. J'ai donc dû lui dire : “Je suis heureuse de vous voir, mais je préfère que nous ne nous embrassions pas. Je me sens mal à l'aise.” » On pourrait croire qu'une telle requête rebuterait la personne ou l'offenserait. Angela parvint cependant à l'exprimer avec une gentillesse et un respect tels que le chrétien la comprit parfaitement. Dès lors, il respecta ses frontières. Ce qui est bien, c'est qu'elle n'eut plus à redouter leurs rencontres hebdomadaires ou à écoper d'une énergie qui semblait malsaine.

Étudiante en médecine, j'ai vécu l'horreur d'avoir à me taire en présence des chirurgiens talentueux et arrogants qui racontaient des blagues sexistes sordides au bloc opératoire. À cet instant où le patient est suprêmement vulnérable – K.O. et prêt à passer au bistouri – les vibrations devraient être, au contraire, bienveillantes. Bien entendu, ces chirurgiens n'admettaient pas que les paroles équivalent aux actes et que leurs propos violaient, sur le plan énergétique, le patient et les étudiants présents. J'aurais peut-être pu en toucher un mot à mes superviseurs, mais je n'étais pas sûre de moi et je craignais les représailles. Aujourd'hui, avec l'œil vigilant du public qui veille aux écarts de conduite dans les lieux de travail, je recommanderais aux étudiants en médecine de divulguer ce genre de comportement à leurs chefs de programme.

Nous grandissons en sagesse. Insatisfaits de la mentalité du « club des anciens élèves » et des stéréotypes culturels, nous avons un besoin urgent d'un regard neuf sur la sexualité. Un modèle plus éclairé intégrera le cœur – la conscience de l'énergie sacrée en vous, le choix du moment et du lieu opportuns. Cette nouvelle approche exige aussi de combattre la victimisation et de purger votre vie des influences sexuelles malsaines. Ces mesures produiront davantage d'énergie en vous. Abordez la sexualité en commençant par vous-même, puis jaugez l'environnement. À partir de là, vous aurez une base solide pour épanouir votre dynamisme érotique encore davantage.

Attiser l'énergie sexuelle chez votre partenaire

Cette partie de la cinquième prescription vous prépare, vous et votre partenaire, à développer une sexualité centrée sur le cœur. Quel art puissant : fusionner la volupté érotique avec l'extase du cœur. Pour en tirer un maximum d'énergie, il ne faut pas limiter la sexualité à des gestes, il faut y mettre le cœur.

La passion stagne parce que l'énergie se bloque. Il existe des facteurs prévisibles qui, sans faille, nous achèvent. Les relations amoureuses succombent à ces éléments néfastes uniquement parce que nous n'en sommes pas conscients. Il faut impérativement guérir, et avec beaucoup d'amour, toute habitude sans issue qui nuit à l'intimité.

COURANTS SABOTEURS DE L'ÉNERGIE SEXUELLE

- L'épuisement
- La précipitation
- L'hostilité ou la colère refoulée
- Les mesquineries qui blessent
- Ne pas exprimer vos besoins
- La perte d'intérêt lorsque s'estompe la nouveauté

La réactivité sexuelle est un baromètre fragile ; quand la communication échoue dans une relation amoureuse, la sexualité est la première chose à disparaître. Pour faire durer la relation intime, il faut avoir conscience de soi et chercher constamment à supprimer les obstacles. (Les parents ou ceux qui croulent sous le travail doivent se montrer fort créatifs pour combattre le facteur d'épuisement. Les techniques pour attiser la passion offrent quelques suggestions.) Je vous le garantis : si vous y mettez un tel effort, le désir entre vous deux ne s'étiolera pas.

Animée par cette conviction, je tiens à déconstruire les préjugés scientifiques plutôt pessimistes au sujet de la sexualité. L'université de Cornell a récemment confirmé ce que votre tante Danièle vous a toujours affirmé : la passion ne dure pas. Leurs études démontrent que nous sommes biologiquement programmés pour être amoureux pendant environ deux ans. Par la suite, le désir s'étiole, de même que les hormones qui l'avaient déclenché. Heureusement pour nous cependant, la biochimie ne tient compte que d'une partie des faits. Ces scientifiques bien intentionnés ont oublié de considérer l'influence des champs énergétiques.

Il est déplorable que la plupart d'entre nous ne soient pas formés pour prolonger la passion au-delà de la phase lune de miel. Pour quelques-uns, celle-ci s'éteint après quelques mois ; pour d'autres, après quelques années. J'ai travaillé avec une foule de patients, engagés dans une relation amoureuse à long terme ; ils se sont résignés à s'ennuyer au lit. À l'unanimité, ils affirment : « Nous nous connaissons depuis trop longtemps. Il fallait s'y attendre. » Balivernes ! Plusieurs couples font l'erreur de confondre la fin inévitable de la lune de miel avec le trépas de leur passion. Pour résoudre ce dilemme séculaire, il faudra faire plus qu'assimiler les positions du kamasutra ou de nouvelles techniques. Il s'agit d'apprendre des méthodes pour faire circuler l'énergie. Voici une diversité d'exercices centrés sur le cœur qui tiennent compte du style de vie et des contraintes de temps. Mettez-les en pratique régulièrement, vous vivrez une recrudescence passionnelle.

CINQ TECHNIQUES POUR INTENSIFIER L'ÉNERGIE ÉROTIQUE SAINE

Technique # 1 : Synchronisez vos cycles d'énergie avec ceux de votre partenaire

Commençons par la logistique de l'amour physique, en y incluant le synchronisme et le niveau d'énergie. Ces considérations n'ont rien de romantique. Si l'on n'en tient pas compte, des cycles énergétiques mal assortis peuvent ruiner votre vie sexuelle. Ma patiente Laura, trente-cinq ans, est une institutrice à la maternelle. Elle me confessa : « Greg, mon mari, et moi avons toujours ressenti une forte attirance l'un pour l'autre, mais c'est une véritable prouesse de nous synchroniser pour faire l'amour. C'est tout à fait frustrant. Nous sommes tous les deux débordés par le travail et trop souvent exténués. D'ailleurs, je préfère faire l'amour au réveil. Greg lui, aime bien le soir parce qu'il s'endort après. Je l'ai essayé, mais d'habitude, je suis lessivée, proche du coma ; j'arrive à peine à bouger. Que faire ? »

Après avoir rencontré Laura et Greg, il était clair que leur problème tenait à une discordance des cycles énergétiques, pas à l'absence de désir. La recherche indique que les couples présentant des cycles compatibles passent plus de temps ensemble et font l'amour plus souvent. Quelques compromis rendirent donc Greg et Laura beaucoup plus heureux. Il fallut expérimenter un peu, mais ils étaient partants. Au cours de la semaine, ils *planifièrent* au moins un interlude en début de soirée, un compromis quant à leur horaire habituel. Pour conserver de l'énergie en prévision de la nuit, Laura et Greg consentirent à ne pas faire de courses après le travail, à ne pas répondre aux courriels et à se faire livrer le dîner. En outre, Laura prenait plaisir à un long bain illuminé de bougies et Greg se joignait souvent à elle – une douce entrée dans l'univers sensuel qui conduisait tout naturellement à l'intimité. S'ils étaient encore trop fatigués pour se livrer à des ébats, ils optaient pour de tendres câlins. Les fins de semaine présentaient moins de complications, car ils n'avaient pas à combattre la fatigue. Ils tentèrent de faire l'amour à différents moments lorsqu'ils étaient tous deux en forme et découvrirent que leur attirance mutuelle était plus forte au crépuscule. La transition d'un violet sombre vers la nuit obscure leur paraissait follement romantique. En discutant intelligemment de leurs différences, et grâce à leur volonté de modifier leurs besoins avec créativité, la passion de Laura et Greg grandit.

CHANGEZ DÈS MAINTENANT
RÉSOUDRE LES DISCORDANCES ÉNERGÉTIQUES

Si votre cycle énergétique ne correspond pas à celui de votre partenaire, discutez-en lorsque vous êtes tous deux détendus. Parlez avec le cœur, pas avec désespoir ou par envie de blâmer. Abordez notamment les sujets suivants : À quel moment préférez-vous faire l'amour ? À quel moment votre énergie est-elle à son meilleur ? Comment minimiser la fatigue causée par d'autres sources le jour où vous faites l'amour ? Discutez également d'options lascives si le temps n'autorise pas les relations sexuelles. Dix minutes de câlins peuvent faire beaucoup. N'imposez pas vos rythmes à votre partenaire. Trouvez ensemble des solutions et faites-en l'essai.

Pour les parents. Vous pourriez débuter en faisant l'amour quand les enfants sont endormis. Ainsi, vous n'aurez pas à toujours tendre l'oreille ou à craindre qu'ils vous surprennent. Dérobez aussi quelques moments romantiques quand l'occasion se présente. Prévoyez des soirées à l'extérieur si vous avez une gardienne. (La recrudescence érotique que vous en tirerez compensera bien le manque de spontanéité.) Si les gamins sont ailleurs, l'interlude amoureux peut avoir lieu à la maison. Sinon, faites une escapade dans un joli hôtel, même si ce n'est que pour quelques heures. Si vos finances ne le permettent pas, rendez-vous dans un lieu magnifique et garez la voiture. Être parents et amants représente un défi de taille. Incorporer régulièrement des ajustements stratégiques mineurs donnera des résultats impressionnants.

Technique # 2 : Ne laissez pas la passion s'éteindre ; communiquez !

Dans les relations amoureuses, une communication ouverte et pleine de tendresse facilite la libre circulation d'énergie érotique. La passion repose sur l'échange, pas sur les jeux de devinettes. Il faut exprimer l'éventail prodigieux des émotions qui jaillissent avec un partenaire, même dire vos préférences ou aversions esthétiques. Lors de notre entrevue, Kenny Loggins, père de cinq enfants, me confia la manière dont lui et son âme sœur, Julia, ont préservé la magie de leur mariage depuis treize ans : « Quand vous rencontrez quelqu'un, au début le sexe est sublime, mais après quelques mois, le style change invariablement. Pour que la passion ne s'éteigne pas, Julia et moi avons consenti à partager sincèrement nos sentiments. Tout ce que nous taisons érige un mur physique entre nous. Si nous sommes fâchés ou que nous gardons un secret, c'est plus difficile d'être passionnés. »

Les vibrations négatives produisent une distance érotique dans le couple. À tort, ce déclin de la passion est souvent attribué aux répercussions inéluctables de la familiarité. Ainsi, plutôt que de se livrer au dur travail émotionnel afin de supprimer les problèmes, les couples qui cessent de communiquer renoncent à la passion ou encore, recherchent les aventures. Voici le piège : avec un nouveau partenaire, les plaisirs de la chair deviennent à nouveau alléchants parce qu'il n'y a pas de bagage affectif. L'amant, c'est une ardoise « vierge »... Certains patients se sont fait piéger par le traquenard de la nouveauté. Le scénario est toujours le même. Au début, ils sont fous de quelqu'un, puis dès que la personne affiche un besoin émotionnel réel, l'envoûtement cesse et ils passent à une nouvelle liaison. Le désir de nouveauté peut tourner à la dépendance, détruire des mariages et contraindre les gens à rester célibataires. Au bout du compte, cette soif insatiable sabote l'énergie positive viable que les relations amoureuses offrent. Pour éviter ce scénario d'impasse, utilisez l'exercice qui suit pour améliorer la communication avec votre partenaire.

CHANGEZ DÈS MAINTENANT DISCUTEZ DE CŒUR À CŒUR POUR ÉVEILLER LA PASSION

Il sera difficile de soutenir la passion dans une relation amoureuse si vous et votre partenaire ne communiquez pas au sujet de la sexualité et des émotions. Le ton de cette communication détient toute la clef. Pour préserver l'érotisme, prenez l'habitude de partager tendrement les joies et les difficultés. (Consulter un psychothérapeute peut être utile si vous êtes enlisé ou si vous craignez d'aborder une question sans médiateur.) Voici trois stratégies que je recommande.

OUVREZ LA COMMUNICATION

- *Pavez la voie.* Si, en tant que couple, vous n'avez pas communiqué véritablement depuis quelque temps, je vous conseille d'aborder le sujet de votre relation. Le moment formel d'une discussion cœur à cœur n'est pas encore venu. En revanche, dans la conversation de tous les jours, mentionnez ce qui vous plaît chez votre partenaire. Dites par exemple : « Tu es magnifique aujourd'hui », ou « Tu sens si bon ». N'exagérez rien, mais au fil du temps, continuez ces commentaires appréciatifs. Exprimer les points positifs amènera de nouveau doucement l'intimité dans la conversation.
- *Gentiment, faites remarquer votre besoin de communiquer.* Faites votre première tentative de communication directe. Dites à votre

partenaire ce dont vous aimeriez discuter avec lui. Formulez toujours votre requête avec amour – pas de critiques ou de colère – et n'insistez pas. La légèreté vous conduira bien plus loin. Dites par exemple : « Tu es si important pour moi. J'aimerais que nous nous rapprochions. Nous sommes débordés, toi et moi, mais prenons une demi-heure pour parler. » Expliquer votre besoin de communiquer d'une manière rassurante qui mettra votre partenaire à l'aise.

- *Déterminez un moment et un lieu sûrs pour le cœur à cœur.* Choisissez un moment décontracté qui conviendra aux deux, à l'abri des interruptions – disons une demi-heure par semaine. Évoquez d'abord les points positifs de votre relation, mais omettez l'aspect sexuel. Examinez ensemble des stratégies qui vous rapprocheront et qui vous lieront plus étroitement. Vous pourriez par exemple vous amuser davantage ensemble ou prendre des rendez-vous galants. Lors d'échanges subséquents, abordez ce qui va bien dans votre vie sexuelle. La douceur de sa peau, ses caresses dans vos cheveux, etc. Cernez les éléments constructifs et exprimez-les. Générez de bonnes vibrations entre vous qui paveront la voie à un travail ultérieur.

ALLEZ PLUS LOIN

- *Exprimez vos besoins sans critiquer.* Le moment se prête à explorer un territoire plus épineux en discutant de cœur à cœur. Les couples les plus passionnés de ma connaissance évaluent régulièrement leurs besoins émotionnels et sexuels – ce qui va bien, ce qui cloche dans leur relation. Par la suite, ils expriment leurs sentiments avec le cœur. Entendez-vous : évitez de vous couvrir mutuellement de reproches, tentez de consolider votre lien. Il s'agit d'aborder les problèmes et de supprimer les obstacles – pas de rabâcher jusqu'à ce que mort s'ensuive. Pour donner le ton, prenez quelques instants tranquilles pour respirer ensemble et vous concentrer sur le centre au cœur, comme vous l'aviez fait auparavant. Ensuite, choisissez le problème (le vôtre ou celui de votre partenaire) qui sera le thème de votre échange cœur à cœur.

Commencez systématiquement vos affirmations par « je... », puis offrez une solution. Une patiente dit par exemple à son petit ami : « J'ai l'impression que tu me repousses quand je pleure. Ce serait merveilleux si seulement tu pouvais me prendre dans tes bras. » Une autre patiente expliqua à son partenaire : « J'ai besoin de plus de jeux avant l'amour. J'aimerais que tu prennes le temps. » N'hésitez pas à émettre des préférences esthétiques, mais demeurez attentionné. Après que l'un de mes patients eut demandé à sa femme jardinière de prendre une douche avant de faire l'amour, il retrouva le désir. Il s'agit d'entendre ce que l'autre a à dire, puis d'imaginer une solution à deux. Formulez ainsi vos besoins donne des résultats très différents que si vous lanciez des accusations.

- *Faites face aux reproches.* Si vous ou votre partenaire avez une liste de reproches à adresser à l'autre, de nature sexuelle ou émotionnelle, espacez-les. Présentez-les en ordre de simplicité, le plus facile en premier. Plus vous serez centré sur votre cœur, mieux l'autre vous entendra. Testez le terrain avec une critique insignifiante. Dites par exemple : « J'aimerais beaucoup que nous fassions la vaisselle chacun à notre tour. » Évitez les exclamations du genre : « J'en ai ras le bol que tu ne fasses pas ta part de tâches domestiques ! » Voyez quel effet produit cette approche en douceur. La fois suivante, haussez la mise. Par exemple : « Je me sens négligé, blessé, en colère quand... » Pour équilibrer les choses, n'oubliez pas de mentionner les traits exceptionnels chez votre partenaire. Une fois réglé le premier problème, allouez un espace d'au moins une semaine pour respirer. Passez ensuite à la question numéro deux. Faites graduellement votre chemin jusqu'aux préoccupations plus importantes. Qu'il soit insignifiant ou monstrueux, chaque irritant que vous taisez érodera la passion sur le plan énergétique.

PENDANT L'AMOUR, COMMUNIQUEZ

- *Exprimez vos besoins à l'instant même.* Une discussion formelle n'est parfois pas indispensable. Il est plus naturel d'aborder vos besoins en faisant l'amour. Si c'est ainsi, ne manquez jamais de souligner que votre partenaire vous fait plaisir. « J'adore quand tu... » Puis, pendant une longue période de temps, décrivez d'autres astuces pour attiser votre désir. Par exemple : « Ce serait merveilleux si tu me touchais ici, si tu exerçais une pression ainsi. » Puis montrez-lui comment. Des amants créatifs doivent sans cesse s'instruire l'un l'autre pour éviter de s'enliser dans la routine. Il ne s'agit pas de souligner l'échec, mais de rendre hommage à la communication sincère.

Technique # 3 : Faites l'amour avec le cœur

Échangez consciemment de l'énergie du cœur pendant les ébats amoureux et vous retrouverez la magie de faire l'amour. La fixation génitale, c'est comme d'être bloqué en première vitesse alors que vous pourriez voyager à la vitesse de la lumière. La mathématique de l'équation est incontournable : deux centres énergétiques (chakras du cœur et racine) qui s'emballent sont plus puissants qu'un seul, pour vous et votre partenaire. Cette attitude exige davantage cependant qu'une tendresse partagée ; il s'agit d'une synergie énergétique directe qui intensifie les délices et le sentiment d'intimité. Il suffit d'altérer votre état de conscience : servez-vous de l'expérience érotique comme d'un moyen d'ouvrir votre cœur. Je vous le promets : c'est sans effort ! Une fois que vous aurez saisi l'astuce, grâce à cet échange énergétique mutuellement épanouissant, les plaisirs de la chair n'auront plus ce goût ordinaire. Il n'est pas réaliste de croire que, dans une relation à long terme, une excitation purement génitale restera intense. D'un point de vue énergétique, c'est impossible. La sexualité n'est jamais statique ; elle évolue. Le plus étonnant, c'est que lorsque vous introduisez le cœur dans la sexualité, vous avez droit à une extase sans fin. Et avec la pratique, cette extase s'intensifie au fil des ans.

CHANGEZ DÈS MAINTENANT
GOÛTEZ LA PASSION CENTRÉE SUR LE CŒUR

Amants, vous allez vous noyer mutuellement dans des délices et de l'amour. Pendant les préliminaires, laissez parler votre cœur. Passez quelques instants dans les bras l'un de l'autre à vous regarder, afin échanger de l'amour par le regard. Sentez cette énergie qui pétille entre vous. Par ailleurs, synchronisez votre respiration, inspiration et expiration, pour vous accorder intuitivement. Ensuite, avec les poitrines se touchant, centrez-vous légèrement sur vos chakras du cœur. Quand je le fais, j'ai la sensation d'un ronronnement, d'une vibration chaleureuse ; ce n'est pas forcément un son. Les félins ronronnent de plaisir, les humains aussi. Il s'agit d'une transmission de l'énergie du cœur. Subséquemment, au cours des préliminaires et des relations sexuelles, laissez grandir cette sensation, qu'elle envahisse votre partenaire. Elle se mariera naturellement aux vibrations érotiques qui montent des organes génitaux. Détendez-vous. Cette énergie est douée de son dynamisme propre ; laissez-la vous emporter.

Pour intensifier encore les délices érotiques, visualisez ce qui ouvre votre cœur. Il ne s'agit pas de la tendresse douillette que vous ressentez en pensant à vos enfants ou à votre chien ; celle-ci est plutôt capable de refroidir sérieusement vos ardeurs. Ce qui ouvrira votre cœur, en l'occurrence, c'est la lascivité d'une cascade d'eau, d'un poème romantique extatique, d'une scène sexy dans un film. Tout ce qui possède une connotation érotique est susceptible d'ouvrir le cœur. Cette chimie énergétique et ces images vous transporteront vers des voluptés torrides. Rien à craindre, même si vous êtes mariés depuis trente ans : attendez-vous à ronronner.

Technique # 4 : Alliez sexualité, cœur et transcendance

Maintenant, ajoutons l'énergie spirituelle pour attiser encore le mélange passionnel. Le philosophe Alan Watts écrivait : « Quand vous êtes amoureux d'une personne, elle vous paraît divine. » Voilà un regard qui ennoblira la sexualité : de mécanique, elle devient transcendance. Qu'il soit bien clair : cet être divin avec qui vous faites l'amour est le même que celui qui a omis de faire le paiement sur l'hypothèque le mois dernier et qui oublie parfois de ramasser ses sous-vêtements. Percevoir le caractère sacré de votre conjoint tout en faisant l'amour, et à tout instant, dépend entièrement de votre perception de l'énergie et du fait de discerner le merveilleux au sein de l'ordinaire. Le concept : une relation ne concerne pas que deux personnes. Chacun de vous possède une connexion directe au divin que vous partagez l'un avec l'autre. Il suffit de convier la transcendance aux « plaisirs de la chair » pour garder vivante la passion, car vous l'infusez de vibrations célestes. Voilà qui, à son tour, amplifiera la réaction neurochimique au plaisir dans votre corps. La transcendance, c'est peut-être pour vous Dieu, la Déesse ou l'Amour. Cependant pour rester simples, tenons-nous-en à l'énergie. Notez la dynamique : les centres énergétiques, du bas de l'épine dorsale à la tête, sont reliés par un canal commun. Pendant la relation sexuelle, l'énergie spirituelle pénètre par le sommet de la tête et s'écoule vers le bas ; l'énergie sexuelle, pour sa part, s'élève des organes génitaux ; l'énergie du cœur s'éveille au centre et se répand partout. Quand toutes les énergies se rencontrent, bingo ! La fusion des éléments voluptueux, amoureux et célestes est tout simplement divine.

CHANGEZ DÈS MAINTENANT
ABANDONNEZ-VOUS À LA FÉLICITÉ

Si vous n'avez jamais connu cette expérience, vous pouvez vous attendre à ce qu'il y a de mieux. Voici comment vous y prendre. Comme préparatifs, créez un espace sacré qui vous inspirera sur le plan sensuel et spirituel. Créez un espace bondé de chrysanthèmes, d'encens et de bougies frémissantes. Téléphones ou téléavertisseurs interdits d'entrée. L'environnement influe sur la passion.

Modifiez également votre façon habituelle de percevoir votre partenaire ; souvenez-vous qu'il ou elle est un être spirituel, mûr de toutes sortes d'énergies subtiles extatiques qu'il ou elle va partager avec vous. Voyez sa forme physique, mais imaginez le halo de lumière qui l'entoure.

Ensuite, en faisant l'amour, chacun demandera silencieusement : « Que le divin afflue par moi. » Voilà une requête sacrée, pas sacrilège ! Visualisez que vos corps sont des conduits subtils. Quand vous lâchez prise sexuellement, les frontières ordinaires s'évanouissent. La conscience s'étend. Petit à petit, en vous ouvrant à l'unisson, une force supérieure passe par vous. Ne le pensez pas, ressentez-le. Puis, observez votre réaction érotique. Peut-être que l'extase jaillira dans votre colonne vertébrale ou dans vos doigts, ou alors vous apercevrez des couleurs – une fantasmagorie de sensations et de lumières qui atteindra son paroxysme avec l'orgasme. Permettez à ces sensations nouvelles de s'amplifier. Suivez le courant. Le plaisir est une énergie sacrée. Qu'elle s'insinue en chacun de vos pores. L'union sexuelle doit rester un geste sacré.

Technique # 5 : Vous êtes pressé par le temps ou trop fatigué pour l'amour ? Alignez les chakras

Faire l'amour en ayant conscience de l'énergie est certes prodigieux ; cependant, ce n'est pas toujours possible. La réalité s'immisce notoirement dans les projets romantiques les mieux fignolés. Dans vos instants d'intimité, notamment ceux qui seront brefs, vous devez maîtriser l'art de préserver la passion. Pour vous aider, cette technique, que je nomme « alignement des chakras », est un moyen express pour vous connecter en alignant les centres énergétiques au milieu du corps. Avec votre partenaire, vous mariez le centre sexuel et celui du cœur au moment où s'entremêlent vos champs énergétiques.

La Rolls-Royce de toutes les étreintes, l'alignement des chakras est un partage ludique d'énergie qui n'implique pas de relations sexuelles ou d'effort démesuré. Le poète Alden Nowlan écrivait :

Ce que nous voulons enfin,
C'est d'être étreints, seulement étreints,
D'être embrassés (pas forcément avec les lèvres
Car chaque effleurement est un baiser.)

Vous êtes très occupé et votre partenaire l'est aussi. Mais pendant quelques minutes, contentez-vous de vous serrer l'un contre l'autre et goûtez ce câlin intensément voluptueux.

J'offre cette technique à ceux qui sont stressés ou exténués, notamment les héroïques parents de jeunes enfants, fortement sous pression. L'alignement des chakras ne prend pas de temps, et il est adaptable. On peut s'y livrer un peu partout – au lit, dans la Jeep, dans un grand placard – un lieu à l'abri du radar de vos gamins. L'alignement des chakras est une pratique très sexy.

CHANGEZ DÈS MAINTENANT L'ALIGNEMENT DES CHAKRAS AVEC PARTENAIRE

Prenez tendrement position : entourez l'autre de vos bras en une étreinte sensuelle. Debout, assis à cheval sur l'autre ou allongés. Assurez-vous que vos cœurs soient alignés et que vos parties intimes se touchent. Laissez vos corps se mêler comme deux otaries sur un rocher. Oubliez de faire un effort ! Votre énergie érotique s'éveillera d'elle-même. Laissez-la alors se déchaîner. Zap, zap, zap ! Rechargé ! Croyez-moi, les résultats sont rapides. Une minute minimum, cinq au maximum. Par la suite, les yeux pétillants, vous retournez à vos enfants, à votre travail, au monde extérieur. Alignez les chakras chaque jour, autant qu'il vous plaît.

Une fois que vous aurez fait l'essai de ces cinq techniques pour attiser la passion, vous déterminerez vous-même vos préférences. Kim, ma patiente, dont j'ai décrit le cheminement pour guérir ses blessures sexuelles, a mis l'alignement des chakras au menu de sa vie érotique. Lorsqu'elle s'aperçoit que sa sexualité s'essouffle, elle s'allonge sur son mari pour reconnecter avec son énergie, celle du cœur et l'énergie sexuelle. Kim en tire ainsi une impression de sécurité et de chaleur ; elle réveille la sensation dans son corps. Une autre patiente, qui s'était juré de ne plus rien avoir à faire avec les hommes après deux mariages dévastateurs, ne peut se passer de la quatrième technique « Allier le sexe, le cœur et la transcendance ». Issue d'un milieu huppé de Dallas où prévaut le machisme, cette patiente n'avait jamais eu d'amant qui respecte son sentiment de la transcendance. Il lui a fallu des années pour arriver à s'ouvrir à un nouvel amant. Aujourd'hui, elle est avec un homme qui apprécie sa spiritualité ; rien ne lui plaît davantage que d'introduire cette énergie dans la sphère érotique. Comme alternative, la troisième technique, « Faites l'amour avec le cœur », a apporté le réconfort à plusieurs de mes patients, hommes ou femmes, qui avaient souffert de pertes atroces, dont la mort prématurée des parents. (L'intimité de la relation sexuelle éveille souvent l'angoisse de l'abandon, angoisse qui à son tour engendre des réactions qui vont de priver l'autre de sexe à l'impotence.) L'exquise douceur entre deux amants qui allient délibérément cœur et érotisme donne plus de stabilité à l'intimité.

Pour éveiller la sexualité, servez-vous des exercices que j'ai présentés ou concoctez-en de votre cru. N'oubliez pas que le cœur doit prévaloir. Allier l'énergie du cœur à l'amour physique révélera des potentiels sensuels que vous n'aviez jamais imaginés. Vous saurez ce qui éveille le désir, ce qui tombe à plat. Savoir comment réagit votre corps vous aidera à fonctionner avec le maximum de votre potentiel énergétique.

Le pouvoir de l'amour, passé et présent

La psychiatrie énergétique tient compte du rôle que joue le passé dans le langage de l'amour. La sexualité est un puissant connecteur. Faire la paix avec les relations amoureuses antérieures libérera de l'énergie pour maintenant. Sigmund Freud disait : « Nous sommes porteurs de toutes les relations que nous avons vécues. » Nous sommes porteurs des relations heureuses comme des désastreuses. Freud avait compris que les gens de qui nous avons été proches habitent à jamais notre psyché. Il faut cependant ajouter qu'ils survivent également dans notre champ énergétique. Ce peut être une bonne ou une mauvaise nouvelle. Voici ce que j'en pense : plus nous nous entourons d'amour, mieux c'est, mais le spectre de relations malheureuses viendra nous entraver. Pour chasser les fripouilles ou passer à autre chose après plusieurs déceptions, il faudra dénouer le lien énergétique qui vous rattache à un ex. Vous devrez faire des adieux intégraux, sur le plan affectif et énergétique. Ne réprimez pas la colère, la blessure ou les rancœurs. Inscrivez-les dans un journal ; parlez-en à un thérapeute ou à un ami. Par la suite, persévérez avec les tactiques pour vous affranchir de la peur que ce programme vous offre. Dans un état de quiétude, visualisez un cordon énergétique invisible reliant votre cœur à celui de votre ex, puis imaginez que vous le tranchez avec des ciseaux, en douceur. Voyez clairement la rupture. Peut-être sera-t-elle douloureuse, mais c'est le seul moyen de vous libérer. Voici ma devise : la guérison est toujours possible.

Puisque le passé perdure, un avertissement s'impose : dans le domaine de l'énergie subtile, les aventures sans lendemain n'existent pas. Si quelqu'un vous touche, ne serait-ce qu'une fois, des vibrations se communiquent. Avec un amant, vos champs énergétiques s'entremêlent, même si ce n'est qu'une aventure d'un soir. Quelles que soient ses qualités, l'énergie s'imprimera. Subtilement, vous êtes altéré. C'est un principe d'économie. Mesurez ce qu'il y a à gagner, ce qu'il y a à perdre.

Ce phénomène de gravure énergétique présente toutefois un avantage magnifique. Si vous vivez une relation amoureuse empreinte de respect et d'amour, cet apport à votre champ énergétique sera profond et constant, même si vous vous séparez éventuellement. Quand quelqu'un vous aime, cette énergie ne se disperse jamais. Vos chemins divergeront peut-être, les circonstances changeront, mais tout au long de votre vie, ce que vous avez partagé éclairera votre force personnelle.

L'amour est le survivant suprême. En décembre il y a quelques années, deux de mes anciens amoureux de longue date sont décédés presque en même temps – leurs anniversaires de naissance n'étaient également qu'à quelques jours l'un de l'autre. Une attaque cardiaque, un cancer. Je ne m'attendais pas à ces morts prématurées. Au fil des ans, nous avions gardé le contact, alors je n'avais pas ressenti le besoin de faire mes adieux. J'ai versé un torrent de larmes ; ces décès m'ont l'un et l'autre brisé le cœur. Or, je m'étonnais de l'ampleur de ma réaction. J'en suis venue à comprendre que, des décennies durant, ces deux hommes avaient vécu en moi ; ils étaient bien plus que des souvenirs, leur énergie traçait sur la mienne ce qu'il y a de meilleur, d'heureux apports à mon âme. Chacun de ces amants m'avait enseigné à aimer davantage et m'avait aidée à devenir qui je suis.

L'amour cherche à se disséminer. Je vous assure que, tout au fond de moi, je sentais les hommes que j'ai aimés se réjouir lorsque j'étais sur le point de connaître l'une des plus importantes relations amoureuses de ma vie. Nous nous sommes enfin rencontrés au millénaire. Du fait que nous vivions de part et d'autre du continent (sur la côte Atlantique et Pacifique, respectivement), ce premier rendez-vous fut loin d'être ordinaire. Pas question d'une tasse de café en vitesse ! Il m'avait invitée à passer une longue fin de semaine dans son chalet, dans les montagnes, au nord de la Georgie. Notre conversation et la saison de nos amours, semblait-il, avaient débuté par Internet et au téléphone. Même si j'étais déjà éprise de lui et que plusieurs amis mutuels me l'avaient recommandé – tous d'excellents bouddhistes ! – je suis timide et plutôt discrète. Par ailleurs, une copine dans le secret souligna, fort sagement : « Un chalet ? Et s'il ne te plaît pas ? Il te faut un plan d'évasion ! » Je n'ai jamais échafaudé ce plan ; j'ai simplement fait confiance à mes intuitions et j'ai sauté dans l'avion.

En ce jour du 29 décembre 1999, les astres en transit, cet homme et moi nous sommes enfin retrouvés. Nous avons fait la route depuis l'aéroport d'Atlanta dans sa camionnette, jusqu'à une forêt enneigée. Un ruisseau tumultueux égayait le coup d'œil par la fenêtre et un feu joyeux nous attendait dans l'âtre, ses ombres dansant sur les murs. C'était un véritable conte de fées : il faisait froid à pierre fendre et les tuyaux avaient gelé. La toilette que nous partagions ne se vidait pas. Croyez-moi, je n'avais pas cru devoir discuter des solutions à ce dilemme. Mais ensemble, nous avons résolu le problème et le plombier se pointa au matin. Rires, passion et la réalité crue ! C'étaient les débuts d'un amour et des années que nous allions passer ensemble.

Dans votre vie érotique, que l'énergie du cœur prévale comme constante. Ainsi, vous ne pouvez pas vous tromper, peu importe ce qui s'ensuivra, que le chemin soit accidenté ou délicieux. Se fier au cœur est une attitude téméraire et vivifiante qui évoluera avec l'usage. Vous y parviendrez grâce à la cinquième prescription du programme pour l'énergie sacrée – développer une sexualité centrée sur le cœur. Comme toute autre forme d'énergie, la sexualité est à son plus pur quand l'amour est au rendez-vous. Petit à petit, raffinez cette alchimie.

Choyez-vous :

Prenez quelques instants d'insouciance pour vous sentir séduisant, seul ou avec un partenaire. Sans attente, sans trop réfléchir. Faites tout simplement ce qui vous vivifie sensuellement. Enduisez votre corps d'huile de lavande. Roulez-vous à poil sur l'herbe fraîchement coupée. Portez un bijou au nombril et servez-vous-en ! Ronronnez tout haut dans les bras de votre amant. Faites ce qui vous chante, pourvu que ce soit drôle !

Entrevue : Eve Ensler parle de la sexualité

Eve Ensler est auteure de la pièce primée du Obie Award, *Monologues du vagin.*

Elle a lancé le jour-V, un mouvement global pour éliminer la violence contre les femmes et les filles.

Je suis d'avis que la sexualité est le don le plus merveilleux qui nous ait été accordé. Son énergie alimente la créativité, l'amour, l'ambition, le désir, la vie même. Elle s'est méritée la désapprobation en raison de sa puissance. Tout le monde ne songe qu'à la réprimer, la contrôler, la définir, la juger, plutôt que d'y prendre plaisir tout simplement et se laisser emporter par elle. Qu'est-ce que je trouve sexy ? Être entièrement tout ce qu'on peut être. Être complètement présent. Habiter votre propre corps et ne pas craindre ce qui s'ensuivra. Ça n'a rien à voir avec la perfection physique. Ce qui éveille mon désir, c'est la force incontournable d'un être animé d'une grande émotion et chez qui l'âme transparaît. Voilà le charisme sexuel, c'est une énergie positive que capte votre intuition. Pour moi, ces vibrations me semblent justes, on dirait un grand « Oui ! », un « Vas-y, fonce ! » Elles sont parfois magnétiques, mais absolument chaudes et quelquefois carrément ardentes. Vous avez envie de vous y plonger. Jane Fonda, une bonne amie et un supporteure, est l'une des femmes les plus séduisantes que j'ai rencontrées. Si elle est sexy, c'est parce qu'elle vit totalement au présent. Qu'elle se livre à n'importe quoi, son attention est fixée à l'instant sur ce qu'elle fait. Quand elle parle, souvent elle pleure. Les larmes peuvent être une expression éloquente de la sexualité. Si votre être tout entier transparaît, vous ne pouvez pas contenir vos larmes. Aussi, je trouve les hommes sexy quand ils se jettent à corps perdu dans quelque chose – pompiers, caméramans, ceux qui luttent contre la violence. Pas les beaux mâles au corps superbe. J'aime bien un homme qui a un peu de ventre, un homme humain. Le bellâtre qui investit toute son énergie dans son apparence est sans intérêt. Je suis attirée par les gens qui s'opposent à l'injustice et qui luttent pour la vérité. Je trouve Nelson Mandela incroyablement sexy.

Être sexy, c'est ne pas brimer notre complétude. Il arrive quelquefois que les gens se fixent sur une certaine apparence, comme ces types qui recherchent les filles genre mannequin. C'est tellement restreint. Ils ont été endoctrinés à une sexualité adolescente. L'apparence, ce n'est que le premier degré. Si vous apprenez à connaître l'énergie d'une personne, son goût, son toucher (la peau et l'odeur sont des facteurs décisifs)... si vous allez là où vous entraîne la sexualité, là où vous vous perdez, où vous vous mouillez, le physique n'a plus d'importance.

Il y a des petits moments érotiques et il y a des moments érotiques forts. Des éléments subtils peuvent être très voluptueux, comme de marcher dans la rue à Manhattan un jour de printemps baigné du parfum des lilas. Ça peut me faire fondre ! Ou encore, au beau milieu d'un embouteillage, de réaliser : « Oh mon Dieu, j'ai un vagin ! Génial, non ? » De voir que notre corps est beau et fort est vraiment sexy. Les instants les plus érotiques, ce sont ceux où mon cœur et mon vagin sont au même endroit. Par exemple, ce jour merveilleux où nous avons ouvert un refuge au Kenya. Sous un soleil d'Afrique ardent, des centaines de jeunes filles masai vêtues d'écarlate chantaient. C'était une véritable victoire, l'unité, la communauté. Nous avions accompli quelque chose et avions repoussé les ténèbres. Je me disais : « Incroyable ! Il n'y a rien de plus séduisant que ça. » Qu'est-ce qui n'est pas sexy ? L'énergie négative – la frousse que l'on ressent en présence d'un individu et qui avertit : « Blessure ! » ou « Stop ! » Chaque fois que vous êtes contraint d'être ce que vous n'êtes pas. Ou bien, lorsque vous êtes dissocié de votre corps, à faire quelque chose pour quelqu'un qui ne vous convient pas ou qui vous insécurise. Quand j'étais plus jeune, j'étais attirée par des hommes perturbés qui avaient un besoin de dominer ou de faire mal. Le schéma était familier. Je rêvais de réparer mon homme. Aujourd'hui, si je capte des vibrations troubles, je ressens de la compassion, du chagrin, mais je ne suis pas attirée du tout. Les femmes doivent fuir l'énergie malsaine. On a censuré notre sexualité, elle a été anéantie, on l'a falsifiée, à un point tel que notre pouvoir est complètement court-circuité.

L'une des plus formidables expériences de ma vie fut de partir en tournée mondiale avec les *Monologues du vagin*. C'était dans le cadre du jour-V, d'un mouvement global que j'ai lancé en vue de faire cesser la violence contre les femmes et les jeunes filles et pour rendre hommage à la sexualité féminine. J'ai parcouru des villes, de la Macédoine jusqu'aux Philippines. (Il y a eu cette année 800 productions des *Monologues du vagin* à l'échelle internationale.) Quand on joue la pièce, dans n'importe quelles langue ou culture, vous sentez que l'énergie bloquée se libère. Désir. Peur. Histoires malheureuses. Expériences formidables. La faim d'habiter son vagin. L'amour de son vagin que l'on a gardé dissimulé. La pièce permet aux gens d'être qui ils sont vraiment, de se délester de la honte qui déforme la sexualité. Même si elle n'a pas encore été jouée à Kaboul, de nombreuses femmes afghanes l'ont lue et se proposent de la mettre en scène dans leur camp de réfugiés au Pakistan.

J'estime que *Monologues du vagin* a touché les gens si profondément parce qu'on y aborde des questions dont il fallait discuter, des choses qui n'avaient jamais été exprimées auparavant. Au début, les gens venaient voir la pièce tout nerveux, craintifs et excités. Les hommes et les femmes sont très enthousiastes quand il est question du vagin. Les femmes sont contentes d'en avoir un. Les hommes sont heureux de pouvoir le considérer autrement. À la fin, il y a une gigantesque transformation de l'énergie dans la salle. L'atmosphère est ouverte, heureuse, propre, délicieuse. Toutefois, il arrive que de gros traumatismes refassent surface. Trois personnes ont fait une attaque cardiaque après avoir assisté à la pièce et quinze se sont évanouies ! Un type s'est évanoui à Seattle, car il s'est soudain souvenu qu'il avait été violé, enfant. Le corps est puissant. Il nous divulgue ce qu'il y a à guérir.

Je travaille à une pièce de théâtre intitulée *The Good Body* qui a pour thème la chirurgie esthétique. Chaque femme interviewée qui avait subi une liposuccion ou une augmentation mammaire m'a paru tenter de se défendre contre un moi sexuel désordonné, explosif, anarchique.

Regardez la symbolique de l'acte. Vous implantez quelque chose qui se substitue à votre propre nature, fauve et fabuleuse. Quand quelqu'un caresse vos seins, il ne touche plus de la chair, mais l'idée de la chair ; voilà une grave dissociation. Des années durant, je n'avais pas vraiment confiance au corps parce que j'étais dissociée du mien. Aujourd'hui, je sais qu'il est vital de se fier à ce qui vit en vous. Le corps est le centre de notre énergie.

Récemment, j'ai fait un rêve incroyable. Il y avait un mur et j'expliquais à un groupe, de gens du jour-V, comment le traverser. Ils répondaient : « Impossible ». Je disais : « Non, vous en êtes tout à fait capables ! » Il faut croire à votre sexualité et à votre lien avec les particules et l'énergie. Un mur n'est qu'une masse d'énergie. Je traverse les murs depuis des années ! Il suffit de suivre l'énergie du mur, de devenir ainsi. Au réveil, j'ai compris que si nous vivions vraiment notre sexualité, nous aurions la sagesse nécessaire pour traverser les murs. Il existe une énergie sexuelle et une connaissance auxquelles nous n'avons pas encore accédé. Il faut les exploiter et les libérer pour qu'ainsi s'épanouisse notre être.

Sixième prescription :

S'ouvrir au flux d'inspiration et de créativité

La créativité est mère de toutes les énergies, elle nourrit votre être le plus vivant. Quand vous êtes branché, une flamme spontanée s'anime, flamme dont les « artistes » n'ont pas le privilège. Cette énergie naît de votre force vitale et d'un courant spirituel plus vaste. C'est un sentiment sublime que de servir de vecteur, et non pas d'en être le maître. Pour libérer la créativité, il faut penser en dehors du moule. Rejetez le conformisme ; choisissez ce pour quoi vous vous passionnez. Même si vous avez l'impression d'être mort sur le plan créatif, le présent programme révélera vos passions. Que vous soyez à rédiger un best-seller, que vous posiez des briques ou que vous saupoudriez de pétales de roses une salade, votre plaisir et votre abandon à l'impulsion catalysent l'énergie.

Je dois reconnaître que je suis une fervente adepte de la créativité. Vivre sans inspiration m'a toujours paru un destin pire que la mort. Voilà qui explique pourquoi, avec mes patients, je suis véritablement fanatique par rapport à la créativité. Elle transparaît dans chaque nuance de ce qu'ils disent ou font. Ma mission de psychiatre de l'énergie consiste à talonner et à renforcer ce qui stimule leur créativité, du travail jusqu'à la peinture avec les doigts. Je leur interdis également de se contenter de l'insipide. La vie est beaucoup trop courte. Je veux que mes patients soient vivants et forts, pas qu'ils s'enlisent dans une acceptation figée de ce qu'ils croient être leur destinée. Quand une patiente travaillant en publicité déclara : « Mon travail me prend toute mon énergie. Je m'ennuie. Je déteste ce boulot. » J'ai suivi l'indice et l'ai aiguillonnée vers un travail plus inventif. Elle fonda un spa pour animaux domestiques qui connaît aujourd'hui un succès monstre. (Eh oui, c'est Los Angeles !) Du matin au soir, ces bienheureuses créatures se font chouchouter, parfumer et caresser pendant que leurs propriétaires se baladent. Par ailleurs, un colonel à la retraite, aussi enrégimenté qu'on puisse l'être, déclarait : « Je ne suis pas un créateur. Je ne l'ai jamais été. » Je ne l'ai pas cru un instant. Ce colonel est aujourd'hui un fervent jardinier. Il ne fait aucun doute : une telle énergie attend de s'éveiller en chacun de nous.

Ce programme offre une définition large de la créativité qui se fonde sur l'énergie. Il faudra vous ouvrir aux rythmes mêlés de l'imagination, du cœur et de l'intellect. La créativité implique aussi de s'émouvoir avant d'agir, pas seulement d'être séduit par l'éclat de la surface, mais d'être inspiré. Cela signifie d'entendre, de sentir et d'avoir confiance en cet instinct qui transcende le cartésien. La créativité génère des vibrations favorables. Contrairement à la sexualité ou à la spiritualité, qui naissent dans des centres énergétiques spécifiques, la créativité ne se base nulle part. Agent libre qui voyage là où le corps en a besoin, elle restitue l'énergie à tous les chakras, et même au centre émotionnel. Cependant, celle-ci est très liée à l'intuition ; ce sont des énergies sœurs qui se stimulent l'une l'autre. Chacune opère essentiellement grâce au courant ; il faudra faire taire votre ego pour permettre une brillance que l'intellect seul ne peut conjurer.

Fort heureusement, la créativité peut aussi agir comme antidépresseur. Mon écriture m'a sauvée à d'innombrables reprises. À quarante ans, lorsque je désirais intensément avoir un enfant mais qu'aucune liaison romantique n'aboutissait, le chagrin s'est insinué en moi, mon corps pleurait cet enfant que je n'aurais jamais. Cette mélancolie océanique paraissait inconsolable. À l'époque, je me suis mise à écrire. D'abord, sur de petits carnets jaunes. Par la suite, je me suis jointe à un groupe d'écriture hebdomadaire. C'est alors que j'ai entamé l'écriture de mes mémoires,

Second Sight. Un torrent d'énergie déferla en moi ; une voix s'éveillait. J'écrivais sur des sentiments ensevelis, sur des intuitions d'enfant réprimées par mes parents, si chers et compliqués. Au chevet de mon père à l'agonie, je notais sur mon carnet jaune chaque détail. Je n'oublierai jamais cette chambre d'hôpital. Il fallait que je me souvienne. Des mots sur une feuille : cette magie continue de me rapprocher de mon âme. Je comblais un besoin impérieux, je renaissais. Curieusement, mon envie d'être enceinte s'évanouit. La vie est affable, elle s'adapte. Un type d'énergie s'est substitué à un autre, c'est un don merveilleux.

La créativité n'est pas une simple fuite, c'est une invitation à s'abreuver à une force constructive qui transforme les sentiments négatifs et les tendances pessimistes. Mon esprit peut bien échafauder les scénarios les plus sinistres, imaginer de douloureuses trahisons, mais après m'être livrée à l'écriture, je me sens plus forte que cette obscurité. L'énergie créatrice est l'antithèse d'un sphincter contracté. C'est un courant ardent, extatique, un baume pour l'âpreté à l'intérieur. À coup sûr, l'écriture me remet sur pied, avec un sentiment plus clair de mon rôle et de mon identité.

L'énergie imaginative guérit ; elle coule dans ces coins déserts en nous qui demandent à être remplis. Elle ne vous apportera peut-être pas un bébé, un amoureux ou un million de dollars, mais elle excelle véritablement pour ce qui est de transformer ce néant intérieur en un chez soi douillet. La créativité, c'est votre foyer. Découvrez-la et votre détresse s'envolera ; elle vous rendra plus entier. Elle éveillera votre potentiel et apportera son souffle et sa lumière aux passions latentes, juste sous la surface.

Impossible de sentir l'énergie de la créativité si vous ne dites pas la vérité : la vérité sur ce qui vous vitalise, sur ce qui vous intrigue ou vous possède – et sur ce qui ne le fait pas. La créativité n'a rien à voir avec l'artifice ; pour créer, il faut savoir ce qui vous inspire et lui obéir. Intuitivement, l'énergie fertile en vous peut paraître intense ou inhibée. Vous sentez peut-être qu'elle s'éveille, comme un coin entortillé qui se dénoue. Vous avez la sensation d'une immersion, d'une excitation, d'un petit plaisir ou d'une descente intemporelle. Même si elle exige souvent de la discipline, il est impossible de contraindre ou de façonner l'imagination en vue de plaire à qui que ce soit d'autre que vous.

La créativité libère de l'énergie car :

- Elle vous rapproche de la joie
- Elle fait circuler la force vitale stagnante
- Elle améliore la santé et l'humeur
- Elle vous procure un répit des problèmes
- Elle contrecarre la fatigue
- Elle vous sort de votre stagnation

Pour ce programme, vous devrez aborder la créativité comme une quête intérieure, dévotionnelle et sacrée. Être animé exclusivement par l'habitude ou le devoir épuise notre force vitale. Même de brefs interludes imaginatifs sont capables d'inverser cette tendance. Par ailleurs, la sixième prescription devrait être motivée par le plaisir personnel, il n'est pas question d'être remarqué par la chronique artistique du *New York Times* ou de gagner un concours de popularité. En ce qui a trait à la créativité, je suis une puriste de l'énergie : contrarier la léthargie dans votre être. Je tiens à souligner qu'aucun acte créatif n'est anodin. Toute inspiration, tranquille ou spectaculaire, est une victoire.

Les visages de la créativité varient sans fin. Elle ne se limite pas à l'art ; elle existe en politique, en biologie, en cuisine, pour l'escalade des arbres… bref dans tout ce que vous adorez. C'est elle qui résout les problèmes, opère des sauts synaptiques et ouvre votre âme. J'aime bien cette allégorie : l'on se plonge dans le centre de l'être jusqu'à ce que l'on entende un chant. Vous en tirerez une formidable énergie dont vous ne vous lasserez jamais. Voici comment vous y prendre.

Retrouvez votre créativité

Vous devez vous souvenir que votre créativité débute par un acte de volonté. Pour Tuck, le petit-fils de quatorze ans d'une amie, elle rejaillit en un éclair. Le regard électrique, il surgit dans la chambre de ses parents au beau milieu de la nuit. Debout là, la mèche blonde dressée, Tuck annonça résolument : « Je serai un artiste ! » Ces paroles lancées depuis le seuil finirent de réveiller ses parents. Le choix de carrière de Tuck les sidérait. Ils n'en croyaient pas leurs oreilles. Leur petit garçon jubilait, il montrait une telle assurance, on aurait dit un prophète miniature vêtu d'un pyjama de base-ball. Ils ne purent que l'embrasser, rigoler et lui dire : « Nous savons bien que tu seras un artiste. C'est merveilleux, mon chéri. » La vision subite de Tuck paraissait limpide. Pourtant, dénicher l'inspiration n'est pas si facile pour la plupart d'entre nous.

Ethan, un jeune physicien de Yale, assistait à mon atelier sur l'énergie. Depuis une éternité déjà, il avait perdu de vue son moi créatif. Il commenta ainsi les périls de l'éducation axée sur l'hémisphère gauche du cerveau : « J'ai l'impression d'avoir vécu un épisode insolite de *Twilight Zone* pendant dix ans et qu'il me faut me souvenir de ce qui est réel. Cela me manque comme un bon vieil oreiller. » Ce qui lui semblait le plus réel, c'était un rêve qu'il faisait à répétition lorsqu'il était petit garçon. Il raconta : « Ce rêve se déroulait invariablement dans un village miséreux en Inde. Des moines en robe orangée m'enseignaient à méditer. J'étais leur élève, eux étaient mes maîtres. Je me sentais très proche d'eux, ils me connaissaient bien. Cela me semblait parfaitement naturel. Par la suite, je me réveillais bourré d'énergie. » Quand Ethan me raconta ce songe, l'aiguille de mon détecteur-chair-de-poule sauta. Des frissons me parcouraient de la tête aux pieds, m'avertissant que nous étions sur la bonne voie.

Ce rêve était plutôt ésotérique pour un enfant, surtout pour le fils unique du shérif d'une petite ville du sud des États-Unis, fondamentaliste et xénophobe. Même si la mère d'Ethan, férue de mysticisme, l'encourageait et tentait de l'aider à voir ces images oniriques comme des guides spirituels, il n'osait en parler à personne d'autre. Le temps passa. Ses rêves disparurent. Les rigueurs des études de médecine finirent par tuer sa créativité onirique. Subséquemment, après dix années consacrées exclusivement à la science, Ethan retrouva son désir de se souvenir et il prit contact avec moi.

En présence de telles histoires, il n'existe aucune ambiguïté dès le départ : les rêves d'Ethan étaient une source énergétique fertile. (À l'âge de soixante-dix ans, nous aurons rêvé pendant près de 50 000 heures ou cinq ans et cinq mois au total ; une bonne portion de notre existence se déroule donc dans ce réservoir fécond.) Ma lecture intuitive d'Ethan révélait que sa force vitale avait été partiellement déconnectée. Sa fatigue allait au-delà du simple surmenage – son regard était terne, alors qu'il pouvait être lumineux. Son énergie corporelle était nébuleuse, elle avait besoin de clarté. Ainsi, pour illuminer cet assoupissement créatif chez Ethan, il a réappris à se souvenir de ses rêves. Il acquit une technique qui déclenche les circuits oniriques, passés et présents : tenir un journal de rêves, adresser une question au rêve avant de s'endormir, noter le rêve au réveil et inscrire la réponse. Les chemins de la reconquête créative sont généralement sinueux. J'ai accompagné Ethan au fil de nausées, paumes moites et angoisse d'une percée en dépit de son enthousiasme. C'était bouleversant d'humanité ; j'en ai été témoin à plusieurs reprises.

Les gens viennent fréquemment me consulter mus par le désir de réconcilier ce qui a été fragmenté en eux. L'intuition nous sert alors à visualiser la réintégration des énergies, un peu comme un Humpty Dumpty qui se reconstruirait en rassemblant ses morceaux pour reformer un tout. La vérité : tous les chevaux du roi et tous les hommes du roi [comptine] sont en vérité des forces créatrices intérieures capables de nous faire retrouver notre intégrité. C'était merveilleux de voir Ethan progresser à petits pas, se souvenir peu à peu, pour enfin récupérer ce qui lui avait toujours appartenu. Ce n'était définitivement pas l'euphorie à la suite d'un stage d'une fin de semaine. Ultérieurement, il m'écrivit pour me dire qu'il suivait des cours sur le rêve et l'intuition pour associer ce qu'il y apprenait à la médecine classique. J'en fus ravie. Il prévoyait en outre se rendre en Inde à la recherche du village de ses rêves. Grâce à sa créativité retrouvée, Ethan recouvra son éclat ; il vécut de nouveaux débuts, une impulsion énergétique pour la vie.

À l'instar d'Ethan, nous renonçons à beaucoup trop en tant qu'adultes. Nous vivons, criblés d'espaces vides qui vibrent. Nous sommes opprimés par les dictats de la civilisation ; nous ne nous amusons décidément pas assez. Heureusement, notre âme aspire à davantage. Cette soif est l'énergie. Elle vous conduira à une essence tout à fait vivante.

Maintenant, il faudra étendre votre esprit, consentir à laisser entrer en vous une nature fauve. Impossible d'être créatif si on s'ennuie. Vous le sentirez clairement : l'énergie peut être fluide, désordonnée, irrévérencieuse ou animée d'une vélocité semblable à l'accouchement. Quelles que soient vos perceptions – et celles-ci peuvent se modifier en une seconde – un processus novateur survient.

Changez dès maintenant
Retrouvez l'émerveillement

Lancez-vous dans une exploration archéologique sur le plan subtil. L'émerveillement appartient à une énergie créatrice en latence dans le corps, énergie qui prend la forme d'une mémoire sensorielle. Pour l'activer, laissez votre esprit vagabonder. Évoquez une époque, un lieu ou une activité qui vous avait émerveillé. Un retour à l'enfance est parfois fertile. Pour ma part, ce sont des après-midi oisifs à la plage de Santa Monica avec mon père. Nous nous promenions sous l'obscure jetée des pêcheurs, perdus dans la contemplation des vagues déferlant sur les amas irréguliers, que j'imaginais être des arbres océaniques. Dans ces lieux, mon imagination s'emballait.

Pour retrouver l'émerveillement, évoquez les petites choses. Regarder la pleine lune s'élever. Semer des tulipes au printemps en compagnie de votre grand-mère. Jouer au black-jack. Réparer une clôture. Contempler des poulains qui s'abreuvent dans un étang. Penser à Allen Ginsberg déclamant son texte « Howl ». Si le passé est pour vous un gigantesque néant sans enchantement, fouillez les merveilles de l'ici-maintenant. Un goéland s'élevant dans l'azur. Une balade en forêt. Notre Terre, poussière infime parmi les myriades de galaxies. Ou alors, contentez-vous de respirer.

Disséquez les dimensions de l'émerveillement : odeurs, goûts, textures, sons pendant plusieurs minutes, pas quelques secondes. Vos réactions iront du bonheur, à la mélancolie, à la nostalgie : quelle que soit l'émotion, elle sert de commutateur énergétique à votre courant inventif. Laissez-vous emporter par les bouleversements que cause l'émerveillement ; partez de là. Voilà qui augmentera l'énergie créatrice en vous.

Localisez votre inspiration

L'inspiration incarne parfaitement l'énergie sacrée : elle est fertile, comme lorsqu'on est joyeux et d'une vitalité exubérante. Impossible d'être créatif sans inspiration. C'est le murmure de la muse, l'étincelle qui deviendra flamme, le déclic de tout « big bang ». Sous l'effet de l'inspiration, vous avez hâte de sauter du lit le matin. Vous ne combattez pas le courant, vous le creusez.

Ce programme vous permet de voir comment l'inspiration rehaussera votre niveau d'énergie sur plusieurs plans. Physiquement, elle améliore l'état de santé : votre corps sait que vous êtes heureux et fonctionne mieux. Sur le plan affectif, elle entraîne l'optimisme, le rêve, l'enthousiasme. L'inspiration est aussi une énergie subtile que vous générez et dégagez. D'autres décèleront ces vibrations ; elles influeront sur la manière dont on vous perçoit et sur les personnes que vous attirerez. Les gens inspirés rayonnent d'une lumière incontournable. Une journaliste qui risque sa peau pour faire un reportage en provenance d'Israël déchiré par la guerre, un poète ou une mère apparaissent à mon intuition comme des soleils flamboyants. Quel excellent moyen de magnétiser les gens, qu'ils soient amis, amants ou collègues de travail. L'inspiration attire l'énergie sacrée.

Pam, une patiente physiothérapeute de trente-cinq ans, n'arrivait pas à trouver un partenaire de vie. Elle avait en vain retourné ciel et terre : agences de rencontre, bars pour célibataires, fêtes entre amis. Lors d'une séance, elle fondit en larmes : « Où est-ce que je me trompe ? » Son chagrin me touchait. Certaines embûches ne s'accommodent toutefois pas de la logique. Chez plusieurs patients, la cause est énergétique. Même si elle était charmante et généreuse, Pam présentait une énergie terne, inerte. Des années durant, elle avait opéré sur le pilote automatique : maison, boulot, corvées, dodo. En thérapie, elle reconnut : « Peu de choses m'inspirent. » Cela paraissait.

Sur le plan énergétique, je sentais que les piles de Pam étaient à plat, nécessitant impérieusement un démarrage radical. Nous avons donc travaillé à ce que Pam identifie intuitivement ses passions. C'est-à-dire, qu'elle découvre de nouveaux signes de vie dans son être, à l'écoute de ce qui la remuerait. Percer cette insipidité a exigé un véritable travail de bûcheron, mais nous avons persisté. Pam s'essaya à la broderie et au bridge, des activités que sa mère aurait approuvées. Hélas elles ne suscitèrent aucune inspiration véritable. Puis, un jour, sur un coup de tête, elle partit en voilier avec un ami. Cet après-midi printanier, l'inspiration fondit sur elle. En mer, une colonie de baleines entoura l'embarcation. Pam trouva ses muses dans leur élégance pesante et leurs chants mystérieux. Dès les premiers instants, en apercevant de si près leur migration, elle s'éprit de ces merveilleuses créatures en voie d'extinction. Dès lors, Pam se porta passionnément au secours des baleines. La joie se substitua à l'insipidité de sa persona. Je le constatais ; son entourage aussi. Ce ne fut pas une coïncidence si peu après, elle rencontra un homme dont elle tomba amoureuse.

L'inspiration éclaire la lumière qui vous entoure. Les gens y réagissent instinctivement. Sans inspiration, cette lumière se ternit et vous devenez invisible. Curieusement : vous êtes intelligent, séduisant, généreux, mais personne ne vous remarque. Grâce à l'inspiration, vous retrouverez votre intensité.

Je connais trop bien ce sentiment d'inertie qui découle du manque d'inspiration. Un hiver, je me suis rendue en Turquie pour assister à une conférence universitaire sur Rumi, le soufi du XIIIe siècle célèbre pour sa poésie extatique sur l'amour. Mon compagnon avait été convié à parler. On aurait pu s'attendre à ce qu'une telle assemblée dégage une formidable énergie positive. Mais les psalmodies monocordes des universitaires et des allocutions limitées à quinze minutes parvinrent à tarir les passions les plus ardentes. À la pause, lorsque j'ai déploré cette calamité auprès de Marcel Derkse, un psychothérapeute hollandais, il m'a expliqué son travail : « Dans notre clinique médicale, nous considérons que le manque d'inspiration est pathologique. J'administre un programme en internat qui dure un mois, remboursé par les assurances médicales. Ce programme a pour but que les patients retrouvent leur inspiration. Nous leur enseignons comment se reconnecter avec l'énergie créatrice de la vie. Nous acceptons que leur souffrance soit bien réelle, mais nous pouvons également être un instrument de l'amour. Nous mettons l'accent sur la poésie, la musique et l'art comme moyens de célébrer la vie. »

Incroyable ! À cet instant même, Marcel avait éclairci un facteur crucial pour l'énergie positive. Le bien-être affectif, physique et spirituel véritable dépend de l'inspiration ; en son absence, nous sommes dans un état de malaise chronique. Pour maximiser l'énergie, il faut chercher l'inspiration jusqu'à ce que nous la trouvions.

Nous méritons tous une vie inspirée : un travail passionnant, des relations chaleureuses, des loisirs enjoués pour refaire le plein. Faites ce qui vous émeut, petit ou grand ; ne vous contentez pas d'agir parce que vous estimez qu'il le faut. Les artistes vivent de l'inspiration. De même, nous pouvons faire de chaque jour un chef-d'œuvre vivant ; c'est une aptitude que vous assimilerez ici. Malheureusement, notre société ne nous inculque pas la valeur de l'inspiration. (Il faudrait l'intégrer au programme scolaire dès le jardin d'enfants !) Du coup, en tant qu'adultes, plusieurs d'entre nous se voient forcés de retrouver l'inspiration perdue. Puisque celle-ci n'a jamais été une priorité, cette expérience peut s'avérer merveilleuse. À dix-neuf ou à quatre-vingt-dix-neuf ans, il n'y pas un instant à perdre !

Dressez un inventaire de l'inspiration pour dénicher un travail passionnant, un passe-temps fascinant et pour connaître le miracle des petits instants

Vous avez aujourd'hui la chance d'explorer ce qui vous inspire ou pas ; livrez-vous à un inventaire de l'inspiration. L'objectif : évaluer honnêtement là où va votre énergie pour la réorienter de manière constructive. Pour vous souvenir de tous vos éclairs de génie, je vous suggère de tenir un journal et de le revoir. Si vous êtes encroûté ou si l'inspiration vous paraît bien loin pour le moment, ne vous découragez pas. Cet inventaire devrait changer la situation. Réinsuffler l'inspiration dans votre existence exige du courage. Il s'agit d'un processus axé sur la solution : dénicher d'abord puis changer.

Je m'efforcerai de vous aider à trouver un boulot que vous appréciez vraiment ou d'insuffler une flamme nouvelle dans votre travail actuel, même s'il s'agit de petites étincelles. Tout est toujours possible. Vous découvrirez un loisir, une quête inspirée autre que votre travail. Une marotte qui suscite l'enthousiasme régénère la force vitale, ce n'est pas qu'un passe-temps. Puis, nous examinerons comment investir l'ordinaire d'imagination. Dans chaque domaine, le but est de ressentir un engouement et une montée d'énergie créatrice. Grâce à cet inventaire, les paroles du poète Rumi deviendront notre mantra :

Que la beauté que vous aimez devienne ce que vous faites. Il y a mille manières de s'agenouiller pour embrasser la terre.

Mais comment s'y prendre ? Voici les étapes. D'abord, penchons-nous sur votre travail.

Étape # 1 de l'inventaire : Dans un journal, définissez les problèmes liés à votre travail

Par exemple : « Après huit heures, je suis exténué et je déteste mon travail. » Ou encore : « Je m'embête au boulot et j'ai besoin de changer. » Ou bien : « J'ai l'impression qu'on ne m'apprécie pas. »

Étape # 2 de l'inventaire : Interrogez-vous

« Pourquoi mon travail ne m'inspire-t-il pas ? » Précisez les raisons :

- S'agit-il de facteurs corollaires : le patron, les politiques du bureau ou des collègues exaspérants ?
- « Est-ce que je m'attarde uniquement aux points négatifs, plutôt que de chercher l'aspect de mon travail qui m'enthousiasme ? »
- La question fondamentale : « Est-ce que j'obéis aux désirs de mon cœur ou suis-je empêtré dans une carrière qui n'a rien à voir avec moi ? »
- « Est-ce que je peux opérer un changement à l'intérieur du système ? Est-ce que je dois trouver un autre travail ? »

Étape # 3 de l'inventaire : Modifiez votre situation actuelle

Insuffler une inspiration nouvelle à votre travail :

- L'absence d'inspiration vient parfois de rapports difficiles, pas du travail en soi. Si une énergie malsaine s'est installée entre vous et un collègue, tentez de rectifier la situation au lieu de l'aggraver. Faites les premiers pas. Efforcez-vous d'être agréable, et non revêche. Pat, ma patiente, travaille pour une entreprise où sévit une gérante de bureau odieuse. Après des semaines à redouter d'entamer la conversation avec cette femme, Pat décida d'améliorer leur rapport et l'invita à déjeuner. Ce petit geste altruiste suffit à anéantir l'hostilité de la gérante à son égard ; le lieu de travail de Pat devint dès lors plus sympathique. La dureté peut masquer l'insécurité de la personne. L'amabilité est capable de conquérir cette dureté. Offrez un mot gentil à cette personne difficile. Faites tout en votre pouvoir pour apaiser l'antagonisme.

- Ne vous attendez pas à ce que votre patron lise dans vos pensées. Au lieu de mariner dans l'ennui ou dans le mécontentement, exprimez vos besoins. Si vous ne savez pas précisément comment améliorer votre travail, examinez diverses possibilités. Voyez si elles sont réalisables dans le cadre actuel. Des années durant, une patiente était paralysée par une peur du rejet qui l'empêcha d'obtenir ce qu'elle voulait. Quand elle trouva enfin le courage de présenter un projet qui la passionnait à son patron, il acquiesça et son travail prit un nouvel essor. N'hésitez pas à prendre des risques. Sinon, vous ne saurez jamais ce qui est possible.
- Analysez minutieusement votre journée avec l'intuition. Recherchez tout aspect de votre travail qui a quelque éclat. Souvenez-vous de ce qui vous avait d'abord attiré, à part le salaire. Observez aussi ce qui attise votre passion et ce qui dissipe l'apathie ou la fatigue. Quand vous tomberez dessus, vous éprouverez le sentiment d'être revitalisé ou vous connaîtrez un enthousiasme ou simplement un intérêt tempéré : voilà les signes que la force vitale se met à l'œuvre. Consacrez-vous davantage à ces domaines. Détaillez-les dans votre journal. Une patiente designer est un papillon sociable. En se livrant à son inventaire, elle s'aperçut que prendre un repas avec des clients et donner des présentations aux membres du personnel attisaient son énergie. En revanche, opérer en solitaire la déprimait tout à fait. Par ailleurs, une bibliothécaire qui adore la solitude trouve l'inspiration lorsqu'elle effectue des recherches dans des canyons de livres empilés, au calme. Le travail mettait ces deux femmes à plat jusqu'à ce qu'elles répertorient les aspects de leur boulot qui les épanouissaient.
- Gravitez autour de collègues qui vous inspirent et vous dynamisent. Une éditrice adorait son travail mouvementé. Malgré tout, elle rentrait souvent à la maison exténuée. Une fois qu'elle eut pris conscience de l'enthousiasme que suscitaient ses interactions avec le département artistique dans sa boîte, elle y multiplia ses visites. Ensemble, ils rigolaient beaucoup, ce qui modifia son énergie au travail et après. La fatigue tue l'inspiration. Évitez quiconque vous siphonne. Allez vers les coins dynamiques débordant d'énergie, per-

sonnes ou activités, pour qu'ainsi votre temps au travail se nuance de passion.

- Faites de votre travail une œuvre désintéressée et pleine de sens : vous avez un impact dans le monde. Voilà qui demandera de vous montrer altruiste et d'injecter l'amabilité dans votre milieu de travail ; à leur tour, ces gestes vous épanouiront. Donnez une petite tape amicale dans le dos d'un collègue, évitez d'invectiver le livreur en retard, intéressez les gens à des idées pour améliorer l'environnement et le monde. Un de mes patients est un producteur pour les informations nationales. Même si les échéances sont serrées, il se trouve en position idéale pour diffuser des messages favorables. Faire de son travail une forme d'altruisme le garde aligné sur l'inspiration. Quel que soit votre domaine, l'éthique et l'amour que vous lui apporterez et les messages constructifs que vous partagerez rendront service et dissémineront l'inspiration.

Étape # 4 de l'inventaire : Songez à trouver un autre emploi ou à adopter un passe-temps passionnant

Prenez l'initiative :

- Si vous avez essayé d'insuffler l'enthousiasme à votre travail, mais que la situation est sans espoir, il vaut peut-être mieux trouver un autre emploi. Ce ne sera pas forcément une transition vers le haut ; un déplacement latéral qui vous dynamise, c'est déjà un progrès. L'une de mes patientes, agressée par les sautes d'humeur volcaniques de son patron, réussit à faire baisser sa tension artérielle et à retrouver l'inspiration lorsqu'elle quitta cet emploi et se mit à travailler pour un patron qui lui plaisait. Dans de tels cas, un changement s'impose.

Si votre carrière ne correspond pas à votre tempérament, vous êtes peut-être mûr pour une transition plus importante :

- Plusieurs patients viennent me consulter au seuil d'une transition. La plupart ont déjà une carrière, mais ils aspirent à une occupation plus exaltante. Je n'ai jamais adhéré au préjugé selon lequel il faudrait se limiter à une carrière par vie. Cela va à l'encontre de la nature humaine. Avec l'âge, nos intérêts évoluent et nous méritons un travail qui nous passionne. Je peux témoigner du prodige d'avoir découvert l'œuvre de ma vie, psychiatre énergétique et intuitive, une passion en évolution constante. Être animé d'une pulsion inspirée est une grâce providentielle, mais il faut également faire des recherches, obéir à l'intuition et vouloir prendre des risques. Si vous songez à changer de carrière, mais que vous êtes dépourvu d'une carte géographique permettant de parcourir l'inconnu, voici un itinéraire intuitif à suivre.

CHANGEZ DÈS MAINTENANT
DÉCOUVREZ LA CARRIÈRE QUI VOUS INSPIRE
(UN PRINCIPE DE LA PSYCHIATRIE ÉNERGÉTIQUE)

1. Réservez au moins dix minutes et plongez-vous dans un état méditatif ininterrompu. Prenez quelques respirations profondes, calmez votre esprit, centrez votre attention sur votre corps.
2. Interrogez-vous : « Si je pouvais faire n'importe quoi, qu'est-ce que je choisirais ? » Ne tentez pas d'être politiquement correct et ne vous encombrez pas des attentes de votre mère. Contentez-vous de voir ce qui vous vient. Dressez la liste des emplois potentiels dans votre journal.
3. Demandez ensuite : « Si je me fichais de ce que pensent les gens, je… » Faites-en la liste également. Était-ce un cours à l'université que vous adoriez ? Les affaires ? Le journalisme ? Le dessin de mode ? Quelque chose dont vous avez rêvé sans l'avoir essayé ?
4. Feuilletez les magazines, les annonces classées, fouillez dans Internet ou dans les livres pour y puiser de nouvelles idées. Attendez qu'un éclair se manifeste. Impossible de vous persuader que vous êtes inspiré. C'est une énergie intuitive, spontanée – un « hourra ! » viscéral qui s'exclame : « Voilà qui épanouira mon âme ! »
5. Une fois que vous avez repéré un emploi virtuel, mettez-vous à l'affût de synchronicités pertinentes : des gens en discutent, des articles sur le sujet, des occasions. Gardez l'œil ouvert et tendez

l'oreille. Puis, suivez les miettes de pain qui tracent le chemin. Elles vous mèneront à votre passion.

6. Pendant la méditation ou lors de balades tranquilles, notez les intuitions qui vous viennent au sujet d'une carrière potentielle. Un éclair de délices ou de curiosité. Une attirance vers une école en particulier. Une personne bien renseignée avec qui communiquer. Ces présages viendront confirmer votre choix. Inscrivez-les dans votre journal.
7. Cherchez les réponses dans vos rêves la nuit. Avant de vous endormir, adressez-leur une question : « Quel type de travail m'inspirera ? » Ajoutez : « J'ai besoin d'une réponse claire que je serai en mesure de comprendre. » Au matin, notez la réponse. Faites l'expérience pendant une semaine. Voyez si une direction s'éclaire.

Réitérez les techniques ci-dessus jusqu'à ce que s'éveille l'inspiration. Montrez-vous patient ; je vous assure, elle viendra. Subséquemment, orientez-vous vers un avenir plus reluisant.

Marge, une travailleuse sociale de soixante-quinze ans à la retraite, assistait à l'un de mes séminaires sur l'énergie ; c'est elle mon gourou de l'inspiration. Elle fit appel à la quatrième étape de cet inventaire pour trouver un nouveau travail et reprendre le contrôle sur sa vie.

Marge confessa : « J'ai toujours été extrêmement indépendante. J'ai élevé quatre enfants et j'en ai adopté un en étant seule. J'ai lutté contre le conformisme. Quand mes enfants se sont rencontrés pour décider de “ce qu'il faut faire de maman” et qu'ils ont opté pour un douillet condo gratuit, je me suis précipitée pour explorer des emplois. » Terrifiée d'être reléguée aux oubliettes, elle a répondu à la petite annonce placée dans un journal offrant un poste de conseillère à Kotzebue. Elle m'a dit :

« Quelque chose m'attirait. Je n'avais pas la moindre idée d'où se trouvait Kotzebue, mais j'ai téléphoné pour me renseigner. La fille m'a répondu que c'était à soixante kilomètres au nord du cercle arctique ! Bizarre : J'avais toujours rêvé d'aller en Alaska. Ils m'ont fait parvenir une brochure décrivant les valeurs traditionnelles des autochtones de l'endroit. Ces gens croyaient que l'humanité ne formait qu'une grande famille, et cette croyance résonna vraiment en moi. Je sais que c'est davantage Kotzebue qui m'a choisie, et non le contraire. Avant d'accepter le poste, j'ai eu une vision. Je marchais le long d'un immense corridor percé de nombreuses portes. Aucune n'était ouverte. Puis, j'ai remarqué qu'il y avait une sortie d'urgence. Je l'ai empruntée et je me suis retrouvée à Kotzebue. J'avais l'impression que la main du destin était à l'œuvre. J'ai donc déménagé à cet endroit, même si mes enfants décidèrent que j'avais perdu la boule. C'était il y a six ans aujourd'hui. J'ai marié un homme merveilleux, de neuf ans mon cadet. Je me suis consacrée à fonder une organisation communautaire qui offre une voix à ceux que personne n'entend. Kotzebue est aujourd'hui mon chez-moi. »

J'incite tous ceux qui se sentent capables de se lancer dans une nouvelle carrière à suivre l'exemple de Marge. La démarche exigera un sacrifice, mais elle sera sans conteste une expérience transformatrice. Une telle initiative n'a jamais échoué pour aucun de mes patients. Il y eut ce professeur de français qui rentrait chez lui excédé de son travail moins qu'inspirant. Il décida de décrocher un diplôme en psychologie spirituelle. Cet homme se résolut à braver les prêts étudiants, les revenus précaires afin de concrétiser sa vocation : c'est un cadeau providentiel qu'il se fit à lui-même ainsi qu'à ses futurs patients. Il y a aussi cette gestionnaire d'assurances qui suivit son rêve : elle est devenue agente immobilier après s'être remise du cancer du sein. Grâce aux stratégies de ce programme, poursuivez vos rêves, vous aussi.

Adoptez un passe-temps passionnant

Naturellement, tout le monde n'est pas libre de changer de carrière à sa guise. Si c'est votre cas, tentez vigoureusement d'instiller un souffle nouveau à votre travail ; en outre, livrez-vous à un passe-temps dynamisant. Utilisez les exercices de la section « Changez dès maintenant » à la page 222 pour découvrir un dada qui vous inspire. Un passe-temps n'est pas de l'amateurisme, mais une source de profonde satisfaction qu'il ne faut pas banaliser. Essayez-vous au jardinage, au sauvetage d'animaux, au bénévolat dans une soupe populaire, à un type de danse, à la musique ou à l'art qui vous enflammera. (Subséquemment, je préciserai les moyens de découvrir un exutoire artistique.) Votre nouveau loisir activera une aire endormie de votre cerveau, il vous sortira de l'inertie ; même si vous êtes plus actif, vous vous sentirez plus énergique. Rien n'est « absurde » ou « vide de sens ». Un patient dentiste qui passe ses journées à contempler des bouches cariées se passionne pour le flamenco la fin de semaine. Il a besoin d'un passe-temps qui le fasse bouger. Il s'agit de vivre avec ferveur, quelle qu'en soit la source.

Étape # 5 de l'inventaire : Savourez le miracle des petits instants

N'oubliez pas : l'instant présent est tout ce que nous avons. Je suis médecin, je connais donc les rebondissements soudains que peut réserver le sort : maladies subites, pertes. Comprendre que nous sommes vulnérables ne revient pas pour autant à devenir morose. Au contraire, notre vulnérabilité nous incite plutôt à chérir chaque instant ici-bas. Rappelez-vous au jour le jour de ressentir la force vitale dans tout ce que vous faites et vous percevrez le merveilleux au sein de l'ordinaire. Prêtez une attention toute particulière aux activités ci-dessous.

Tâches quotidiennes. C'est ici que plusieurs d'entre nous perdent de l'énergie en raison de préjugés négatifs. Au lieu de considérer les tâches comme une corvée, tentez l'approche zen : l'extase, puis la lessive ! La réalisation de soi ne se trouve pas exclusivement dans les monastères de l'Himalaya, mais bien dans l'ici-maintenant. N'importe quelle tâche accomplie avec inspiration s'anime d'une vie nouvelle. Mon amie, la poétesse Mary Oliver, fait ses courses à l'épicerie comme s'il s'agissait d'un rite béni. Tous les matins à Cape Cod, qu'il neige ou qu'il fasse un temps radieux, elle se pointe à l'épicerie A&P à l'ouverture, bienheureuse de se procurer les aliments pour la journée. Mary aborde sa poésie avec la même ferveur. Lorsque nous éveillons cette ardeur dans un domaine, nous la retrouverons dans d'autres. La prochaine fois que vous vous rendez à la banque, que vous lavez la voiture ou que vous promenez le chien, faites-en une activité sacrée. Effectuez-la en sachant que, si c'était là votre dernière heure, vous en aurez tiré le maximum.

Nature, météo et animaux. Même si l'inspiration se fait rare, contemplez longuement une jonquille ou une mer tumultueuse. Observez le vent faire l'amour à un orme noueux. Goûtez le tonnerre qui gronde. Tirez de la joie au contact des animaux. Tous ces gestes vous transporteront à l'extérieur de vous-même. Au lieu de vivre sans but dans une bulle mentale hermétique, vous pouvez vous revitaliser grâce à l'énergie de la nature. L'un de mes patients se délecte des canards majestueux qui se dandinent noblement le long des sentiers jalonnés de tournesols, près des canaux à Venice Beach. Souvent, entre deux patients, je passe quelques minutes à admirer les nuages qui défilent devant la fenêtre de mon bureau au dix-huitième étage, les jeux de la lumière ou les corbeaux qui planent sur les courants ascendants. Se baigner dans la beauté de la nature attise l'inspiration.

RETIREZ LE BANDEAU SUR VOS YEUX : BRANCHEZ-VOUS SUR LES VIBRATIONS CRÉATIVES

La destinée humaine est un testament à l'énergie créatrice ; elle est partout si vous savez où la chercher.

Certains par exemple exsudent la créativité ; ces gens sont de puissants conducteurs d'énergie. Vous voulez obtenir ce qu'ils ont. Écoutez-les. Observez-les. Parlez-leur. Imprégnez-vous de leur énergie. Pour les modèles créatifs, ne vous attachez pas au brillant superficiel. Le restaurateur du quartier pourrait être tout aussi passionné par son boulot qu'un illustre politicien. Remarquez ceux qui vous touchent : artistes, musiciens, jardiniers. Leur champ énergétique est révélateur : une personne électrifiée diffuse de l'électricité. Ne vous en faites pas si votre créativité à vous semble s'être éteinte. Nous avons souvent besoin d'un apport extérieur.

Pour ma part, ce fut d'entendre le lauréat de poésie, Stanley Kunitz. À quatre-vingt-quinze ans, il a donné une allocution de l'envergure du Discours de Gettysburg dans une tente discrète au Festival de poésie à Dodge, au New Jersey. Il évoqua « une intériorisation plus mystérieuse que les événements du jour » ; il expliqua que la poésie, c'est « vivre dans les strates ». Pour finir, il déclara : « Je n'ai pas encore fini de changer. » Je suis presque tombée à genoux, éblouie par le charisme sobre de Kunitz. Je me suis inclinée avec respect pour cet homme, reconnaissante du don qu'il m'avait accordé ce jour-là.

Certains endroits sont des axes énergétiques. Un club de jazz délabré, une bibliothèque (les livres dégagent aussi de l'énergie), une biosphère où des milliers de papillons volettent librement autour de vous, un hall de concert...

Au fil des ans, les vibrations créatives s'accumulent dans diverses salles de spectacle. Quand Aretha Franklin chante, la salle explose. Une énergie si puissante ne se dissipe pas ainsi ; elle forme un champ animé de sa vie propre. Quand vous vous trouvez en un tel lieu, au cours d'un spectacle ou lorsque tout est tranquille, les vibrations sont tangibles. Même à votre insu, vous les assimilez et devenez plus créatif. Je n'oublierai jamais cette excursion d'un jour au Grand Old Opry à Nashville. Un coup d'œil sur la scène et j'avais l'impression que Willie Nelson et Johnny Cash étaient à mes côtés. J'avais la chair de poule. Entre les murs de l'Opry, l'empreinte énergétique des grands du country demeure. Visiter de tels endroits ranimera votre créativité à vous aussi.

CHANGEZ DÈS MAINTENANT
LANCEZ-VOUS DANS UNE QUÊTE CRÉATIVE

Choisissez un endroit ou une personne qui vous intrigue en raison de sa créativité ; passez du temps à vous imprégner de leur énergie. N'intellectualisez pas, ressentez ! Ensuite, voyez ce qui s'est éveillé en vous. Idées insolites, éclairs de génie, rêves. Notez-les dans votre journal pour qu'elles ne s'estompent pas. Puis, faites l'essai d'une de vos intuitions. C'est ainsi que naît la créativité.

LUTTEZ CONTRE LES SABOTEURS DE LA CRÉATIVITÉ

Des voix négatives hantent tous les territoires de l'imaginaire. Si vous succombez à ces prophètes de la sinistrose, intérieurs ou extérieurs, vous pouvez dire adieu à la créativité. Nous en souffrons tous. Il faudra vaincre ces voix pessimistes avant qu'elles ne vous répriment. Vous les connaissez bien ;

- Le marchand d'angoisses qui dit : « Il est trop tard. Je n'ai aucun talent, ni imagination. Qui se préoccupe de ce que j'ai à dire ? »
- Le conformiste en nous, accro à l'approbation, qui dit : « Je vais me ridiculiser. Les gens vont rire de moi. Mieux vaut m'en tenir au statu quo et ne pas faire de bruit. »
- Le tyrannique qui ne relâche pas son emprise mortelle assez longtemps pour que coule le courant.
- Toute personne (incluant vos proches), groupe ou gouvernement cherchant à étouffer la liberté créatrice.

Ne mâchons pas les mots. Ces voix sont l'antéchrist de l'imagination. Nous devons donc rester vigilants. Néanmoins, pour la présente approche, il ne s'agit pas simplement de les faire taire, mais de les museler avec compassion. Servez-vous de l'exercice qui suit pour repousser ces voix castratrices et protéger vos impulsions créatrices naissantes. Certains d'entre nous n'ont pas appris à entretenir un côté créatif ; cela nous semble étranger ou impossible. Ne croyez jamais que vous n'êtes pas créatif ! Mon travail avec une foule de patients et dans des séminaires prouve que chacun d'entre nous est doué d'une imagination unique qui n'attend que de s'éveiller. Il faut veiller sur ses manifestations naissantes, celles qui sont les plus tendres.

Changez dès maintenant
Ne laissez pas les voix pessimistes avoir le dernier mot

Ici, vous vous traiterez avec la même sensibilité que vous montreriez à un enfant mal assuré qui découvre ses talents. En premier lieu, répertoriez vos voix pessimistes dans un journal ; identifiez-les afin qu'elles n'interfèrent pas avec l'imaginaire. En second lieu, usez d'un processus conversationnel pour les transformer. Prenons par exemple la peur. Quand elle dit : « Je ne peux pas... » Vous répondez : « Si je n'écoutais pas la peur, je... » Par la suite, notez cette affirmation et obéissez-lui. Si votre censeur interne ou votre mère déclare : « Tes toiles sont trop excentriques », vous répondez : « Je sais que tu redoutes ce que penseront les gens, mais je n'étoufferai pas mon art pour te plaire. » Ou : « S'il ne fallait pas que je sois parfait, alors je... »

L'une de mes patientes travaillant dans le domaine de la haute technologie cherchait un exutoire plus créatif. Elle se mit à faire de la poterie et dit : « C'est l'une des activités les plus satisfaisantes que j'ai eu l'occasion de faire. » Pourtant, elle craignait toujours de « perdre son temps » et de « ne pas être productive », les mêmes paroles que sa mère employaient lorsqu'elle faisait référence à toute entreprise artistique. Aujourd'hui, plutôt que de succomber à cette voix, elle est consciente de sa source et lui répond : « Merci de ton opinion. » Puis, elle se remet à son art, en toute insouciance.

Dialoguer avec vos voix pessimistes ou y opposer votre veto est une stratégie continuelle qui vous redonnera votre pouvoir. (Appliquez également les tactiques antipeur présentées au chapitre 4.) Tout au long, continuez à respirer et, ce faisant, rendez-vous maître de vos voix. Réalisez qu'elles proviennent de l'insécurité, de l'angoisse. La persuasion reste sans effet sur elles. Ce qui fonctionne, c'est de réconforter avec compassion, puis de prendre les commandes. L'énergie nocive que ces voix mijotent vous empêchera d'essayer quoi que ce soit de nouveau. Vous méritez bien un peu plus d'aventure.

PLONGER DANS LA CRÉATION

À ce stade de notre programme, vous faites l'expérience directe de l'énergie créatrice. Que vous l'assimiliez d'un film ou que vous imaginiez votre propre exutoire créatif, il faut ici vous exposer à ces vibrations. Votre système énergétique subtil se chargera de les métaboliser. Pas de pression, rien à prouver. Ce qui vous attire demeure entièrement personnel. Faites l'essai des activités ci-dessous et voyez ce qui vous convient.

Action # 1 : Goûtez l'énergie créatrice provenant des arts

L'art n'est pas le privilège exclusif aux « artistes ». Il s'adresse à tous ceux qui aiment la vie et la beauté. Cette dernière recèle une énergie qui baigne l'univers visuel, les mots, les sons, la danse et qui est loin d'être statique. Elle diffuse un champ que vous absorbez. Quand je contemple Les Tournesols de Vincent Van Gogh, je vois rayonner une toile bidimensionnelle, mais je suis aussi attirée par une masse d'énergie qui vibre. Ces tournesols ne sont jamais immobiles. Ils respirent, ils se meuvent, ils hurlent la nature fauve à ceux qui sont capables de la voir. Les maîtres impressionnistes traduisaient merveilleusement l'énergie subtile sur la toile (même s'ils ne l'exprimaient pas ainsi). Leurs pinceaux produisaient les plus infimes touches de couleurs ondoyantes. Ils dépeignaient ce que voient les mystiques : la substance primaire de toutes choses. Cette énergie vous insuffle encore davantage d'énergie. À mon sens, voilà la définition d'un grand artiste.

Vous pouvez recueillir de l'énergie en contemplant des œuvres d'art, mais n'y voyez pas là un acte passif. Il est contraire à l'objectif visé de traîner votre corps jusqu'à une sculpture de Michel Ange et de vous tenir là comme un empoté. Soyez disposé à recevoir. Respirez à fond. Ouvrez-vous. Préparez-vous à être nourri. Les œuvres magnifiques dégagent un véritable festin de vibrations créatrices.

Certaines formes d'art vous chambouleront, d'autres pas. Expérimentez. Assistez à une nuit de poésie, à une rétrospective d'Andy Warhol ou au ballet Bolshoï. Je visite parfois la salle réservée aux dinosaures au Musée de la Science et de l'Industrie à Los Angeles. Je reste émerveillée devant ces méga-créatures, devant les oiseaux de proie et les tyrannosaures rex, ces formes d'art naturel. Ils donnent des ailes à ma créativité. Impossible de ne pas être heureuse. Voyez quels effets produit l'art sur votre détecteur d'énergie. Sentez où se situe le voltage. Ajoutez une dose d'énergie créatrice à votre routine.

J'ignore comment j'arriverais à vivre sans le cinéma. Je suis irrémédiablement accro à ce média qui me régénère. Je vois au moins un film par semaine. Parmi mes préférés, il y a *Les ailes du désir*, un chef-d'œuvre faisant la chronique d'échanges entre les anges et les humains à Berlin, *La matrice*, un thriller technologique où les héros rusent avec des extraterrestres qui contrôlent le mental des êtres humains. Devant les films qui me plaisent, je suis subjuguée. Calée dans mon siège, je pleure, je ris, je prends parti pour les bons et je hue l'oppression. Je suis survoltée. Je vibre. C'est génial.

Captivant, le cinéma est un énergisant phénoménal. Voici pourquoi. Nous sommes instantanément et sans opposer de résistance transportés dans un état de conscience altéré, similaire à un état hypnotique. Des heures durant, nous cessons de penser à nous-mêmes et curieusement, nous oublions nos problèmes. Nous nous taisons et nous passons au mode intuitif. Tout cela entraîne une réceptivité accrue. (Un truc pour les intuitifs empathiques : asseyez-vous sur les côtés de la salle, plutôt que directement au centre. Cela réduira les vibrations que vous absorbez des gens qui vous entourent.) Le miracle qui survient lorsque l'esprit se détend, c'est la circulation fluide de l'énergie subtile dans votre corps. Un crampon relâche son emprise. Vous avez un accès accru à la force vitale à l'intérieur. Et à l'extérieur aussi : la puissance du film tient au fait qu'il transmet des vibrations. Quand nous sommes émus, c'est l'énergie qui nous bouleverse. Un acteur de l'envergure d'Anthony Hopkins peut ébranler nos électrons par un simple regard. Il génère une force vitale telle qu'elle crève l'écran et nous transperce. Il en va de même pour les effets visuels et une trame sonore envoûtante. Aller au cinéma est loin d'être passif.

La prochaine fois que vous regardez un film, remarquez l'énergétique subtile, une expérience habituellement au seuil du domaine conscient. Maintenant, vous savez ! Amusez-vous à sentir votre énergie bouger. Il peut s'agir d'une libération émotionnelle. De frissons dans la colonne vertébrale. D'une éruption de chaleur dans la poitrine. Vous sentirez peut-être même la présence de Dieu. Tout ce qui affermit votre âme – un film larmoyant, une odyssée héroïque, une comédie hilarante –, constitue de l'énergie pure en provenance directe du Créateur, véhiculée par la forme humaine.

En psychiatrie énergétique, je prescris parfois le cinéma comme traitement. C'est ce que j'ai fait pour ma patiente Leah, une chercheuse en oncologie croulant sous une charge de travail titanesque. Leah était tellement obsédée par le détail qu'elle s'en rendait malade. Pour réaliser les avancées médicales dont elle rêvait, Leah dut apprendre à calmer son mental agité. Elle a tenté de méditer, mais elle résistait encore. Jusqu'à aujourd'hui, jusqu'à ce que la méditation l'accroche vraiment, Leah dit : « Je me faufile à des présentations de fin d'après-midi dans les cinémas de répertoire pour faire taire ma tête. J'oublie les échéances et les réunions du personnel. Je reste assise là avec mon maïs soufflé, en paix. » Cette cure cinématographique donne à Leah de l'espace pour respirer dans son être et rétablit sa clarté pour le travail.

Sachez que les films peuvent aussi diffuser des vibrations néfastes. Le genre *Dumb and Dumber.* Vous rigolerez un peu, mais dans son ensemble, l'énergie subtile est étouffée. Certains films sont encore plus nocifs, comme les virées sanguinaires de tueurs en série. Peu importe que ces films soient montés avec virtuosité, ils transmettent des ondes de choc et l'épouvante. Quelques-uns se rechargent à visionner de telles horreurs, mais en tant qu'intuitive empathique, je suis persuadée que ces vibrations d'une telle négativité sont capables de nous rendre malades. Je me suis contrainte à rester jusqu'à la fin de *Frailty*, un film cruel sur de jeunes garçons que leur père conditionne à devenir des meurtriers et j'ai tout de suite attrapé une grippe carabinée... Pendant le film, je sentais une vague de rayons cuisants me percer l'abdomen (le centre énergétique des émotions) ; je n'ai donc pas été étonnée de tomber malade. Comme un mauvais voyage au LSD, nous restons sous l'influence d'un film, nous ingérons sa toxicité qui se communique à notre champ énergétique. Et si vous êtes une éponge empathique notamment, ne vous infligez pas cette souffrance superflue.

Cela dit, j'ai aussi constaté que la violence dans les films peut s'avérer thérapeutique dans un cadre supervisé. Une fois, au cours de deux semaines de retraite entre femmes, dans le désert de Californie, la dirigeante, Brugh Joy, nous a fait visionner les films les plus brutaux au sujet de personnages historiques comme Hitler ou Caligula. L'objectif consistait à déloger des affects subconscients (de l'énergie négative fossilisée dans notre champ énergétique) qu'il fallait guérir. Ce rituel nocturne plutôt fruste produisit les résultats escomptés. Parents envahissants, maltraitance à l'enfance, rage refoulée : tous les démons émergèrent, sous forme de souvenirs et dans des cauchemars. Nous avons ainsi pu les libérer au sein du groupe. Ce fut éprouvant, mais au bout du compte, nous nous sentions toutes dynamisées et plus légères.

La musique peut aussi être régénératrice ou nocive. Le son est une énergie pure. Il vibre dans votre sang, dans vos organes, dans vos os et dans vos énergies subtiles. (Songez à la basse tonitruante et envahissante dans la voiture à côté de vous, au feu rouge.) Aussi assurément que certaines fréquences peuvent faire éclater le verre ou causer des dommages cellulaires, les sons appropriés équilibreront notre énergie et guériront. Voici quelques découvertes scientifiques : dans les monastères où les moines font jouer du Mozart pour les animaux, les vaches donnent plus de lait ; pour les malades aux soins intensifs, la musique a les mêmes effets relaxants que le Valium ; les fœtus ont également des préférences – ils se calment en entendant Vivaldi, mais le rock les perturbe, ils donnent alors de violents coups de pieds. (Dans les années 1960, mon ouïe à haute fréquence fut endommagée en permanence lors d'un concert, où les membres du groupe *The Who* démolirent leurs guitares électriques en une épiphanie théâtrale !)

Nous, humains, sommes vulnérables au son. Quelques sons tout à fait ordinaires sont véritablement capables d'écorcher notre énergie. Récemment, j'ai interviewé Bruce Odland, un « artiste du son » qui a conçu un antidote futé contre la pollution du bruit. Employé par la ville de West Hollywood, il a installé un « tube d'accord » sur le poste de police, dispositif qui produit une merveilleuse harmonique à partir du bruit chaotique de la circulation. Le résultat ? Un ronronnement, une psalmodie et un apaisant *oua oua* qui rappelle le *didjeridou* australien. Le long de ce bout de trottoir, ce son favorable à l'homme annule le tumulte des freins criards et des klaxons vociférants. Les riverains affirment que les piétons soupirent carrément de soulagement. Ils disent se sentir plus heureux, ils s'entendent mieux ; quelques-uns vont même jusqu'à exécuter une petite danse accompagnée d'une chanson.

CHANGEZ DÈS MAINTENANT
INSPIREZ L'ÉNERGIE DE L'ART

Tâtez diverses formes artistiques : peinture, musique, cinéma, danse. Il n'y a qu'à vous rendre ; puis observez votre expérience énergétique. Êtes-vous adouci ? Survolté ? Las ? Inspiré ? Peut-être n'était-ce pas ce que vous attendiez. Par exemple, la « musique à forte énergie » peut ne pas du tout être énergisante. Le rap réveille un jeune acteur, alors que c'est carrément agressant pour un autre que le Bach rassérène. Si vous recherchez un essor énergétique ou un répit du stress, la forme d'art doit se mouler à vos besoins.

Action # 2 : Explorez un exutoire artistique qui vous appartienne

Maintenant, j'aimerais que vous vous lanciez dans votre propre création. Vous en rêvez ou alors, vous hésitez tout en éprouvant de la curiosité. Même si la persona d'artiste est nouvelle pour vous, restez ouvert. Un exutoire artistique galvanise l'imagination et est censé satisfaire une pulsion intérieure non assouvie. Ce peut être votre travail, mais plus fréquemment il s'agira d'une activité sans obligations qui allégera le train-train quotidien. Lancez-vous dans cette activité par pur plaisir ; voyez où elle vous mène. Dans le cadre de ce programme, un exutoire décuplera votre gain énergétique parce que vous vous alignez directement sur la force créatrice de l'univers. Au lieu que l'énergie se communique par l'intermédiaire d'un artiste, elle passe directement à vous.

CHANGEZ DÈS MAINTENANT DÉCOUVREZ UN EXUTOIRE ARTISTIQUE

- *Posez les bonnes questions.* Sondez vos intérêts, latents et connus. Commencez en réfléchissant :
  « Quelle forme d'art est-ce que j'aimais enfant ? »
  « Qu'est-ce qui m'a toujours attiré, mais dont je n'ai jamais fait l'essai ? »
  « Qu'est-ce qui me semble irrésistible ? » Tendez l'oreille pour entendre ce murmure diffus.
  « Est-ce qu'un passe-temps passionné peut devenir une quête artistique plus profonde ? »
  « Si je me fichais de l'opinion des gens, à quoi est-ce que je m'essaierais ? »

Une patiente a utilisé ces questions pour allier son amour de l'écriture et du jardinage : son premier article s'intitula « Le plaisir d'arracher les mauvaises herbes ». Un collègue médecin forma « L'association de la poésie médicale » pour marier les vertus curatives de la poésie aux soins de santé grâce à l'écriture, à la lecture et à la conversation. La naissance, la mort, la maladie et la souffrance sont considérées, fort justement, comme des poèmes de la destinée humaine. Répertoriez ces flashs créatifs dans votre journal, qu'ils soient excentriques ou familiers. (Je recommande aussi l'ouvrage de Julia Cameron *The Artist's Way*, pour trouver des idées.)

- *Écoutez la réponse intuitive de votre corps.* Maintenant, mettez-vous à l'écoute des possibilités. Fermez les yeux. Prenez quelques inspirations profondes et lentes. Comme auparavant, quittez le mode mental et concentrez-vous sur l'instinct corporel. Branchez-vous sur chaque possibilité créatrice et surveillez les réactions : accroissement d'énergie, sentiment de rajeunir ou d'être plus lucide, disparition des tensions, abdomen décontracté, brouillard ou ennui qui se dissipent, montée de chaleur, de vibrations ou de pulsations dans des régions physiques spécifiques. Une patiente qui songeait à faire de la céramique sentit que ses mains avaient faim de la sensation d'argile humide. Depuis qu'elle est devenue potière, cette carence sensuelle dans ses mains fut rassasiée. Un autre patient sentait que ses pieds avaient simplement besoin de danser, une sensation indéniable. La danse à claquettes lui procura l'activité que ses jambes désiraient. Voyez à quel art réagit votre corps ; cuisine au wok ou ikebana ? Votre corps le sait par des voies instinctives. Il sera attiré par un exutoire créatif, subtilement ou à la manière d'un missile à tête chercheuse. Servez-vous de vos réactions intuitives (de même que des exercices antérieurs pour identifier l'inspiration) pour localiser votre muse.
- *Que l'adversité vous inspire.* Un exutoire créatif peut naître en dépit, voire, en raison de circonstances éprouvantes. Instinct de survie, l'énergie créatrice lutte pour transcender l'épreuve. J'en vois des témoignages tout autour de moi. Une femme qui assistait à mon séminaire a fait don de son rein à son frère. Elle s'est ensuite mise à fabriquer d'ahurissants colliers en forme d'organes minuscules – elle-même porte un rein en or. Elle les distribue ensuite à des donneurs ou à des receveurs d'organes. Il y a plusieurs années, j'ai rencontré l'éditeur d'un journal pour sans-abri qui « rend le pouvoir aux indigents et aux itinérants grâce à un revenu et à une voix, invitant l'art d'artistes et d'activistes démunis ». Je suis également touchée par l'art de Lynn Manning qui, à l'âge de vingt-trois ans, reçut une balle au visage et devint

aveugle lors d'une attaque dans un bar de Los Angeles. (Il avait pressenti sa cécité lorsqu'il n'était qu'un petit garçon ; il avait même recouvert ses yeux délibérément pour se préparer à la perte de sa vue.) Courageusement, Lynn présenta une pièce célèbre à personnage unique sur sa vie et il sert de mentor artistique aux handicapés visuels. Recherchez dans l'adversité vos propres triomphes et découvrez-y un exutoire artistique concordant avec votre âme.

- *Prenez du temps pour l'art que vous aimez.* Une fois par semaine au moins, consacrez-vous à votre exutoire. Se livrer constamment à l'imagination fait circuler l'énergie. L'objectif n'est pas de devenir virtuose ou de rivaliser, mais de vous sustenter ; ce qui n'exclut pas que votre dada devienne un jour une entreprise artistique intégrale. Vous forgerez un lien nouveau avec vous-même et avec le monde, un sentiment d'identité plus net qui préviendra la malnutrition créative.

Action # 3 : Laissez-vous la voie libre pour que l'énergie créatrice coule par vous

Le *I Ching* affirme : « Le commencement de toutes choses se trouve encore dans l'au-delà, sous forme d'idées qui doivent toutefois passer au stade de la réalisation. Mais dans le créateur se trouve aussi le pouvoir de prêter forme à ces archétypes d'idées. Son énergie n'est restreinte par aucune condition fixe. » Pour ce programme, vous devrez attirer en vous la créativité depuis l'au-delà, une sinécure si vous possédez les instructions. Vous apprendrez comment augmenter votre champ énergétique pour recevoir un flot accru de créativité, un principe fondamental de la psychiatrie énergétique. Tous mes patients l'apprennent ; vous de même.

Il est merveilleux d'entendre les artistes décrire cet état inspiré grandiose. Personnellement, j'écoute toujours mon intuition. Isadora Duncan parlait des « vaisseaux de son corps s'emplissant d'une lumière vibrante. » Emily Dickinson disait que la poésie sublime « rend mon corps si froid que nul feu ne pourrait me réchauffer. » Le poète Coleman Barks l'appelle « une dissolution qui ressemble à une tendresse envers la vie et à un rire. » Ces artistes ne dissèquent pas logiquement la créativité. Ils sentent intuitivement son énergétique subtile, assimilable à une expérience psychédélique naturelle. Cela vous paraît amusant ? Cet exercice vous transportera dans cet état.

CHANGEZ DÈS MAINTENANT SOYEZ UN VAISSEAU CONDUCTEUR D'ÉNERGIE CRÉATRICE

Ce qui suit s'applique à toutes les activités créatrices, écriture ou pâtisserie :

- *Laissez votre ego sur le pas de la porte.* La créativité ne se limite pas qu'à des gestes inventifs. Vous servez de conduit à une énergie plus vaste. S'établit alors une collaboration modeste et magnifique qui vous grandit. Votre ego n'est qu'une copie minuscule. La créativité motivée par une volonté personnelle s'apparente davantage au fait de presser une pierre pour en tirer du sang. Laissez plutôt l'énergie créatrice agir par vous ; des univers s'ouvriront spontanément.
- *Renoncez au contrôle.* Le déclic créatif jaillit lorsque vous devenez un vrai récepteur, pas un contrôleur – une méthode que tous les acteurs connaissent. Nos circuits imaginatifs réagissent mal à la pression. Si vous lâchez prise, la pression s'allège, une quantité d'énergie accrue peut alors pénétrer. Quand vous insistez, la pression augmente et une quantité d'énergie moindre passe. Notre intellect littéral interprète faussement ce lâcher-prise : c'est pour lui « un aller simple pour nulle part. » Pour notre imagination toutefois, cela signifie de se laisser l'espace pour que coule la force vitale.
- *Sortez de l'état de conscience ordinaire.* Avant toute activité créatrice, méditez pendant quelques minutes. Dans un coin tranquille, fermez les yeux, respirez à fond et faites taire les pensées ordinaires. Tentez d'être pleinement présent au moment. Avec chaque inspiration et chaque expiration, sentez votre énergie qui s'étend.
- *Conviez l'énergie créatrice en vous.* En silence, demandez que la créativité coule dans votre corps tout entier. Visualisez-la sous forme d'un soleil radieux. Voyez ce soleil s'approcher de vous jus-

qu'à ce qu'il soit si proche qu'il vous emplisse la vue. Sentez sa lumière pénétrer par le sommet de votre tête et vous remplir jusqu'aux orteils. Chaud. Nourrissant. Exaltant. Vous en êtes le vaisseau. Laissez-vous saturer par cet astre créateur.

- *Fondez-vous à une transe créative.* Ce délicieux abandon brouille le continuum espace-temps, vous avez le sentiment d'être emporté par la célérité de l'imagination ou par la paix toute simple. Vous perdrez le fil du temps et des tracas ordinaires, ce seront peut-être les moments les plus sublimes que vous connaîtrez jamais.

Les exercices ci-dessus réaliseront votre passage de la monotonie à l'inventivité. Ils signalent à votre perception que le moi inférieur évolue vers un moi plus vaste ; voilà qui vous prépare à recevoir plus d'énergie. La créativité n'attend qu'une fissure dans votre cuirasse mentale pour passer à l'action. Conviez-la à entrer.

Action # 4 : Défendez votre espace créatif

Il est indispensable d'avoir un coin sûr pour explorer les pulsions créatrices, un sanctuaire que vous créerez vous-même, à l'abri des enfants, du bruit et du téléphone. Idéalement, ce devrait être un coin de votre maison où vous pouvez vous enfermer. Il faut apprendre à votre partenaire ou à votre famille le caractère sacré de votre espace créatif. Au début, ils empiéteront peut-être sur ce territoire. Établissez toutefois vos frontières fermement jusqu'à ce qu'ils s'habituent au changement. Je suspends une affiche « Ne pas déranger » sur la porte de mon bureau pour que l'on sache qu'il ne faut pas entrer. Lorsque je me mets à l'écriture, je disparais pendant des heures. Je ne veux aucune intrusion et je ne veux pas sentir l'énergie d'une autre personne rôdant dans les parages, à me surveiller. J'ai vécu l'une de mes relations amoureuses les plus importantes avec un poète qui comprenait mon besoin de solitude créative et défendait son droit à la sienne. Pour avoir une relation amoureuse avec un homme, il faut que je sache que j'ai la liberté de fixer ces paramètres.

S'il n'est pas possible d'avoir un espace créatif à la maison, cherchez-en un dans le monde. Inscrivez-vous à un cours. Emportez un chevalet au jardin public. Écrivez à la table d'un café. Les lieux publics présentent l'avantage de l'anonymat : les étrangers ne vous embêteront pas comme pourraient le faire des membres de votre famille. Tissez votre cocon créatif et improvisez sous sa protection.

CHANGEZ DÈS MAINTENANT
PRÊTEZ SERMENT À LA CRÉATIVITÉ

- Je mérite un moment et un lieu où créer.
- Je mérite l'intimité.
- Je mérite de jouir de l'énergie que procure la créativité.
- Je mérite de m'aimer moi-même dans ces domaines.

Dans le *I Ching*, l'image donnée pour le créateur est le ciel. Si l'oracle donne cet hexagramme, cela signifie que « la réussite vient des profondeurs primales de l'univers ». La sixième prescription du programme pour épanouir l'énergie sacrée – s'ouvrir au flux de l'inspiration et de la créativité – vous rend plus souple pour vous couler aux forces créatrices. Une constante essentielle est à garder à l'esprit : si votre énergie augmente, vous êtes sur la bonne piste, car les succès créatifs sont des réussites énergétiques.

La créativité peut aussi témoigner d'une vision profonde en nous, voire d'une vision prophétique. Le *New York Times* relate l'histoire bouleversante de Michael Richards, un artiste afro-américain qui trouva la mort dans son studio au quatre-vingt-dixième étage du World Trade Center au cours de l'attaque terroriste. Il sculptait une forme à partir de son corps ; elle rendait hommage aux pilotes *tuskegee*, une unité isolée d'héroïques pilotes afro-américains durant la Seconde Guerre Mondiale. Le personnage en bronze, vêtu d'un élégant uniforme militaire, avait le torse percé par une douzaine d'avions de combat qui le blessaient et l'anoblissaient tout à la fois. Cette œuvre de Michael était prémonitoire de sa propre mort. Dans un état de conscience subliminal, il avait sculpté le sort terrible que lui réservait le 9 septembre 2001. Quelle énigme ! La clarté poignante de Michael demeure ineffable.

L'imagination pénètre nos abîmes intérieurs. Invoquez-la sans cesse.

Choyez-vous :

Fermez les yeux. Visualisez une scène d'une quiétude absolue. Un vallon ensoleillé surplombant l'océan. Allongez-vous et soyez complètement à l'aise. Sentez la brise tiède, douce, qui vous caresse. Inhalez sa fraîcheur. Ensuite, demandez intérieurement à l'énergie créatrice de la nature et de l'univers de couler en vous. Vous n'avez qu'à vous ouvrir et à recevoir.

ENTREVUE : SHIRLEY MACLAINE PARLE DE L'ÉNERGIE CRÉATRICE

Shirley Maclaine est une actrice lauréate d'un oscar, auteure de plusieurs best-sellers, danseuse et mystique.

En ce qui a trait à la créativité, l'énergie est tout. À mon sens, créer, c'est puiser directement au divin, une énergie invisible, le tissu qui forme la vie et contient l'ensemble des expériences de notre âme. Si j'aime ce que je crée, je m'abandonne au courant, je lui permets d'aller dans la direction qu'il souhaite. L'énergie créatrice me donne de l'énergie physiquement. Or, comme habituellement mon sentiment du temps et de l'espace se brouille, je dois garder mon centre.

En tant qu'actrice, je me perds complètement dans mon personnage. Je n'ai jamais travaillé comme DeNiro ou Meryl Streep, des génies invraisemblables – ils habitent leur personnage vingt-quatre heures sur vingt-quatre ! Ce n'est pas mon genre. Je l'écarte au déjeuner et entre chaque prise. Par contre, pendant une prise, je deviens intégralement mon personnage ; mon énergie créatrice est influencée par le sentiment intérieur d'être centrée.

Je canalise mes personnages. C'est une sensation fantastique. Pour le film, *Madame Sousatzka*, j'ai dit à mon directeur, John Schlesinger, qui n'accordait foi à rien de tout cela, que j'allais fabriquer ce personnage, ce professeur de piano, avec lui – ses vêtements, sa démarche, sa mentalité –

puis que nous allions le présenter à l'univers. J'allais faire disparaître mon ego pour lui faire de l'espace et je le laisserais me revenir. Le personnage était présent chaque fois que nous travaillions. Le dernier jour du tournage, quand John a dit « Coupez ! », madame Sousatzka est partie et je me suis retrouvée libre de ses vibrations. J'ai tout de suite attrapé la grippe. La fièvre est montée à plus de 40°C. Je ne souhaite pas que cela se reproduise, mais j'ai eu un avant-goût de ce que peut être le fait de canaliser.

À l'origine, j'ai été formée pour être ballerine. La seule chose qu'on vous enseigne, c'est d'éviter de penser. Mais ne pas penser, c'est aussi une liberté, même si la technique est totalement conditionnée. Un jour, Isadora Duncan et Anna Pavlova emmenèrent des danseurs débutants à Jacob Pillow, le célèbre centre pour les arts de la scène, situé dans les Berkshires. Pavlova devait leur enseigner d'une manière disciplinée. Isadora Duncan disait : « Voici la musique. Laissez-la vous emporter. » Après trois mois, les enfants rentrèrent à New York et entreprirent des cours de ballet. Or, les petits danseurs de Duncan excellaient plus rapidement parce qu'ils ressentaient la musique. Quand je vivais avec les Masai en Afrique de l'Est, ils se livraient à ces mouvements pulsants qui, à mes yeux, étaient une danse. Sans alcool ni drogue, ils atteignaient une transe en bougeant au son des tambours et en psalmodiant. La danse qui se confine à la technique n'est pas de l'art.

L'art, c'est de l'énergie positive ou négative. Toute forme d'art possède le pouvoir de guérir parce qu'il nous aide à voir qui nous sommes et ce à quoi nous résistons. Si je réagis violemment, par exemple à la photo de Mapplethorpe qui montre une personne pissant sur le Christ, je constate la violence en moi. Si je réagis à la transcendance dans l'art, cela reflète ma propre transcendance.

La créativité stimule la passion, que vous jouiez au théâtre ou que vous jardiniez. On a parfois l'impression que la journée ne contient pas assez d'heures pour créer, mais je suis d'avis que ces portions de ma vie plient le temps ; j'accomplis davantage qu'on ne le croirait sur une brève période de temps. Je passe beaucoup de temps à écrire et à réfléchir. J'adore ça. Je suis tout à fait disciplinée ; par contre, l'idée de me lever le matin et de ne pas savoir ce qui va se passer ce jour-là me plaît énormément aussi. La simple créativité de cette attitude, laisser le temps faire ce qu'il veut de vous !

L'une de mes relations les plus importantes en cette vie fut avec mon petit terrier, Terry. Je me promenais à Malibu et elle m'a appelée depuis une boutique d'animaux. Elle avait six semaines. Je suis entrée et je l'ai achetée. Je n'avais nullement besoin d'un chien, mais elle a rarement quitté mes côtés depuis. J'adore observer sa réaction aux sons, aux odeurs, aux feuilles, aux oiseaux, aux fourmis, aux excréments, aux montagnes. Elle m'a appris à éprouver l'amour inconditionnel et elle me fait rire. Je m'assieds pendant des heures sous les étoiles en sa compagnie et entourée de mes autres animaux. Cela m'amuse tout autant que la fantaisie d'un bon film ou d'un excellent livre. C'est une expression grandiose de Dieu, et beaucoup plus profonde.

Je sens aussi une formidable énergie créatrice dans la nature. Elle peut être fort apaisante – un flux serein, une sorte de sérum. Je suis très sensible à la météo ; elle influe sur mes humeurs. Quand le vent souffle, c'est purificateur. Je sens l'énergie du vent en moi, je deviens le vent. Il est intéressant de ressentir la puissance créatrice dans un ouragan déchaîné. La nature dans son ensemble, jusqu'aux vents sauvages, m'apporte la joie parce qu'elle est authentique. Je l'entends parler, notamment par les images que tracent les nuages. Je les regarde défiler dans mon jacuzzi. J'y aperçois des visages, quelques-uns terrifiants, d'autres bienveillants, des visages d'anges ou de dieux. Il y a des nuages circulaires que je jurerais être de gigantesques vaisseaux de l'espace, planant au-dessus de mon ranch. La nature coule en moi comme le sang dans mes veines. C'est un aspect de la création.

Il en va de même pour la spontanéité. Parfois, au beau milieu de la nuit, une petite voix intérieure me réveille et me dicte diverses instructions pour créer. Elle dira : « Écris ! », « Danse ! » ou « Va dehors ! » Je pense que de telles intuitions sont des messages provenant du divin en moi, alors je leur obéis systématiquement. Le talent intuitif est une énergie créatrice venant de Dieu. Puisque le temps n'existe pas, nous pouvons nous brancher sur le passé, le présent ou le futur. Pour communiquer avec l'intuition cependant, il faut calmer notre esprit. Je me souviens que Krishnamurti me raconta qu'un jour, il avait marché des heures durant et qu'il pouvait sincèrement affirmer qu'il n'avait pas eu une seule pensée pendant ce temps. Ça ne m'est pas encore arrivé, mais j'espère toujours…

Septième prescription :

Apprécier le caractère sacré du rire, des petits soins et de la retraite

Se montrer futé avec notre énergie, c'est d'abord se défaire de l'idée insensée que nous méritons moins que des soins personnels princiers.

La septième prescription de ce programme offre des moyens pour vous revitaliser par la détente ; elle permet aussi une mise au point bienvenue de nos centres énergétiques en piètre état. Je suis une fervente adepte de répits fréquents, loin du mental analytique. Pour sauver votre peau, je vous conseille vivement de déconner complètement et de vous soustraire régulièrement au monde réaliste. Votre force vitale a besoin d'être protégée. À mon sens, il s'agit d'un précepte « faites-ce-que-vous-prêchez » de la psychiatrie énergétique. Pour appliquer ce précepte, il m'a fallu identifier mon seuil limite, où faire une chose de plus ou parler à une personne de plus provoque une fuite d'énergie fatale. (C'est le moment où mon champ énergétique me semble intuitivement si plein à craquer qu'il va éclater comme un ballon ; une petite piqûre et pouf ! c'est le dégonflement total.) Cela n'a pas été facile, mais j'ai appris à ne pas jouer si près du bord. Je préfère cesser toute activité afin de m'accorder de minis congés ou des retraites prolongées.

Il n'existe pas de « superhumain » capable de tenir le coup nuit et jour sans succomber au surmenage. Vous vous prenez pour ce genre d'être suprême ? Alors vous foncez tout droit vers l'effondrement catastrophique que mes patients super performants et moi-même avons vécu ! Or, si, comme moi, vous êtes une tête de pioche, il vous faudra peut-être atterrir de force pour apprendre. Par contre, si vous êtes prêt à emprunter une autre voie, voici ce que j'ai à vous proposer : plusieurs stratégies capables d'accroître votre vitalité. Pour vous ressourcer vraiment, les expédients viennent en dernier recours. En vue de prévenir le surmenage, il faut vous sustenter jour après jour.

Il est naturel que nous réclamions tous une telle panacée, mais c'est souvent notre dernière priorité. Comme certains patients, lorsque vous cessez tout pour prendre soin de vous, vous avez peut-être l'impression de ne pas le mériter, de vous gâter indûment ou de perdre votre temps. Si vous êtes ainsi, gravez ceci au fer rouge sur votre mémoire : prévenir le surmenage vaut mieux pour l'énergie subtile que faire machine arrière une fois rendu au bout du rouleau. Vous avez un droit inaliénable à des soins personnels, un corollaire de la compassion. Choyez-vous sans hésiter ! Si vous équilibrez votre énergie, vous n'aurez pas à lutter contre l'épuisement jusqu'à votre dernier souffle.

Ne pas avoir à être constamment « en marche » ou sérieux est un heureux événement. Votre psyché et votre champ énergétique se calment lorsqu'on leur garantit des vacances régulières. Surtout, vous acquerrez une crédibilité auprès de votre enfant intérieur assiégé. Vous lui dites : « Mon trésor, je vais m'occuper de toi désormais. »

DÉLECTEZ-VOUS DU RIRE, DU JEU ET DE LA CONNERIE DÉBRIDÉE

Récemment, mon patient Wes, un répétiteur de théâtre et un bouffon invétéré, s'est retrouvé bloqué dans une longue file à l'épicerie. Il était fort pressé, mais cette file avançait à pas d'escargot. Tout ce qui pouvait aller de travers arriva : le caissier affolé laissa tomber un carton d'œufs, une femme avec une montagne de produits avait oublié sa carte de crédit, un homme exaspérant négociait les prix. Wes se souvient d'avoir songé : « J'en ai marre de tout ça ! » Brusquement à sa surprise, le répétiteur en lui a pris la situation en main. D'une voix tonitruante de centurion, il dit au caissier et aux gens dans la file : « Écoutez tout le monde. Prenez une respiration profonde et concentrez-vous ! » « Au début, ils me dévisagèrent éberlués », raconte Wes, « Puis, ils se mirent tous à rire. Je devais avoir l'air ridicule. Mon explosion m'a même étonné ; j'ai immédiatement fait des excuses pour avoir complètement perdu les pédales. » Quel événement ! Ce qui m'a le plus fascinée, c'est qu'au beau milieu du chahut, il avait par inadvertance réussi à lever la malédiction sur cette file d'attente : elle accéléra et ne bloqua plus. Le rire avait rendu les gens plus efficaces, il les avait extirpés de leur paralysie énergétique.

Il va sans dire que le rire est libérateur. Physiquement, la tension musculaire se dénoue, ce qui évince l'épuisement. Sur le plan affectif, le rire remonte le moral et adoucit les défenses rigides. Sur le plan de l'énergie subtile, le rire baigne votre système de vibrations favorables qui apaisent vos maux. Nombre d'études scientifiques démontrent que le rire guérit : il stimule la réaction immunitaire et les endorphines (les antidouleurs naturels au corps) ; il soulage le stress, l'anxiété et la dépression et il prévient les maladies cardiaques. Imaginez : des lacérations causées par l'allergie se sont atténuées après que les malades eurent visionné le film *Les temps modernes* de Charlie Chaplin. Le journaliste Norman Cousins, père bien-aimé de la thérapie par le rire, traita la douleur que lui causait une maladie des articulations potentiellement fatale avec une dose quotidienne de dix minutes de rigolade. Usant de la même stratégie, la American Association for Therapeutic Humor préconise la « guérison ha ha ». Dans le film *Patch Adams*, un médecin clown incarné par Robin Williams enseigne la magie indispensable d'incorporer l'humour dans notre système de soins de santé.

La psychiatrie énergétique prescrit sans restriction le rire. Pas le rire contraint ou préenregistré, mais celui qui s'élève de l'âme. J'aimerais qu'à l'instar de mes patients, vous ressentiez le moment où votre sens de l'humour s'anime, un lieu énergétique qui résonne en vous. Le rire authentique, c'est s'abandonner à l'hilarité ; un son, un sourire, un cœur qui s'entrouve. Vous le sentez dans votre poitrine ou dans votre corps tout entier lorsque celui-ci est secoué par le rire. Remarquez également qu'avant la fin d'une histoire drôle, il règne une atmosphère de joyeuse expectative, une modification subtile de l'état de conscience et de l'attention recelant la promesse d'une humeur légère. Simuler le rire, c'est comme feindre l'orgasme : il n'y a aucune énergie positive à en tirer. Comme je ne saisis jamais la plupart des blagues classiques, je sais bien à quel point il est embarrassant de simuler un sourire pour ne pas offenser la personne ou d'avoir l'air perdu. J'ai désormais pris l'habitude de tourner en ridicule mon incompréhension : beaucoup plus sincère, cette attitude m'évite les répercussions néfastes de contrefaire ce que je ne suis pas.

L'humour dégage une forte énergie. Chacun de nous doit déterminer ce qu'il trouve drôle, de mauvais goût ou ironique. Même si les blagues m'échappent la plupart du temps, je réagis spontanément à la comédie naturelle de la vie elle-même. J'adore ses petites absurdités : des enfants qui crient joyeusement en faisant éclater du savon à bulles ; le jour où la grand-mère d'une amie, souffrant d'Alzheimer, a mangé les tulipes sur la table au lieu de la nourriture, et que, par respect pour sa grand-mère et inspirée par l'absurdité de la situation, ma copine s'est aussi mise à manger les tulipes ; ou encore, cette nuit où j'ai avalé un somnifère et halluciné que mon matelas tentait de communiquer avec moi ! Quant aux blagues que je pige, j'adore les histoires de Nasruddin, au Moyen-Orient. Nasruddin est le sage mystique plaisantin (auquel se consacrent de nombreux sites Web). On m'a raconté un jour que, lorsque Nasruddin quitta sa maison, il emporta la porte avant avec lui. Quand on lui demanda pourquoi, il répondit : « C'est par mesure de sécurité. Cette porte est le seul moyen par lequel quelqu'un pourrait s'introduire chez moi. Alors, je la garde à l'œil. » Naturellement, la maison est, par le fait même, toute grande ouverte ! Je suis toujours amusée par ce genre de satire douce qui ne fait pas de victime et qui tourne en dérision nos peurs humaines.

Intuitivement, je lis dans le champ énergétique d'un patient si ce dernier rigole fréquemment. Jillian, une fleuriste libre penseuse, s'esclaffe souvent. Elle possède une énergie légère avec beaucoup d'espace entre les molécules qui l'entourent. Je perçois cette insouciance à des mètres. Fred, un scientifique pondéré, refoulé sur le plan émotif, souhaiterait rire plus, mais il doit apprendre à y parvenir. Son champ énergétique dégage une raideur, un bruit sourd. Je pressens également une calotte invisible qui lui comprime le crâne, notamment son centre intuitif. Lorsque les patients rigolent au cours de leur séance, on dirait que la joie, sous forme d'énergie, inonde mon bureau et me submerge ; ces vibrations demeurent pendant des heures. Et contrairement aux analystes freudiens classiques qui tempèrent leurs réactions, peut-être un peu trop fastidieusement, je n'hésite pas à éclater de rire *avec* mes patients. L'humour est le psaume du médecin, l'aptitude de voir nos faiblesses, de les supporter, même d'en sourire. Naturellement, je ne diminue jamais la gravité des problèmes en cause. Cependant, un psychothérapeute sans humour représente un poids mort dans le processus de guérison, il entrave l'amélioration. Impossible de persuader intellectuellement de la valeur de l'humour. Les thérapeutes doivent donner l'exemple de ce qu'ils enseignent.

Perdre le rire est un crime à l'encontre de la psyché et de la transcendance. Je n'admets pas l'absence d'hilarité chez mes patients ; je m'efforce de déceler si elle fait défaut et du coup, je les aide à la retrouver. Autrement, ils vivent sans le savoir dans une indigence énergétique. D'habitude, nous ne concevons pas l'absence de rire comme une carence, mais d'un point de vue énergétique, c'en est une.

Pourquoi ne rions-nous pas davantage ? Cela tient à ce que quelque part, d'une manière ou d'une autre, l'énergie de notre enfant intérieur a été réprimée – une implosion de force vitale que vous apprendrez à inverser. J'ai à maintes reprises été témoin de cette dynamique à l'œuvre chez les patients et en moi-même. Plusieurs facteurs peuvent bloquer le rire : enfance malheureuse, deuils précoces dans l'enfance ou parents trop austères. Travailler trop et ne pouvoir s'échapper des problèmes de l'heure finiront également d'achever votre sens de l'humour. Peut-être ne sommes-nous pas conscients qu'il dépérisse, ou alors, nous n'en avons jamais eu. Le secret, c'est de retrouver l'enfant intérieur qui s'est glissé dans l'ombre pour se cacher.

Pour commencer, passez en revue vos antécédents. Déterminez le moment où le rire vous a quitté. Pour retrouver l'hilarité, il faut identifier consciemment toute vision sinistre de la réalité que votre famille ou la société pourrait vous avoir inculquée afin de vous en défaire. Sachez que ce blocage n'a plus à vous dicter votre joie désormais. Par exemple, quand je songe à mon enfance, je n'arrive pas à me souvenir du son du rire de ma mère, pourtant loquace. Elle souriait, elle faisait semblant de rire, mais elle ne s'est jamais esclaffée. Peut-être était-ce dû à une règle de bienséance dictant le comportement « distingué », un style horrible qu'elle a aussi voulu m'inculquer. Il était cependant étrange qu'une personne si pleine d'entrain soit si réservée. Mon père rigolait un peu, mais l'humour n'était pas le trait marquant dans la famille. Aux repas, mes parents médecins discutaient de chirurgies pour leurs patients cancéreux, de diarrhée, de démence précoce. Nul détail n'était zone taboue. A posteriori, je découvre un humour absurde dans nos conversations de marbre sur le désordre médical au dîner. À l'époque, j'étais à la fois fascinée et dégoûtée. J'avais besoin d'entendre ma mère rire davantage. Je me serais sentie plus en sûreté, j'aurais eu l'impression que le monde n'était pas chargé d'une telle intensité. Elle m'aurait offert un exemple de légèreté, quelque chose qu'il m'a fallu développer à l'âge adulte, non sans efforts.

Récemment, pendant quelques années très importantes, j'ai eu un compagnon romantique qui était drôle de naissance. Rigoler justifiait essentiellement le fait que nous étions ensemble, c'était une forme d'intimité. Nous chantions à tue-tête dans la voiture ; il chantait la mélodie, je faisais l'accompagnement. Nous nous pourchassions dans la maison, nous jouions à cache-cache. Nous hurlions de rire sur le toit, accompagnés par le chœur de chiens du voisinage. Un jour, il m'apporta une chenille et la laissa en liberté dans la maison. Il rédigea une affiche qui disait : « Pose le pied prudemment. Ne marche pas sur les motifs sombres du tapis ! » Joyeusement, mon enfant intérieur avait l'espace pour jouer ; le son du rire, le sien ou le mien, ne doit jamais être bâillonné. Les relations humaines sont bien entendu fort complexes ; elles survivent ou dépérissent pour bon nombre de raisons. Cette relation, en particulier, m'a appris à quel point le rire est vital, une leçon délicieuse que je n'oublierai jamais.

Retrouver le rire vous apportera le plus grand bonheur. Quand Bill, un homme dans la quarantaine portant lunettes et une barbichette, apparut à mon atelier de fin de semaine, il déclara : « Tout est paisiblement réglé dans ma vie. Je suis marié à la femme merveilleuse assise à mes côtés. » (Je « vis » le scintillement du plus fin joyau qui nouait ensemble leurs champs énergétiques.) « Être professeur d'anglais me comble. Cependant, on dirait que j'ai perdu la capacité d'émerveillement ou de rire que j'avais auparavant. »

J'ai répondu : « Quand avez-vous éprouvé ces sensations la dernière fois ? »

Bill réfléchit quelques instants, puis il sourit. Il confia au groupe : « Vous savez, je suis étonné de m'entendre raconter tout ça, mais je pense que c'était à l'âge de onze ans. » Il eut un air désabusé. « Je faisais des rêves d'une liberté absolue, où je m'envolais au-dessus des collines, des vallées et des rivières. J'avais le sentiment limpide de mon identité et de l'endroit où je me dirigeais. Voler était sans effort et extatique. »

Je le comprenais parfaitement. Je sentais l'extase de son vol dans mon corps ; c'était un phénomène archétypal. Les rêves où l'on vole, lui expliquai-je, représentent la vastitude de notre esprit et notre capacité pour le bonheur. Voilà ce que les enfants possèdent intrinsèquement et ce que tant d'adultes ont perdu. Bill avait mis le doigt sur le filon principal de l'enfant intérieur, mais il lui restait à retrouver le rire. Cette nuit-là, je lui ai suggéré de demander un rêve explicatif. Le lendemain, tout excité, il raconta son rêve à notre groupe : « Je suis dans un endroit bondé de monde, un bureau gouvernemental chaotique comme la Sécurité sociale. Il y a une longue attente. Nous sommes censés prendre un numéro, mais un autre homme s'est emparé du mien. Je tente de le persuader de me le redonner, mais il fait comme si je n'existais pas. La situation me rend dingue. Je sais que le numéro m'appartient, mais je n'arrive pas à le récupérer. »

En écoutant attentivement Bill, j'ai compris que ce numéro détenait notre solution pour retrouver la joie. Sans entrer dans les détails de sa solution, mon rôle consiste parfois à poser les questions justes. L'une me vint immédiatement. J'ai demandé : « Si vous aviez un numéro qui n'appartenait qu'à vous, que serait-il ? » Il y eut un long silence. Soudain tout son être s'éclaira.

« Ce serait le 46 ! », s'exclama Bill avec une assurance subite et il éclata de rire. « Quarante-six était mon numéro quand je jouais au football à l'école, à l'âge de onze ans. »

Rituels initiatiques de mâles : des garçons de onze ans jouant au football, la véritable aventure d'une vie. Comme nous l'avons appris néanmoins, peu après que Bill eut cessé de jouer au football, les rêves où il volait disparurent. Près de trente ans plus tard, il était prêt à retrouver le plaisir que l'enfant intérieur éprouve à découvrir. Pour redevenir entier, il avait besoin du numéro 46 et le numéro 46 avait besoin de lui. Quand Bill entendit ceci, son visage s'adoucit et il se remit à rire. Je sais à quel point cette part de nous-mêmes peut nous manquer, la dureté que revêt le monde adulte sans celle-ci. Après le séminaire, Bill promit de trouver le numéro 46 là où il le pourrait : dans le sport ou dans diverses formes de jeu. Il fit de son enfant intérieur une priorité. Mes ateliers ont souvent une conclusion heureuse ; en l'occurrence, je reçus un courriel de sa femme qui disait qu'ils avaient retrouvé une photo de Bill dans son maillot rayé portant le numéro 46. Pour leur rappeler qui il était et qui il peut être, ils posèrent la photo sur la commode de leur chambre. Elle écrivait également qu'entre eux désormais son surnom était 46, une idée qui me fait rire à ce jour.

Changez dès maintenant Nourrissez votre enfant intérieur : riez davantage

Voici quelques indications aux patients pour qu'ils retrouvent le rire. Quand vous faites cet exercice, soyez authentiques, amusez-vous et sentez l'énergie sacrée.

- *Récupérez la force vitale de votre enfant intérieur.* Tous les adultes possèdent un enfant intérieur. Ce sont des aspects énergétiques distincts de votre force vitale. Pour jouir de votre pleine vigueur, chacun doit avoir droit à la considération. Votre enfant intérieur peut avoir besoin d'encouragements pour se manifester et jouer, mais il veut surtout être accepté. (Le fait d'avoir des enfants favorise naturellement ce processus de reconnexion chez les parents qui, autrement, n'y parviendraient jamais.)

  Pour commencer, sortez vos photos de bébé et d'enfant. Contemplez-les longuement. Les photos sont capables de rematérialiser cette énergie mise au rancart. Ensuite, photos en main, promettez de respecter les besoins de cet enfant. J'ai par exemple promis au mien : « Tu n'auras jamais plus à sourire devant la caméra à moins que tu ne le veuilles. » C'était là une obligation que j'abhorrais quand j'étais petite. Souvenez-vous d'épreuves que vous avez eu à subir ; faites le serment de ne plus jamais avoir à les revivre.

Par ailleurs, admettez que votre enfant intérieur est en danger. Vous riez peut-être moins, vous êtes exténué ou vous croulez sous le travail. Un jour, pendant une tournée mouvementée pour présenter mon livre, j'ai rêvé que je voyais un nourrisson dans un berceau qui virait au bleu ; je ne pouvais m'en occuper parce que je devais me rendre à une entrevue pour un magazine ! J'ai appris à la dure à soigner mon enfant intérieur, notamment pendant les périodes où je suis débordée. De petites choses, comme rigoler avec une amie ou regarder un film drôle, peuvent faire beaucoup. Retrouver votre enfant intérieur protégera votre rire et restaurera une force vitale assoupie.

- *Trouvez des activités qu'apprécie votre enfant intérieur.* Examinez ce que votre enfant intérieur trouve vraiment drôle ou amusant. En premier lieu, rappelez-vous les activités de votre jeunesse qui vous faisaient sourire : golf miniature, Bugs Bunny, Gaston Lagaffe, les voix d'écureuils en accéléré quand vous inhaliez un ballon d'hélium. Ces souvenirs huileront les synapses du rire.

En second lieu, voyez quel genre de divertissements votre enfant intérieur apprécie aujourd'hui. Feuilletez la section loisirs de votre journal local, demandez à un ami ce qui est drôle, faites l'essai de divers genres de comédie, sketch sur scène ou bouffonneries radiophoniques. L'émission radiophonique satirique de Garrison Keillor *A Prairie Home Companion*, c'est la rigolade assurée.

Même adulte, j'adore les spectacles de magie. Pas les spectacles bien rodés de David Copperfield, mais les excentricités délurées de Ricky Jay. Mon enfant intérieur contemple, ensorcelé, Ricky Jay qui perce une pastèque avec un as de pique lancé à cent kilomètres à l'heure. Mon enfant intérieur se délecte aussi de contes de casse-cou et de souris chantantes dans son livre *Learned Pigs and Fireproof Women* [Cochons érudits et femmes à l'épreuve du feu].

Comment savoir si quelque chose vous fait marrer ? Voici les signes que l'énergie subtile s'active : rire spontané, abandon, allègement de votre fardeau, une dose de vitalité. Vous pouvez vous fier à l'expertise de votre enfant intérieur pour lire l'énergie ; il est en mesure de discerner l'humour électrisant d'un numéro mécanique.

- *Fréquentez les gens qui rient.* Nous absorbons l'humour par osmose. Un rire franc nous communique des vibrations positives. Ce qui importe surtout, c'est l'énergie derrière la rigolade, pas le son ou l'expression faciale. Prenons la gaieté infectieuse du Dalaï-Lama qui émane de l'amour et de l'émerveillement – son énergie salutaire va tout droit au cœur. À l'opposé, il y a ces gens qui affichent un rictus, mais dont le rire provient de la malveillance ou d'une douleur psychologique. C'est déroutant. Aucune joie ne vous touchera dans ces cas-là. Ne soyez pas dupe, faites confiance à votre évaluation énergétique.
- *Jouez avec les enfants.* Les enfants sont des maîtres dans le domaine du jeu ; leur absence d'inhibition est contagieuse. Passez du temps en leur compagnie. Si vous avez la chance d'être près de nourrissons, observez comment ils sourient à l'âge de six semaines, puis rient à quatre mois, suivant l'instinct naturel. Observez des gamins au jeu ; ils n'ont pas appris à surveiller leurs émotions ou à contenir les cris de joie et les éclats de rire. Ils ont simplement le sourire fendu jusqu'aux oreilles. Ouvrez votre cœur et absorbez ces vibrations.

  Si vous êtes parent, n'oubliez pas de jouer avec vos enfants. C'est un geste que l'on omet facilement au milieu du tourbillon d'activités productives, tels les devoirs ou la colonie de vacances informatique. (Comme nous, les enfants croulent peut-être sous les obligations.) Apprenez donc à rire par les enfants et amusez-vous.
- *Décidez de rire le plus possible.* Dès l'instant du réveil, cherchez des choses qui vous feront rire. S'esclaffer fréquemment égaie notre champ énergétique et contrecarre le conditionnement au sérieux. Ce serait beaucoup plus facile si nos parents avaient dit au petit déjeuner : « Essayez de ne pas rater une seule occasion de rire aujourd'hui ! » Cependant, la plupart ne l'ont pas fait, alors il faut l'apprendre par nous-mêmes.

  À la Santa Monica's Wellness Community, les survivants au cancer tiennent des « rire-o-thons ». Ils se racontent des blagues, rigolent d'à peu près tout, incluant leurs mésaventures médicales, car ils savent que cela les aidera à guérir. Voilà une sagesse authentique dont nous pouvons tous profiter. Inutile d'attendre toutefois d'avoir un problème de santé pour goûter cette sagesse. Rigolez de ce qui vous amuse, notamment de vos propres déboires. Le rire est un moyen de chérir votre énergie.

Avec ce programme, nous guettons l'humour cosmique, ce clin d'œil de l'au-delà. L'humour cosmique joue parfois avec une synchronicité stupéfiante ; il dénote qu'il existe quelque chose de plus vaste que la présente réalité et vous fait rire avec bienveillance de la condition humaine. Par exemple, à un lunch d'affaires où j'étais conférencière invitée, une femme me raconta que, lorsque son mari était à l'agonie, elle rêva qu'il la quittait pour une autre femme prénommée Lucille. Lorsqu'elle relata le songe à son mari, il lui répondit, sidéré : « Te quitter ? Tu n'y songes pas ? » Quelques mois passèrent. Son mari mourut. Un jour qu'elle allait porter des fleurs à sa tombe, elle remarqua l'inscription sur la pierre tombale voisine. Devinez qui ? Lucille ! Quel humoriste cosmique aurait pu orchestrer un tel scénario ? Des tréfonds du désespoir de cette femme, l'humour vint à la rescousse. Elle sentit qu'on veillait sur elle et que, dans le grand schème de toutes choses, tout allait bien. L'humour cosmique mijote partout autour de nous. Ne ratez pas ses blagues. Ses perspectives souriantes sont une véritable bénédiction.

Ajouter les petits soins à votre routine

J'ai cherché *dorloter* sur Internet et il y avait plus d'un million de références ! Assurément, les occasions ne manquent pas de s'en régaler somptueusement. Le problème, c'est que les hommes comme les femmes considèrent que se dorloter est un excès de notre société de consommation ou alors, que ce n'est qu'un occasionnel « plaisir à s'accorder ». Les hommes se sentent mal à l'aise avec l'expression, car ils la considèrent péjorative ; pour eux, se dorloter revient à être efféminé ou n'est destiné qu'aux femmes. (Comme le mentionnait un ami, « Allez dans le vestiaire des Cowboys de Dallas et essayez de dire à ces mâles de se dorloter. Vous verrez leur réaction ! ») Le programme pour épanouir l'énergie sacrée considère toutefois les petits soins comme un portail menant à d'autres dimensions de l'énergie. À mon sens, se dorloter est un plaisir sensuel qui régénère l'énergie, un délice différent du sexe ; c'est un ensemble d'attentions personnelles qui va du simple manucure au fait d'assister au tournoi de tennis de Wimbledon. Dans cet état, vous n'avez pas à donner, vous ne faites que recevoir de l'énergie. Se dorloter est l'antithèse du stress et de la parcimonie sensuelle. Il n'y a qu'à se détendre, qu'à savourer le plaisir et qu'à se soulager de l'épuisement. Cet abandon fertile peut quelquefois vous amener à un état de conscience altéré qui éveille le visionnaire en vous. Il s'immisce aussi dans les recoins de votre être et dénoue les blocages énergétiques.

Optez pour un type de soins réguliers qui correspondra à votre emploi du temps et pour quelques gâteries lors d'occasions spéciales où vous avez besoin de plus. Vous trouverez ci-dessous quatre catégories parmi lesquelles choisir ainsi que leurs effets respectifs sur votre énergie subtile. En vous adonnant aux petits soins, sachez surtout qu'il n'y a rien d'égoïste à lâcher prise ; c'est être bon avec vous-même ; c'est la compassion en action. Autorisez-vous à expérimenter avec les petits soins en faisant l'essai de chacune des options présentées.

Abandonnez-vous à l'eau des baignoires, des jacuzzis ou des sources thermales

Au fil de l'histoire, dans diverses civilisations, l'eau a été associée à la magie et à la guérison. En l'an 4000 av. J.C., des textes sanskrits faisaient référence à la valeur thérapeutique de bains minéraux. Babyloniens, Égyptiens et Tibétains employaient l'hydrothérapie avant même l'apparition des thermes romains. Hippocrate, le Grec qui fut le père de la médecine, prescrivait les vertus salutaires de l'océan à ses patients et recommandait également de bouillir l'eau avant de boire, avis tout à fait avant-gardiste. Edgar Cayce, célèbre pour ses lectures intuitives de conditions médicales du début des années 1900 jusqu'à sa mort en 1945, conseillait l'immersion dans les eaux minérales. L'hydrothérapie guérit les douleurs au dos de Robert Frost et les maux de plusieurs autres. Franklin Roosevelt, que la polio avait rendu invalide, l'utilisait. Il a fondé un centre de réhabilitation pour les handicapés physiques à Warm Springs en Georgie. Par ailleurs, des guérisons miraculeuses sont attribuées depuis longtemps à la source « bénie par la providence » à Lourdes, en France, lieu de pèlerinage pour les invalides et les malades.

Dans ma pratique de la psychiatrie énergétique, j'incite les patients à s'immerger dans un bain ou un jacuzzi, un délice que l'on prend souvent pour acquis. (Les sources minérales, même si elles sont moins accessibles, offrent une connexion plus directe aux éléments de la terre.) L'eau est fort généreuse. Elle console, emplit notre lassitude de force vitale, purifie le corps et évacue les vibrations nocives de notre champ énergétique, un bienfait particulièrement utile aux intuitifs empathiques.

Chaque soir, c'est avec une grande hâte que je me plonge dans un bain. Dès les premiers clapotis de l'eau qui gicle des robinets, la sérénité s'installe en moi. (Même quand la journée a été excellente, j'ai besoin de répit.) Quand la baignoire est pleine, j'allume quelques bougies au jasmin, puis je me glisse dans l'eau bouillante. Mes muscles et mon cerveau se détendent rapidement, mais le plaisir va plus loin encore. J'ai l'impression de m'élever dans l'état de conscience onirique du fœtus baignant dans le sein maternel. Quelle béatitude, ce lâcher-prise. Je me laisse parfois planer ou alors, je contemple les intuitions qui passent. L'eau décuple les facultés intuitives ; les rois de l'Antiquité demandaient aux devins de lire l'avenir sur la surface réfléchissante d'un étang. Quelques-unes de mes intuitions les plus justes me sont venues lorsque j'étais plongée dans l'eau ou à proximité de celle-ci. (Imaginez mon excitation lorsque j'ai visité les sources pythiennes à Delphes où l'oracle se baignait avant de prophétiser dans l'amphithéâtre !) Un bain lave la couche de saletés énergétiques accumulées au cours de la journée. Par surcroît, il me ramène gaiement dans mon corps, une connexion que le stress quotidien entrave notoirement.

Faites du bain un rituel. Quelques patients brûlent de l'encens et allument des bougies. D'autres adorent les bulles, domaine idyllique pour l'enfant intérieur. Il y a également les sels de bain ou les huiles essentielles ; celles-ci représentent le système immunitaire des plantes, la lavande notamment, est un relaxant naturel.

Gardez aussi à l'esprit que le bain est l'une des rares occasions où vous êtes nu, un état merveilleusement vulnérable (les vêtements éloignent nos chakras du monde naturel). La peau touche l'air et l'eau. Les énergies des éléments se marient à notre corps. Savonner vos chakras est somptueux, il s'agit d'un geste qui les réveillera. De même, se frotter avec une éponge loofa stimule la circulation. Je préfère le bain à la douche parce que vous êtes bercé et vous vous abandonnez, les pieds et les mains flottent en état d'apesanteur ; il n'y a rien à faire. Pour la douche, il faut rester debout, même si elle présente tout de même quelques bienfaits. Dans l'eau, effleurez le centre intuitif entre les sourcils. Puis, restez tranquillement allongé et observez les visions qui se manifestent. Un état si profond de relaxation et d'ouverture aux forces instinctuelles conforte l'énergie.

Accordez-vous régulièrement des thérapies corporelles ou des traitements esthétiques

Il y a plusieurs années, par un après-midi où sévissait une tempête hivernale, je savourais un massage à la maison. Recouverte d'un drap blanc, j'entendais le vent souffler rageusement au-dessus du tumulte des brisants à l'extérieur. Une puissance sauvage m'emportait tandis que les doigts de la massothérapeute caressaient mon front, mon cou. *Ahhh.* En une fraction de seconde, une vision m'apparut. Je me suis vue entourée de quarante personnes à qui j'enseignais l'intuition. Je goûtais un bonheur sans pareil. C'était alors un scénario plutôt surprenant, puisqu'à l'époque, je pratiquais la psychiatrie classique dans un cabinet privé. Ultérieurement, il est devenu évident que cette vision était prophétique.

Un bon massage calme l'esprit et évacue la tension du corps. Il peut même induire en vous un état de conscience altéré. Le but, c'est de faire circuler l'énergie dans votre système subtil. Un massage ouvre les chakras ; il peut également susciter des visions et des souvenirs ou dénouer des poches d'émotions refoulées. Pour guérir, il faut tout laisser émerger. Ce qui est merveilleux avec le massage, c'est que, les yeux clos, vous êtes couvert et à la fois exposé, plus ouvert et moins cuirassé, prêt à céder au plaisir. Cette modification radicale de l'état de conscience est particulièrement indiquée pour mes patients hypercérébraux. Comme eux, vous trouverez peut-être que le massage vous sort de votre tête pour vous ramener dans votre corps. Il est également d'un grand secours pour ceux qui n'ont pas d'amoureux, car il permet d'être touché par des mains bienveillantes.

L'éventail des types de massages va du doux suédois au travail en profondeur sur les muscles du Rolfing en passant par l'acupression qui stimule des points énergétiques précis. Il y a aussi le divin massage du visage et du cuir chevelu dans le cadre d'un facial ; celui-ci active les centres intuitif et spirituel, au front et au sinciput. Faites l'essai de divers types de massages pour voir celui qui vous plaît. Demandez des références à des amis qui ont obtenu des résultats intéressants. Vous pouvez également vous renseigner auprès de votre médecin, d'écoles de massothérapie ou d'une association nationale de massothérapie.

Il vaut mieux s'adresser à un praticien qui travaille avec l'énergie subtile, même si quelques-uns le font naturellement, à leur insu. Comment trouver cette personne ? Interrogez le candidat sur sa formation. Plusieurs ont pris des cours en médecine énergétique et sur les chakras dans le cadre de leur formation en massothérapie ou subséquemment. Si vous prenez rendez-vous dans un établissement de cure, consultez la brochure : acupression, shiatsu et reiki traitent le courant énergétique alors que les massages sportifs s'attarderont davantage à la détente musculaire et aux blessures. Si le praticien n'a pas l'intuition de l'énergie, le massage demeure un acte mécanique ; ses mains se déplacent sans toutefois communiquer des vibrations curatives. En ce qui me concerne, cela suffit à priver le massage de tout plaisir.

Ma patiente Jane, une réalisatrice de disques, comprit ce qu'elle recherchait chez un massothérapeute en rencontrant celui qu'il ne lui fallait pas. Jane a horreur du papotage et ce type s'est mis à babiller dès les premiers instants. Puis, il s'est mis à travailler sur elle. Elle raconte : « C'était bizarre. Il ressemblait à un automate programmé à l'avance. Ses mains pétrissaient les deux épaules d'un même mouvement simultané. On aurait dit des gants de caoutchouc ; aucune énergie humaine ne s'en dégageait. Pour finir, après le massage, il m'a remis une longue liste de remèdes calmants que je devais aller acheter. Beurk. Encore des trucs à faire ! » Après cet échec, Jane découvrit un praticien énergétique dont le toucher et les manières n'étaient pas robotiques ni envahissantes, ce qui lui convenait davantage.

Dans votre quête d'un thérapeute corporel, demandez-vous systématiquement :

- « Est-ce que je préfère un homme ou une femme ? »
- « Travaille-t-il/elle sur l'énergie subtile ? »
- « Est-ce que je préfère les mouvements profonds ou légers ? »

- « Combien de temps est-ce que je souhaite que le massage dure ? Une demi-heure ? Une heure ? Davantage ? »
- « Est-ce que je préfère le silence, de la musique apaisante ou une conversation ? »
- « Est-ce que j'ai envie de bavarder avant ou après le massage ? Ou est-ce que je préfère me limiter à une interaction minimale ? »

Le massage, c'est un petit cadeau que vous vous faites. Il n'est pas question de faire plaisir au praticien ou de tolérer des vibrations agaçantes, dont celles à caractère sexuel. Vous avez toute liberté d'informer le massothérapeute de l'intensité de la pression que vous souhaitez ou de toute autre condition qui vous mettra à l'aise. Un massothérapeute chevronné s'y attend. Plusieurs de mes patients persistent à voir quelqu'un qui ne leur convient pas parce qu'ils craignent de l'offenser ou parce qu'ils n'ont pas le courage de mettre un terme à ce rapport. Une patiente qui a la phobie de s'affirmer s'en tenait à une masseuse ésotérique qui passait son temps à lui canaliser des messages en provenance des Pléiades. Résultat : la masseuse jacassait sans relâche. Ma patiente voulait tout simplement qu'on la laisse en paix, mais elle fut incapable de l'exprimer pendant des mois. Elle finit par lui en toucher un mot, mais la masseuse n'a pas réussi à s'adapter. Pour finir, elle a trouvé quelqu'un d'autre qui n'avait pas de problème à travailler en silence. S'abandonner au massage est un exercice de confiance ; vous devez vous sentir à l'aise.

Le massage régulier est plus efficace. Une séance hebdomadaire est idéale, mais un massage par mois améliorera aussi votre énergie. Faites-en un moment sacré, dont l'annulation est interdite, à moins d'une véritable urgence. Je préfère qu'un massothérapeute vienne à la maison le soir. Je n'ai pas à sortir et je peux savourer pleinement l'énergie. Par la suite, je me plonge dans un bain, je me glisse sous la couette et je pars à la dérive dans des rêves, enveloppée d'un cocon exempt de stress. Pour leur part, quelques jeunes mères apprécient une escapade au salon de beauté pendant que leur partenaire ou qu'une gardienne surveille les enfants. N'oubliez jamais : vos talents maternels profiteront de quelques heures passées à vous chouchouter. Plus maman est en forme, plus les gamins le seront à leur tour. En outre, les enfants assimilent l'exemple de ces soins personnels éclairés et à l'avenir, ils se les accorderont également.

Outre le massage, je vous conseille également de vous choyer en vous accordant tout un éventail de traitements de beauté : manucures, pédicures, enveloppements corporels, aromathérapie, bains de boue... Divines sensations qui rassasient votre corps et votre champ énergétique ! Si vous parvenez à considérer ces traitements esthétiques comme une forme de guérison, et non comme du narcissisme, vous en tirerez un formidable gain d'énergie. Du fait que des vibrations passent chaque fois que l'on vous touche, assurez-vous que la personne qui dispense le traitement est centrée sur le cœur et ne vous accable pas avec ses problèmes. Cette exigence est tout à fait raisonnable. Si la référence vient d'un ami, renseignez-vous sur le style du praticien ; si ce style vous convient, donnez-lui sa chance. Si vous allez sans rendez-vous dans un spa, vous aurez peut-être besoin d'y retourner à quelques reprises. Voyez si vous appréciez l'énergie et les manières d'une personne. De même, à la réception, ne vous gênez pas pour spécifier ce que vous voulez, une personne réservée ou expansive. Il existe nombre de personnes attentionnées et qualifiées.

Autorisez-vous à paresser ou à effectuer des activités exemptes de stress mental

Paresser, c'est faire taire votre esprit et devenir aussi légume que possible. Les légumes sont colorés, savoureux et nourrissants, mais ils ne sont pas réputés pour leur intelligence. Dieu merci, nous sommes doués de la capacité de les imiter. En ce qui me concerne, le farniente occasionnel est une transe spirituelle parce qu'elle rétablit l'énergie. Je regarde des émissions débiles à la télé, j'évite CNN à tout prix. Je me terre dans mon lit tout l'après-midi, le téléphone débranché, et je ne fais absolument rien de « constructif ».

Voyez quels types d'oisiveté vous conviennent : faire des mots croisés compliqués en étant confortablement installé ou bien regarder un match télévisé. Par contre, ne permettez pas aux sports à la télévision d'envahir vos loisirs ou de devenir une dépendance qui vous éloigne de votre famille ou de la vie. (Ma mère devait extirper mon père du canapé, c'était une lutte perpétuelle entre eux.) Feuilletez les magazines de beauté féminine ou lisez les journaux à potins. Interdit de culpabiliser ! Il est tout à fait sain d'oublier temporairement les préoccupations terrestres, les vôtres et celles de notre monde. Quand j'en ai marre de tout et de tout le monde, je végète pendant un petit moment. Même quelques heures passées à ne rien faire vous libéreront, elles vous régénéreront rapidement. Je vous recommande chaudement cette forme de petits soins qui donne congé à votre mental.

Dépensez sans compter, faites des folies

Le dictionnaire *Webster* définit ainsi *les folies* : « extravagance ostentatoire ». Cette définition a la connotation de ces dépravations grandioses, le privilège des princesses gâtées. Cette définition ne s'applique pas aux fins de ce programme. Voici ma définition des petites folies : une expansion d'énergie, une générosité de l'esprit et du comportement incitant à vous prodiguer périodiquement une petite douceur. Il ne s'agit pas de dilapider les économies destinées aux études des enfants pour acheter une Ferrari ou de céder au magasinage compulsif. Par contre, libre à vous de dépenser un peu sur des extra qui accroîtront votre énergie sans toutefois vous mettre à sec financièrement. Un patient, par exemple, est un fervent amateur de tennis. Il n'a pas lésiné sur une raquette de première qualité, source d'un grand bonheur pour lui. Un autre s'est offert des sièges au premier rang à un concert de Tina Turner. Votre petit bonheur sera peut-être d'essayer un nouveau restaurant ou d'acheter une paire de chaussures exorbitantes. Une garde-robe bien remplie n'est pas qu'une préoccupation matérialiste ; elle pourra colorer les vibrations que vous projetez. Tout ce que vous portez dégage une énergie subtile. Je suis fort attachée à mes jeans percés et à mes pulls effilochés, mais vient un jour où ils doivent disparaître. Faire des folies pour une ou deux nouvelles acquisitions vous donnera des ailes.

Je préconise d'être pragmatique et de faire attention à votre budget. Cependant, gratter constamment les fonds de tiroirs contracte l'énergie, on dirait de la constipation. Dépenser follement élargit votre univers et votre aura et fait circuler la force vitale.

Savourez le ressourcement de la retraite

Après la mort de ma mère, je fouillais dans un carton qu'elle avait gardé pour moi et qui contenait une mèche de cheveux de bébé et quelques-uns de mes souvenirs de l'école primaire. Je fus étonnée de voir les commentaires de mon institutrice sur un bulletin de troisième année : « Judi [mon surnom de petite fille] est une élève excellente, mais se met trop de pression. » Incroyable, pensai-je. J'étais tendue même alors ! En raison de ma perpétuelle tendance à me pousser si fort, j'ai appris qu'il fallait prévoir régulièrement des retraites pour m'éloigner du statu quo, pour retrouver ma sérénité et pour récupérer mon énergie.

Découvrir l'alternance équilibrée entre la participation dans le monde et le retrait est crucial. Qu'est-ce qu'une retraite ? La retraite consiste à s'éloigner du téléphone, de la paperasse et du papotage pour retrouver la sérénité dans votre être ; c'est une reconnexion à la transcendance ou à la nature ; c'est aussi rassasier consciemment votre énergie pour revenir à vos occupations, renouvelé. La retraite diffère des vacances ordinaires, par exemple une croisière dans les Caraïbes ou un voyage à Paris, car les vacances sont excitantes, axées vers l'extérieur et elles vous ressourcent d'une manière différente, en comblant des besoins plus grégaires. Vous pouvez faire une retraite à la maison pendant quelques heures, plusieurs jours ou plus longtemps. Ou encore, vous pouvez passer des périodes prolongées en retraite un peu partout dans le monde. Même si la médecine traditionnelle juge que cette question est davantage du ressort d'un agent de voyage, la psychiatrie énergétique, pour sa part, la conçoit comme étant indispensable à la santé globale d'un patient. Je forme chacun de mes patients à cette problématique liée à l'énergie.

Plusieurs traditions spirituelles séculaires ne jurent que par le renouvellement énergétique qu'apporte la retraite. Dans le judaïsme, le sabbat, du crépuscule du vendredi jusqu'au crépuscule du samedi, est réservé à l'introspection. Le sabbat est accueilli comme une épousée, on allume des bougies et les familles se retrouvent pour prier. Le christianisme a, pour sa part, désigné le dimanche comme journée de repos, reflet du septième jour consacré au repos du Seigneur. Les soufis se livrent à un *halwa* chaque mois, un temps de réflexion en solitaire. Avant d'atteindre l'Éveil, le Bouddha s'est retiré pendant six ans pour se consacrer à des pratiques ascétiques ; la retraite forme d'ailleurs le noyau même du bouddhisme. Quelle que soit la tradition, la retraite est un retour vers le cœur et l'Éternel.

Les retraites ne sont pas le privilège des moines ou des anachorètes. Nous qui vivons dans le monde sommes sérieusement en mal de retraite.

Votre tradition spirituelle offre peut-être des retraites organisées auxquelles vous pouvez vous joindre. Sinon, voici comment en préparer une qui vous convienne. Vous devez saisir cette occasion de savourer le renouvellement que seul permet un retour vers l'intérieur. Je vous le promets : c'est plus facile que vous ne le croyez.

Faire une retraite à la maison

Votre domicile peut devenir un lieu de retraite, autre que la simple halte où vous vous effondrez sur le lit après le travail, regarder la télé, ingérer un dîner congelé et vous endormir, pour sauter du lit et tituber jusqu'à la porte le lendemain matin. Nous ne sommes pas forcés de rejouer sans fin ce scénario sinistre qui tue l'énergie. Vous pouvez faire un sanctuaire de votre maison. Heureusement, cela n'exige pas beaucoup.

Commencez par définir un coin sacré, nanti d'un autel que vous confectionnerez, à l'abri des importuns. Trouvez un site spécifique dans la maison, un refuge où vous retirerez vos chaussures, respirerez à fond, méditerez et vous reconnecterez à vous-même et à la transcendance. Établissez votre coin sacré dans une chambre séparée, dans un recoin, une alcôve ou une partie de votre bureau à la maison. Mes patients qui ont de jeunes enfants et un nombre limité de mètres carrés délimitent un espace dans un placard, hors de portée. Expliquez aux enfants que c'est le coin spécial de maman ou de papa ; qu'ils ont l'autorisation de toucher à des objets à cet endroit uniquement en votre présence. Ils auront tôt fait de prendre l'habitude de respecter cette zone. Pour ce coin sacré, il est idéal de pouvoir fermer la porte. Optez pour un endroit où les invités ne vont pas, un lieu qui sera « hors limite » pour vos enfants ou votre partenaire, du moins pendant certaines périodes de temps. Un coin sacré n'est pas censé être le thème de la conversation : c'est un sanctuaire où refaire le plein.

Mon coin sacré est un recoin très simple de mon bureau/chambre à coucher secondaire. Il comporte une petite table en bois que j'utilisais il y a plusieurs années dans un appartement à Venice Beach. Cette petite table recèle une partie de moi, elle reflète mon histoire. Je l'ai recouverte d'un tissu orné d'Asiatiques vêtues de kimonos bleus. Sur cette table, deux bougies, un brûloir à encens en argile, un bol de fruits que je remplis souvent, une photo de moi avec mes parents et une statue en porcelaine de

Quan Yin, déesse chinoise de la compassion trouvent leur place. Tous ces symboles représentent pour moi le sacré, ce qui est important et ce que je suis. Je m'efforce de méditer chaque jour dans cet espace. Lorsque ma mère se mourait, j'ai dormi là plusieurs nuits, car j'y trouvais le réconfort. Même lorsque j'éprouvais du chagrin, contempler la lumineuse Quan Yin m'a permis de m'accrocher aux vérités éternelles que j'ai si longtemps travaillées pour faire miennes et de débuter la journée pleine d'énergie.

Mon amie, Laurie Sue Brockway, autrefois réviseure pour *Playgirl*, est aujourd'hui ministre œcuménique. Mère monoparentale d'un fils souffrant d'un handicap, elle a érigé un coin sacré extraordinaire. Elle dit : « J'ai fait de mon studio tout entier à Manhattan un temple à mes statues de déesses – Athéna, la chasseresse, Aphrodite, déesse de l'amour et Quan Yin. Mon appartement, minuscule et encombré, passa d'un lieu que je voulais fuir à un sanctuaire, minuscule et encombré, qui me remplit d'énergie. Un mur nous sépare de l'agitation de la quarante-quatrième rue près des Nations unies. En dépit de tout ce qui se passe dans le monde ou à un pâté de maisons, mon chez-moi dégage une vibration paisible. » (C'est là que son livre, *A Goddess Is a Girl's Best Friend*, vit le jour.) Lorsque je rends visite à l'appartement-temple de Laurie Sue, j'ai l'impression de pénétrer dans l'étreinte omniprésente de la Déesse, un encouragement bienveillant pour celui qui est las. Laurie Sue et son fils ont habité cet appartement les premières dix années de la jeune vie de ce dernier. Alex, qui a aujourd'hui onze ans, m'a confié : « J'aimais bien être entouré de déesses. Elles nous protégeaient, entendaient nos prières, puis elles nous ont aidés à trouver une nouvelle maison. » Depuis peu, Laurie Sue, son compagnon et Alex, partagent une maison à Queens ; désormais, la salle de séjour est le domaine de la déesse.

Lorsque la vie prend une allure mouvementée ou lorsque vous avez besoin de vous régénérer, réfugiez-vous dans votre coin sacré. Considérez-le comme un site touristique. Même si vous êtes stressé au dernier degré ou que votre esprit est complètement agité, demeurer paisiblement dans cette atmosphère sereine vous permettra de ralentir et de vous centrer.

CHANGEZ DÈS MAINTENANT DÉLIMITEZ VOTRE COIN SACRÉ

Repérez un emplacement dans la maison avec lequel vous vous sentez en affinité. Le choix peut être évident ou exiger un peu d'imagination. Si vous n'êtes pas certain, évaluez le confort et l'intimité en divers endroits de votre demeure. Observez ce que vous ressentez. Inutile d'en faire une production cinématographique : allumez une bougie, fermez les yeux. Puis, restez tranquillement assis à vous concentrer sur le souffle. Ou encore, comme vous l'avez appris, méditez pour ouvrir le cœur. Même cinq minutes suffisent pour soulager la frustration et la fatigue. Cependant, libre à vous de prolonger.

Un vortex d'énergie sacrée s'accumule dans les lieux où vous méditez régulièrement : tout ce cœur qui mijote dans un coin spécifique ! Quelques patients utilisent aussi leur espace sacré pour réfléchir et prendre une décision, pour revoir leur journée ou pour rédiger leur journal intime. Faites-en aussi l'essai. Petit à petit, ajoutez des objets qui vous édifient sur le plan spirituel, qui embellissent l'endroit ou qui portent un sens : fleurs, coquillages, photo de votre chien ou d'autres proches, talismans ou symboles bénis (appartenant à une religion formelle ou non). Votre coin sacré vous rappellera le sublime et rendra hommage au grand Mystère.

Votre espace sacré vous incitera peut-être à harmoniser le reste de la maison à l'énergie. J'en suis venue à considérer mon environnement physique comme une expression d'énergie, un sanctuaire intérieur rassérénant. Le soleil de l'océan filtre par une baie vitrée dans chaque pièce de la maison. J'ai deux sculptures d'« art arc-en-ciel » qui projettent sur les murs un spectre de couleurs incroyablement vives. Un vase rempli de roses repose sur la table du salon, rayonnant l'exubérance. Des plantes de toutes formes et dimensions avivent mon intérieur. Vérifiez les vibrations dans votre environnement. Interrogez-vous : « Mes choix tiennent-ils compte de ce qui me donne de l'énergie ? Mon espace personnel est-il décoré en vue d'épater la galerie ou de me conformer aux normes ? Est-ce qu'il me ressource vraiment ? » Une touche chaleureuse ici et là fait toute la différence : un éclair de couleur, une tapisserie remarquable ou un éclairage tamisé sont capables de transformer une pièce. Les plantes apportent littéralement un souffle d'air frais. Choisissez celles qui vous sont agréables, celles qui vous nourrissent après une longue journée. Pour créer un environnement doué d'une telle énergie positive, nul besoin d'un palace. N'importe quel espace se prêtera à la transformation, il suffit de le vouloir.

Vous pouvez également faire des retraites plus longues à la maison. L'érudit religieux et mystique Huston Smith nous donne un fascinant compte-rendu de cette expérience. Lorsqu'il était professeur à l'université de Syracuse, il prit un congé sabbatique de sept mois. Au début, lui et sa femme avaient prévu de quitter la ville, afin d'éviter les interruptions. Pour finir, ils décidèrent simplement de débrancher les téléphones et d'aviser la famille, les collègues et les amis qu'ils seraient en retraite à la maison. Quelle idée astucieuse ! Ils enregistrèrent un message sur leur répondeur : « Les Smith sont "disparus" pour sept mois. En cas d'urgence, veuillez communiquer avec… » Ils annoncèrent que, s'ils rencontraient des gens qu'ils connaissaient en allant à l'épicerie ou en faisant des courses, ils souriraient en préservant toutefois leur vœu de ne parler qu'entre eux.

Curieusement, il n'y eut qu'une seule intrusion dans leur retraite : le chef du département de Smith avait besoin d'une signature. Quand il se présenta à la porte, il a simplement tendu la page en question et quitta respectueusement les lieux sans mot dire. A posteriori, Smith mentionne que la grande joie de cette retraite fut un ralentissement de tout et un relâchement de la pression. Lui et sa femme passèrent plus de temps à méditer, à écrire, à suivre les rythmes de la vie, libres de réveil et de distractions.

Naturellement, nul besoin de sept mois pour faire une retraite à la maison. Consacrez-y un après-midi, un jour, une fin de semaine. (Un cordon ombilical me ramène invariablement vers la maison, un lieu qui m'attire particulièrement pour me ressourcer.) Toute retraite vise à éliminer les impositions de l'extérieur qui grignotent votre énergie et à laisser la vie se déployer devant vous. Consacrez cette période hors du temps à méditer, à contempler, à écouter de la belle musique, à lire de la poésie, à faire des promenades, à demeurer en silence, à emplir votre puits d'énergie sacrée.

Voici quelques options pour une retraite à la maison :

- Si vous vivez seul, il n'y a qu'à choisir une période, être certain que vos obligations au travail ou autres seront assurées, qu'à débrancher les téléphones et qu'à vous plonger dans ce qui vous ressource.
- En compagnie d'un partenaire, vous pouvez prévoir une retraite conjointe qui procurera une intimité profonde et sereine. Ensemble, déterminez-en la durée, choisissez les activités et suivez le courant. Avec un partenaire, j'adore méditer, écrire ou lire dans différentes parties de la maison pendant des heures tranquilles exemptes de conversation. Vous pouvez faire votre retraite séparément ou l'un avec l'autre.
- Si le fait que votre partenaire reste à la maison sans participer ne vous dérange pas, convenez de certains paramètres : quelle durée aura la retraite ? Y aura-t-il des interactions ? Garderez-vous le silence ? Vaudrait-il mieux que la télé reste fermée ? Le téléphone devra-t-il être débranché dans certaines pièces ? Les visiteurs seront-ils acceptés ? Négociez ces conditions et respectez-les.
- Si votre partenaire ne peut ou ne veut pas faire une retraite à la maison, allez-y en solitaire. Convenez d'une période lorsqu'il ou elle ne sera pas là. Dites : « C'est un moment pour me recharger. C'est important pour moi que tu le respectes. » Puis, pour éviter les intrusions, fixez un rendez-vous plus tard. Quelques partenaires comprennent ; avec d'autres, il faudra un processus d'éducation en douceur.
- Si vous êtes parents de jeunes enfants, une retraite à la maison présente un défi beaucoup plus grand. Pour trouver le calme, il faudra qu'ils soient ailleurs ; vous devrez donc prévoir une forme de surveillance. Autrement, vous aurez toujours l'oreille tendue. De même, à l'exemple de certains de mes patients parents exténués, vous vous assoupirez peut-être pendant cette accalmie. Ce n'est pas un problème ; considérez-la comme une période de ressourcement sacrée.

Les retraites à la maison exigent une planification domestique et une bonne communication entre les membres de la famille. Elles présentent un avantage sur le plan géographique, car elles permettent de cultiver de l'énergie au milieu d'un monde en effervescence. Les bénéfices en valent bien la chandelle.

Les retraites à l'extérieur

Les retraites prolongées à l'extérieur de la maison ont aussi une valeur inestimable. Il s'agit ici de vous éloigner du contexte familier – des lieux inconnus et des gens nouveaux façonneront une optique fraîche et évacueront votre champ énergétique des toiles d'araignée. Il est important d'être entouré de compagnons motivants, comme lors de retraites contemplatives ou méditatives. Vous pouvez également visiter des lieux géographiques qui regorgent de force vitale : les canyons aux rochers rouges de l'Utah, les sept étangs sacrés de Maui ou les dolmens anciens de Stonehenge, etc. Dans son ouvrage, *Travels*, Michael Crichton mentionne que, lorsqu'il a l'impression de stagner, il entreprend ce type d'excursions afin de retrouver une optique inédite. Il est possible d'entreprendre ce genre de retraite avec votre partenaire, en compagnie d'amis chers ou seul. Idéalement, il vaut mieux en prévoir une par année, sur plusieurs jours au minimum, mais préférablement plus longtemps.

Je recommande les retraites méditatives aux patients pour qu'ils se détendent et se recentrent, une ramification de la psychiatrie énergétique. Dans certaines de ces retraites, on donne des instructions sur la technique et il y a du temps pour faire des rencontres pendant les pauses et aux repas ; d'autres retraites se passent entièrement en silence. Ce type de retraites se tient dans les centres bouddhistes et de yoga, dans les églises Nouvelle pensée, dans le cadre de programmes en douze étapes et dans les groupes mystiques juifs. Par ailleurs, de nombreux spas offrent un programme de méditation, avec massage et yoga ; vous préférerez peut-être ce genre d'environnement, là où la méditation fait partie du forfait, sans être le thème unique. Récemment, j'ai donné un séminaire sur l'intuition au Miraval Center for Well-Being, un magnifique « spa pour la concentration » à Tucson, en Arizona, où il y a un charmant centre de méditation, de sublimes massages avec pierres chaudes et des jacuzzis désignés zone de silence. Si vous n'avez jamais fait de retraite méditative, commencez par une soirée, une journée ou même une fin de semaine. Les adeptes fervents de cette pratique la prolongent souvent pendant un mois ou plus, mais il vaut mieux commencer par une retraite plus courte.

J'ai récemment rendu visite au Insight Meditation Retreat Center, à Barre, au Massachusetts. Cet après-midi d'automne, nous sommes tombés au beau milieu d'une retraite silencieuse de trois mois (!) avec une centaine de participants. Pendant cette période, les participants tournent leur attention vers l'intérieur, ils ne lisent, n'écrivent ni ne parlent. Quand nous sommes arrivés en voiture, j'ai presque dû retenir physiquement mon compagnon car, toujours en mode voyage, il allait s'enquérir de la route à suivre auprès d'un méditant solitaire en promenade. Nous allions rendre visite à nos amis Sharon Salzberg et Joseph Goldstein, des enseignants bouddhistes qui administrent ce centre que nous adorons. Au cours de cette visite guidée, je me suis branchée intuitivement sur ces méditants : plusieurs dégageaient un champ énergétique doré bien moins tendu que les citadins assaillis de toutes parts. À l'année longue, les gens participent à ces retraites, en silence ou pas, pour une fin de semaine ou plus ; ce sont des lieux très purs et sûrs où l'on peut épanouir son cœur et se renouveler. Il fut amusant d'apprendre que le dernier projet de Joseph est de « prendre sa retraite dans le dharma » (dharma signifie la voie ou la réalité). Il s'agit d'un centre de méditation où nous, les baby-boomers, pourrions vivre ensemble les années de notre vieillesse, peut-être avec des soins supervisés et une infirmerie. Puisque ma plus terrible angoisse est justement de terminer mes jours bavant et seule dans une maison pour retraités oubliés, je suis reconnaissante qu'existe cette « retraite » en internat pour les gens âgés.

Dans l'optique de la psychiatrie énergétique, les retraites sont précisément ce qu'il vous fallait. Prenez mon patient Bruce, cadre dans une banque, venu me consulter parce qu'il souffrait d'anxiété. Il m'expliqua : « Je suis anxieux depuis des mois. J'ai songé à obtenir une prescription pour du Valium, mais je suis mal à l'aise avec l'idée d'en prendre. Je suis au bord de la démence. Avant, mon travail m'enthousiasmait, mais récemment, j'ai l'impression de n'être plus qu'un rouage dans un gigantesque conglomérat. Je vais avoir quarante ans. Peut-être est-ce une crise de la quarantaine ? Je ne sais pas quoi faire. »

Bruce avait certes l'air anxieux. Quand je me suis branchée intuitivement sur lui, j'ai également capté une léthargie qui l'envahissait jusqu'à la moelle et qui gagnait du terrain depuis des mois. Puis avec l'intuition, j'ai perçu une série de flashs semblables à des photos : un centre spirituel juif au Nouveau Mexique, puis l'étoile de David, suivie d'un sentiment de communion avec la Cabbale. J'ai fait savoir ces intuitions à Bruce et lui ai demandé si elles lui paraissaient justes. Il s'est contenté de sourire : « Depuis longtemps, je rêve de partir pour faire une retraite, pas des vacances. Mais il se passe toujours quelque chose. J'ai effectivement envisagé de me rendre au centre que vous avez mentionné ! Le mysticisme juif m'intéresse, mais je ne l'ai jamais pratiqué. » Au fil d'années de pratique médicale, j'ai constaté les effets thérapeutiques de ces intuitions ciblées, car elles affirment les besoins inassouvis du patient. Leur précision me disait que la médication n'était pas indiquée pour l'instant, même si je n'hésite pas à en prescrire dans les cas appropriés. Pour Bruce, son être tout entier demandait impérieusement un repos et plus spécifiquement, celui d'une retraite. « Mais vous le ferez ? », m'enquis-je. « Vous prendrez congé de votre travail ? » Après un petit moment de silence, il dit : « Oui, je suis prêt. »

À sa solde, Bruce prévit quelques semaines dans le centre que j'avais vu. Il avait une chambre minuscule avec vue sur les montagnes. Les repas étaient déposés devant sa porte. Bruce méditait, assistait à des enseignements spirituels, réfléchissait, lisait ou restait tranquille. Pour lui, le rêve était devenu réalité. Comme prévu, au terme de cette période contemplative, il était revitalisé et son anxiété avait fortement diminué.

Comme Bruce, vous pouvez élaborer des retraites conçues pour vous. Il n'est pas nécessaire d'être associé à un groupe ou à un centre de conférence, mais il vaut mieux être dans un cadre naturel, loin de la frénésie du monde. Le poète William Wordsworth disait que la civilisation peut « être trop près de nous ». Passer des jours ou des semaines dans la nature, ce puits d'énergies subtiles, aura les effets les plus salutaires. Il en fut ainsi pour mon ami, Dr Larry Dossey, qui a composé ses textes les plus captivants sur le pouvoir curatif de la prière au milieu d'une nature sauvage. Il m'expliquait :

> « Depuis trente ans, ma femme Barbie et moi nous adonnons à un mois de randonnée pédestre en août, au milieu de forêts et lacs

alpestres dans les Rocheuses. Nous embauchons des cow-boys pour nous mettre sur la route et revenir nous chercher à une date précise. Essentiellement, nous disparaissons et devenons invisibles pour nos amis et fréquentations de tous les jours. Nous n'emportons ni cellulaire, ni appareil de localisation globale. Nous menons une vie primitive à la dure, vraiment périlleuse, dans une tente exposée aux vicissitudes de la météo. L'expérience produit un état de conscience altéré. Être soumis aux éléments, au soleil, au ciel, à la pluie et à la neige fondue modifie notre perception. L'isolement nous rassérène. Rien d'autre ne nous ramène à une vision fraîche du monde. Pour nous, c'est un événement spirituel de l'ordre du pèlerinage – un voyage vers un lieu sacré, suivi d'un retour plus complet et dynamisé qu'avant. Nous ne pouvons imaginer de survivre au reste de l'année sans notre pèlerinage. »

Le type de voyage sacré que décrit Larry touche une résonance primale en vous. Soyez rassuré, nul besoin d'un mois ou d'une solitude sauvage, à moins que vous ne le choisissiez. Personnellement, je préfère une maison isolée et bien chauffée, au milieu de la forêt et avec tous les conforts, notamment un bain chaud. Mais nous sommes tous différents. Vous opterez peut-être pour un hôtel cinq étoiles à Yosemite, plutôt que pour le camping. Suivez votre instinct. Trouvez un lieu de retraite dont les conditions de vie vous conviennent. Contrairement à des vacances, la retraite consiste essentiellement en du temps passé à la contemplation. L'objectif, c'est que votre destination vous stimule sur le plan spirituel.

Par ailleurs, prenez conscience de lieux géographiques sur Terre qui vous appellent intuitivement. Cet appel peut se manifester comme un simple désir d'aller quelque part ou l'attirance peut se faire plus véhémente. L'une de mes patientes, maltraitée physiquement lorsqu'elle était enfant, éprouvait une attirance irrésistible pour Bali : sa musique, ses danses, sa végétation luxuriante. Elle a donc économisé et a fait le voyage. Ce fut pour elle un périple salutaire vers des rizières en terrasse bien entretenues et des femmes à l'aise avec elles-mêmes. Grâce à ce voyage, elle a retrouvé un sentiment mieux défini de son corps et de sa féminité. Il y a peu de temps, j'ai rêvé qu'une mère avec des cheveux châtains et des yeux cobalts me berçait dans ses bras en murmurant des chants celtiques qui me paraissaient familiers ; depuis des mois, je rêve donc de me rendre en Irlande, un voyage que j'entreprendrai bientôt.

Dans vos rêves éveillés ou vos songes la nuit, vous revenez peut-être sans cesse au même lieu sans toutefois savoir consciemment où il se trouve. Si jamais vous le reconnaissez dans une brochure de voyage, un livre, un film ou lors d'une conversation, foncez ! Quelque chose vous y attend. Incontestablement, vous aurez le sentiment de rentrer chez vous, d'un achèvement. Il existe également des sites de pouvoir de par le monde qui détiennent une prodigieuse énergie spirituelle : le Machu Picchu, les grandes pyramides, le temple de Delphes. Le sol même où ces monuments sont érigés ainsi que les structures elles-mêmes dégagent une énergie curative. À ce jour, des milliers d'années plus tard, nous recueillons les bienfaits de ces sites bénis.

Pour ce programme, il est tout indiqué d'adopter la notion de la retraite. Planifiez-en au moins une par année, afin de vous assurer d'une porte de sortie. Le procédé est psychologiquement libérateur. Par ailleurs, l'énergie positive glanée lors d'une retraite demeurera en vous. Dans une assemblée méditative, dans un chalet au milieu des séquoias ou dans la grotte de Merlin l'enchanteur sur la côte escarpée de Cornwall, ce que vous verrez, sentirez, apprendrez, rêverez continuera à s'immiscer dans votre conscience, tel un baume à effet retardé. Vous accorder une période de sérénité est source de vigueur pour des mois.

La septième prescription – appréciez le caractère sacré du rire, des petits soins et de la retraite – assure un équilibre à votre programme énergétique. Comme toujours, il faut savoir quand être actif et quand lâcher prise. Même si votre horaire surchargé ne semble pas permettre une minute pour souffler, vous devez absolument prendre le temps de vous ressourcer. En dépit de la tendance totalement humaine à vouloir tout abandonner quand tout va mal, ne laissez pas l'énergie négative acquérir un tel ascendant. Goûtez l'humour de la situation ; à l'occasion, laissez tomber la « superformance ». De petits pas donneront de grands résultats, notamment lorsque vous êtes assailli de toutes parts.

Vivre avec un tel équilibre améliorera votre énergie ici et maintenant ; cet équilibre ralentit aussi le processus de vieillissement. Même si prendre de l'âge est inévitable, la manière dont nous vieillissons dépend essentiellement de nous. Savoir combien dépenser ou préserver l'énergie avec l'âge nous aidera à faire de la vieillesse une expansion du rayonnement, plutôt qu'une décrépitude irrémédiable. Prendre de l'âge élégamment contrecarre le stress, une toxine énergétique qui nous flétrit prématurément et anesthésie notre cœur. La preuve : les retrouvailles d'anciens de classe. Pourquoi une camarade a-t-elle préservé un éclat intemporel tandis qu'une autre semble avoir pris un sale coup de vieux ? À part notre constitution génétique, c'est l'énergie du cœur qui est la fontaine de jouvence : elle fait briller les yeux, rend le pas léger et fait scintiller l'esprit. Comparés aux gens qui sont rivés au sol par l'opprimante existence sans humour de l'adulte, ceux qui vivent par le cœur n'ont pas d'âge. (La déité chinoise de l'âge porte une longue barbe blanche et son visage est celui d'un chérubin.) Le manque de cœur se dessine sur notre visage et dans nos champs énergétiques sous les traits d'une mélancolie, voire d'une laideur, visible ou perçue. Plus vous incarnez le cœur, plus merveilleusement vivant vous serez. L'énergie du cœur instille une ineffable légèreté de l'être qui défie le temps.

Sur le chemin menant au cœur, soyez généreux de ce qui recharge votre énergie dans son ensemble. Veillez sur chaque atome de vos ressources. Bravo à ceux qui s'engagent à vaincre la pression et optent pour un ressourcement assidu. Effectuez ces changements primordiaux dès maintenant. L'énergie de l'instant présent, voilà le don inespéré que l'on nous a accordé. Il n'en tient qu'à vous de le chérir.

Choyez-vous :

Pour le plaisir, imaginez que vous soyez pris d'amnésie totale : vous avez oublié tout ce qui a trait au stress, aux soucis, aux obligations. Par miracle, ces données ont été complètement effacées de votre mémoire. Au lieu, il ne reste que le rire, le jeu et les conneries. Laissez votre bonheur se déchaîner. Reconnaissez la magnificence du jour.

Entrevue : Wavy Gravy parle du rire

Wavy Gravy est un clown intuitif. Il fut maître de cérémonies lors des deux festivals de Woodstock. Le Los Angeles Times l'appelle « légendaire dingo-lauréat de la nation Woodstock ».

Le rire, c'est la valve sur la cocotte-minute de la vie. Ou vous riez des choses ou vous finissez avec la cervelle collée au plafond. Avant je riais beaucoup. Quand vous rigolez, vos défenses tombent. Le rire est analgésique. Et il vous donne de l'énergie. Une fois que vous vous mettez à rire de vous-même – surtout de vous-même –, vous êtes en mesure de voir vos dilemmes et peut-être de lâcher prise.

Mon travail de clown intuitif consiste à pousser l'humour jusqu'aux portes de l'enfer. Il est important d'aborder l'adversité avec humour. J'ai eu cinq spondylodèses. Avant l'opération, j'avais le corps dans un plâtre. Nous avons peint mon premier plâtre en bleu, l'avons parsemé d'étoiles et appelé « Le plâtre des étoiles ». Le dernier plâtre – c'était en 1972, nous l'avons couvert de billets de banque de partout dans le monde. Cette fois-ci, ce fut le « plâtre des mille ».

Certaines personnes sont mortellement sérieuses. Je viens de m'exécuter à un colloque de psychiatres. Je leur ai demandé de former un cercle, puis j'ai dit : « Bon. Je vais passer parmi vous. Je vais vous donner mon nez qui fait "prout". Pincez-le, dites votre nom et racontez-nous un incident drôle qui vous est arrivé. » Il n'y eut que deux psychiatres sur soixante qui se souvenaient d'un truc marrant ! Je leur ai posé une colle, mais c'était inquiétant ! Une chance, à la fin, j'ai réussi à les faire fondre dans le sol et pousser comme des fleurs, des arbres, des arbustes. Ça valait le coût. Les gens deviennent si tendus qu'ils ne peuvent faire face à la situation ou bien l'endroit d'où ils essaient de gérer la situation n'est pas très centré.

Au départ, je ne songeais pas à devenir clown. J'ai commencé dans les années 1950 par lire de la poésie dans les cafés à New York. C'était la grande mode. Les gens faisaient la queue tout le long de la rue pour voir les beatniks. Nous faisions passer un panier et nous gagnions beaucoup d'argent. C'était un peu gênant. En moto, nous passions à côté de clochards dans la rue et fourrions tout cet argent dans leurs poches. Je me souviens du jour où Bob Dylan est venu au Gaslight, où j'étais directeur de la poésie. Il portait les sous-vêtements de Woody Guthrie. Il avait une affiche sur sa guitare qui disait : « Cette machine tue la mode ». Et il m'a demandé : « Je peux monter sur scène ? » J'ai répondu : « Vas-y, prends le micro. » Je l'ai présenté : « Le voici, une légende en son temps. Comment tu t'appelles, au fait ? » Pour finir, nous avons partagé une chambre à l'étage du Gaslight et la chanson « Hard Rain Is Gonna Fall » a été composée sur ma machine à écrire.

Au Gaslight, la situation devenait pénible parce que la poésie prenait des allures de haïku, très succinct. Entre les poèmes, je glandouillais et je parlais de trucs bizarres qui m'étaient arrivés ce jour-là. Pour finir, un type qui m'entendit me mit un costume et m'a fait faire une tournée dans le pays. Il dit : « Laisse tomber la poésie. Parle de tes trucs bizarres. » Et puis, sans m'en douter, j'étais devenu humoriste et je faisais l'ouverture pour John Coltrane et Thelonious Monk.

Très tôt, j'ai appris l'humour de Lenny Bruce, qui fut mon gérant pendant quelque temps. Il m'a enseigné que la vérité est vraiment drôle. Inutile d'inventer, la réalité suffit. Tout ce qu'il y a à faire, c'est de la pointer du doigt. À Woodstock, quand j'ai déclaré sur scène : « Nous aimerions bien le petit déjeuner au lit pour 400 000 ! », je n'essayais pas de faire le malin. Mais le magazine *Entertainment Weekly* en a fait l'une des phrases les plus drôles du XXe siècle. Or, nous ne faisions que tenter de passer des verres de granola à des hippies saucissonnés dans leurs sacs de couchage.

Par ailleurs, il y a l'humour cosmique. Le maïs soufflé : voilà le Seigneur. Et la coïncidence est un miracle que Dieu ne s'attribue pas. La phrase du film *Georgie Girl*, « Dieu a toujours une tarte à la crème dans la manche », est tout à fait vraie. Quand le *Hog Farm*, ma famille d'adoption, et moi sommes arrivés au premier festival de Woodstock, nous croyions que nous donnions une représentation dans une soupe populaire et sur un sentier de feu. Il y avait les médias avec leurs caméras et leurs lumières aveuglantes. Ce journaliste me lance : « Oh, le *Hog Farm*. Vous êtes les types pour la sécurité. » Je me suis dit : « Mon Dieu, ils nous ont faits flics… » Et je lui ai répondu : « Vous sentez-vous en sécurité ? » Le type rétorque : « Certainement ! » Puis il dit : « Allez, racontez-moi ce que vous prévoyez pour maîtriser la foule ? » J'ai expliqué : « Des tartes à la crème et des bouteilles de soda. » Ils ont tout noté !

À Woodstock, nous étions propulsés par l'énergie. J'étais parfois si occupé que je ne remarquais même pas que la foule était écroulée de rire. Je sentais uniquement cette incroyable montée d'énergie. Le *Hog Farm* et moi avions beaucoup à faire. Mais quand nous pensions que *nous* le faisions, nous tombions immédiatement sur le derrière dans la boue. Si nous nous abandonnions à l'énergie, nous pouvions tout accomplir.

Peu après, nous avons été recrutés par un festival pop au Texas pour apaiser les tensions entre les hippies et les péquenots. À un moment, les joueurs de conga envahirent la scène. Je me suis allongé au milieu d'eux et j'ai lancé : « C'est de la Wavy Gravy [sauce mouvante] sur le sol. Ne dansez pas dans la sauce mouvante. » Un type s'empare du microphone et hurle : « Ici marmonnement bizarroïde. Réponds Wavy Gravy au sol ! » BB King faisait le numéro suivant. Il posa sa main sur mon épaule et me poussa contre son amplificateur : « Toi, Wavy Gravy ? » J'ai répondu : « Oui monsieur. » « Eh bien, Wavy Gravy, je peux travailler malgré la sauce ! » C'est ainsi que le nom s'est mis à accrocher. BB King a pris sa guitare, qui s'appelle Lucille. Johnny Winter a sauté sur la scène et ils ont joué jusqu'aux aurores – de la compote céleste, le *jam* de Dieu. C'était incroyable.

Quand je suis rentré en Californie, j'ai reçu une subvention de Cal State [California State University] pour enseigner l'improvisation à des enfants handicapés physiquement. Mes cours étaient filmés par une vitre à sens unique. Je me présentais à un nouveau groupe : « Salut, je suis Wavy Gravy. » Les professeurs accoururent après le cours, ils s'exclamèrent : « Garde ce nom. Les enfants l'adorent. » J'ai donc gardé Wavy Gravy. Au téléphone, je dis d'habitude Gravy, avec l'initiale W. Les téléphonistes demandent parfois : « Êtes-vous vraiment Wavy Gravy ? » Puis elles m'aident à passer mon coup de fil.

Le rire est une médecine merveilleuse. J'ai travaillé avec des centaines d'enfants malades en phase terminale. Parfois ils rient, parfois ils pleurent. D'ordinaire, je leur apporte du maïs soufflé. J'attrape leurs larmes dans le maïs et nous le mangeons ensemble. Je ne fais pas de spectacle en soi. J'apporte des jeux et des ballons ; je dis des blagues. Quelques enfants ont peur des clowns ; mon maquillage les effraie. C'est pourquoi je l'applique à l'hôpital même, devant les petits pour « démonstrifier » le clown. Il faut qu'ils comprennent que je suis en réalité une personne. Je trouve que le rire peut aussi être utile aux parents en deuil. « Bon chagrin » voilà deux mots que m'ont inspirés Charles Schulz et la bande dessinée *Peanuts*.

Ma femme et moi opérons le camp Win-A-Rainbow, où des enfants apprennent les arts du cirque et du spectacle. J'offre des bourses d'études qui viennent des royautés que je retire de la glace que Ben and Jerry's a baptisée à mon nom, des boîtes de savon Greatful Dead et des pyjamas dont je fais la pub. Nous aimerions façonner des êtres humains capables d'affronter n'importe quoi avec un peu de dignité et de panache. Le rire en fait partie. Parfois les enfants sont tellement coincés qu'ils sont incapables de s'exprimer ou de rire, mais nous travaillons sur ce qui les inhibe.

Je suis d'avis que le rire est un instrument de survie. Comme le disait Emerson : « Dieu rit dans les fleurs. » Quand vous rigolez, tout s'illumine. La tension s'envole, le blocage se défait. L'énergie de votre force vitale se remet à circuler.

Deuxième partie

Nouer des relations favorables et combattre les vampires d'énergie

Huitième prescription :

Attirer des situations et des gens positifs

Rêvez-vous de nouer des relations qui font du bien à votre cœur et d'établir des liens plus forts ? Êtes-vous fatigué des choix douteux ? De ressentir une chimie tiède ? Souhaitez-vous avoir votre mot à dire sur le type de personne que vous attirez ? En connaissant mieux l'énergie, vous deviendrez apte à établir des relations intéressantes. Vous éviterez ainsi la solitude et vous repousserez une fatigue insidieuse.

La manière dont vous gérez vos rapports influe intégralement sur la quantité d'énergie dont vous disposez. La huitième prescription vous offre une énorme pièce manquante du casse-tête. Grâce à cette pièce manquante, vous saisirez l'échange énergétique entre les gens – qui en donne, qui en siphonne, car ce n'est pas une alchimie passive ou fortuite. C'est une honte que la psychiatrie classique soit entichée de la biochimie du comportement au point d'être aveugle aux lumières que peut jeter la notion d'énergie subtile sur la problématique. En tant que médecin et femme, j'ai l'impression d'être privée du tableau d'ensemble. Je n'accepte rien de moins que d'invoquer notre pleine puissance au cours de toutes nos interactions sociales. Pour maîtriser ce plein pouvoir, vous apprendrez à magnétiser des gens et des situations qui vous dynamiseront, au lieu de vous placer dans le rôle de la victime ou de vous résigner à ce qui vient vers vous. Cette prescription vous demandera d'aller plus loin que de simplement fixer une intention ou de dresser la liste de traits souhaités chez un amant, un ami ou un travail. Il faudra percevoir l'énergie clairement et ajuster le signal que vous transmettez.

L'attraction : force mystérieuse, magnétisme apparemment fugace entre les gens. Elle orchestre l'amour, l'amitié, le travail et la chimie des entreprises conjointes. L'antithèse de l'attraction est la répulsion ou l'aversion, des forces qui nous repoussent. Pour élaborer la psychiatrie énergétique, j'ai étudié en profondeur ces forces qui apportent le bon, l'amour et la vigueur dans votre vie. Même si l'attraction est souvent liée à l'apparence, au QI, au compte en banque ou au charisme personnel, ces facteurs ne suffisent pas à appeler de telles bénédictions. Vous ne cherchez pas uniquement à attirer l'attention ; vous souhaiter une attention saine, la prémisse même de ce chapitre. Le type d'attirance auquel je fais référence relève d'échanges d'essences vitales circulant entre deux êtres, un sous-produit du karma et de l'intelligence. Impossible de s'en rendre maître, mais vous pouvez modifier vos propres vibrations en vue d'optimiser les possibilités.

J'expliquerai ici quatre principes énergétiques qui gouvernent l'attraction positive. Grâce à ces principes, vous enjôlerez ou maîtriserez la bête fauve des rapports humains, et les ramènerez au territoire du cœur. Vos amitiés, votre carrière, vos rapports familiaux et vos amours en bénéficieront. Pour cette prescription, il s'agira de trouver des échanges réciproquement épanouissants, et non de remporter un concours de popularité. Il n'est pas question non plus de médiocres stratégies d'agence matrimoniale, ni de fréquenter les fêtes entre amis pour conquérir nombre d'hommes ou de femmes, une tactique trop zélée vouée à l'échec. Je suggère ici une nouvelle façon d'être et de voir qui vous permettra d'attirer, d'être plus séduisant et d'affiner le radar qui évalue quiconque se trouvant sur votre route.

Quand je travaillais au laboratoire de parapsychologie à UCLA, j'ai pu cerner une anatomie intangible des rapports humains. Nous utilisions la photographie kirlienne pour mesurer les champs énergétiques. On plaçait un doigt ou d'autres objets sur une plaque photographique photosensible, et on enregistrait les auras d'énergie. Ces auras avaient l'apparence d'arcs-en-ciel stupéfiants. La première fois que je vis l'une de ces auras, je fus fortement impressionnée ; elle émanait d'un doigt comme les flammes d'un feu blanc sublime. Mon travail consistait à mesurer l'aura de plantes et leur interaction avec les humains. Un jour, un psychiatre arrogant de l'Ivy League nous rendit visite. Il fut tout de suite évident qu'il cherchait à déprécier notre travail. Nous avons malicieusement décidé d'utiliser nos recherches pour lui démontrer quelque chose à son sujet. Nous avons d'abord mesuré les contours du champ énergétique d'une feuille sur une plaque de photographie Kirlian. Puis, nous avons prié le psychiatre de poser son index juste à côté. Étonné, il constata que le halo entourant la feuille reculait et se recroquevillait à la moitié de sa dimension originelle. Ouf ! Les sentiments de la feuille à l'égard de ce psychiatre correspondaient tout à fait aux nôtres.

Il en va des feuilles comme des êtres humains. Voici comment les personnages talentueux que j'ai interviewés décrivent les vibrations chez ceux qui les attirent.

> **Goldie Hawn, actrice :** Leurs champs énergétiques sont ouverts, comme si je marchais dans un champ de lumière. Il y a une ouverture de l'esprit et du cœur, une intrépidité. Je suis ennoblie, excitée. Je peux être moi-même sans danger.

> **Norman Lear, producteur :** Une personne bien, c'est quelqu'un qui étreint le moment présent.

> **Jamie Lee Curtis, actrice :** Les gens émettent une pulsation énergétique. Vous voyez le bon qui transparaît dans la connexion des yeux, une expression de compassion. Quand une telle personne me regarde et que je me suis connectée à ce port énergétique, il y a un partage tangible d'amour.

> **Quincy Jones, musicien et compositeur :** Une personne bien dégage une bonne impression, comme si le verre est à moitié plein au lieu d'être à moitié vide. Je suis attiré vers ces gens. Je n'ai pas de temps à consacrer à personne d'autre.

La huitième prescription propose des méthodes pour reconnaître et attirer les gens positifs, ce qui aura une influence monumentale sur votre santé et votre tranquillité d'esprit. (Voyez le chapitre 9 pour savoir comment gérer les vampires d'énergie.) Rassurez-vous, vous n'avez pas à être un Maharishi pour émettre des vibrations favorables. Nous en sommes tous capables. Cherchez ces vibrations un peu partout : chez une caissière, un voisin, un collaborateur. Un réseau subtil nous relie tous et il influe sans relâche sur notre système énergétique. Mon bien-être repose sur une évaluation juste de la qualité de ces échanges, car je suis une intuitive empathique. Certaines personnes sont susceptibles de me rendre malade tandis que d'autres me régénèrent. Ce qui m'enchante cependant, c'est que cette sensibilité extrême à l'énergie opère en synergie avec les sentiments bienveillants, un don qui compense largement les aspects potentiellement difficiles de l'empathie. Dans vos rapports, ces principes vous permettront de tirer partie vos dons empathiques. Observez continuellement vos réactions à tous les échanges. Les vibrations positives attireront ceux qui sont sur la même longueur d'onde que vous et enclencheront un cycle d'action/réaction épanouissant.

Vous apprendrez ici une forme d'entregent basée sur l'énergie. Cette forme d'entregent s'applique de concert avec l'ensemble des prescriptions du programme. Pour empêcher que des relations toxiques accidentelles ne torpillent vos tentatives pour retrouver la forme, vous devez poser les fondations pour que se développe le positif. Par la suite, avec ces stratégies intactes, vous serez mieux préparé à désamorcer les entrées négatives. Rassemblez autour de vous un cercle d'âmes sœurs et vous prospérerez.

Quatre principes d'attraction énergétique

Les principes ci-dessous appellent à l'action, ce ne sont pas que des théories sur lesquelles réfléchir. En effectuant des modifications énergétiques, nous serons en mesure d'attirer des bonnes choses. Chacun de nous mérite cette profusion.

Appliquez ces principes comme s'il s'agissait d'accorder un instrument pour qu'il produise la musique la plus exquise. En devenant meilleur, les gens avec qui vous avez des affinités seront poussés vers vous. Par ailleurs, vous effectuerez des choix mieux avisés. Expérimentez chaque principe sur votre famille, vos amis et vos confrères. Notez dans votre journal le détail des causes et des effets. Certaines réussites s'obtiennent plus rapidement que d'autres ; toutefois, vivre selon ces principes améliorera radicalement vos rapports à autrui.

Principe d'attraction # 1 : Nous attirons selon ce que nous sommes

Voici une dynamique énergétique de base : nous attirons selon ce que nous sommes – plus nous dégageons d'énergie sacrée, plus nous l'attirerons à nous. Il en va de même pour la négativité. Le principe opère ainsi : l'amour attire l'amour, la mauvaise humeur attire la mauvaise humeur, la passion attire la passion et la rage attire la rage. Pourquoi ? Nous sommes tous des transmetteurs d'énergie subtile. Nous émettons constamment des signaux que captent ceux qui sont sur des fréquences analogues et qui les entraînent vers nous – un appel instinctuel dont nous ne sommes peut-être pas conscients. La raison qui explique que les occasions se matérialisent ou pas sur notre route est liée à ce principe. Il existe un phénomène que de nombreux thérapeutes connaissent bien : nous attirons souvent des flopées de patients qui reflètent nos conflits et nos joies de l'heure. Comme si l'univers publiait un communiqué annonçant : « Me voici et voilà ce que je vis. Venez à moi ! » Par exemple, peu après avoir vendu mon premier livre, *Second Sight*, la réalisation de mes rêves d'expression créative, je reçus une série de patients qui venaient de parachever des projets chers à leur cœur. Quelques années plus tard, alors que j'assistais, impuissante, à la perte irrémédiable de contrôle psychologique et physique de mon père qui souffrait de la maladie de Parkinson, je fus assaillie d'appels angoissés de nouveaux patients dont les parents atteints de Parkinson vivaient la même déchéance éprouvante. Sur une note plus gaie, quand la fille d'un ami psychologue tomba enceinte, le cabinet de mon ami s'emplit soudain d'une foule de parents dans l'attente d'un heureux événement.

Comment se prévaloir de cette mystérieuse alchimie qui réalise nos désirs ? La clef : il faut s'efforcer d'incarner sur le plan énergétique ce que nous voulons attirer. Essayer de voir où vous en êtes rendu. D'abord, définissez ce qu'être positif est ou n'est pas pour vous sur le plan des attitudes et des comportements. Une fois que vous l'aurez clairement cerné, vous pourrez consolider ces traits en vous et attirer ce qui est analogue. Ne vous en faites pas si vous êtes loin d'être dans un état positif actuellement.

L'objectif de ce programme est justement de vous y emmener ; c'est une évolution. Réfléchissez à ce à quoi vous accordez le plus de valeur en vous et chez autrui. Dressez-en la liste dans votre journal.

Voici mon opinion à ce sujet :

LES GENS POSITIFS :

- Sont engagés à développer la compassion, envers eux-mêmes et envers autrui ; ils s'efforcent de garder le cœur ouvert.
- Poursuivent courageusement leurs rêves.
- Sont authentiques ; ils croient en eux, même lorsque le monde s'effondre autour d'eux.
- Sont conscients de leur côté sombre et tentent de le guérir.
- Sont disposés à apprendre de leurs erreurs.

LES GENS POSITIFS :

- Ne sont pas obsédés par le fait de paraître parfaits ou sympathiques en tout temps.
- Ne se culpabilisent pas en raison de leurs défauts, ne se vautrent pas dans un trou noir de pessimisme.
- Ne sont pas constamment enlisés dans la peur ; ils ne laissent pas durcir leur cœur.
- Ne sont pas de bons samaritains bien de leur personne qui négligent leur propre mieux-être.
- Ne sont pas des séducteurs mielleux qui font fi de leur côté sombre et qui passent à l'acte inconsciemment au détriment d'autrui.

N'oubliez jamais : nous ne sommes après tout qu'humains ; nous avons tous nos bons et nos mauvais côtés. Ce qui distingue les gens positifs des autres, cependant, c'est cette résolution de faire de leur mieux et de ne pas succomber à ce qui est négatif en eux ou autour d'eux. Laissez tomber vos attentes idéalistes : tout le monde a ses aspects agaçants, difficiles ou décevants. La Terre appelle les humains : nous habitons la sphère matérielle avec ses faiblesses. Malgré tout, il y a légitimement lieu d'espérer incarner cet idéal et d'attirer d'autres personnes qui luttent pour s'extirper du bourbier avec un cœur ouvert et un sens de l'humour. Voilà mes héros et mes amis. Au contraire, quelqu'un qui paraît « trop parfait » me fait l'effet d'ongles qui crissent sur le tableau noir. Le but n'est pas de devenir semblable à ces femmes robots doucereuses au sourire figé dans le film d'horreur *Les femmes de Stepford*. Ce sont les clones maléfiques de la personne positive.

Ce principe d'attraction ouvrira des portes. L'un des fondements de mon programme pour l'énergie sacrée repose sur la qualité de vos rapports, et non sur la quantité. Pour le saisir, il faut voir plus loin que l'obsession de la popularité dans notre société. Le désir d'être populaire est certes inné en chacun. L'école secondaire est d'ailleurs un enfer pour les élèves « laissés pour compte ». Pour ma part, je me sentais atrocement marginale ; les jeunes *cool* fréquentaient la « terrasse supérieure » tandis que moi et mes amis hippies débraillés fumions en cachette derrière l'auditorium. Heureusement, devenue adulte, j'ai réalisé que la popularité a ses désavantages et n'apporte pas toujours le bonheur. Bien sûr, les occasions se multiplient lorsqu'on est populaire. Et naturellement, être apprécié est agréable. Or, ce besoin peut développer une dépendance. J'ai travaillé avec des acteurs dont l'estime de soi est inextricablement liée à l'adulation du public, une attitude suicidaire pour l'estime personnelle. La célébrité peut conduire à la confusion et à la défaite. Une patiente, un mannequin sublime, est incapable de parcourir le trajet du stationnement jusqu'à mon cabinet sans qu'un type ne lui fasse une proposition. Cette femme possède, semble-t-il, une véritable cagnotte d'options romantiques, mais elle persiste à choisir les hommes les plus horriblement discutables, un schéma destructeur qui l'a poussée à me consulter.

L'exercice qui suit ne vise pas à appeler les foules, mais il en est capable. Si vous avez besoin de nombreuses personnes pour vous dynamiser, il vous aidera à attirer des gens positifs. Par contre, si vous préférez un cercle plus étroit, il vous permettra de discerner la qualité.

CHANGEZ DÈS MAINTENANT DEVENEZ MEILLEUR ET ATTIREZ DES SITUATIONS ET DES GENS POSITIFS

L'énergie n'a pas de commutateur. Pourtant, comme on tourne le bouton du volume d'un poste de radio, vous pouvez ajuster vos vibrations. Il est possible de les amplifier avec certaines personnes, comme de les atténuer avec d'autres. Voici comment accroître vos signaux positifs.

Identifiez vos atouts et parlez à partir d'eux. Repérez vos plus grandes qualités : audace, sensibilité, compassion, sens de l'humour… Ensuite, projetez-les dans le monde. Ne vous en faites pas si vous êtes toujours resté discret sur ces vertus. En vous exprimant et en sortant de votre zone confortable, vous élargissez votre champ énergétique. Avant de faire de nouvelles rencontres ou de vous rendre à des événements importants, préparez-vous. Faites une pause pour vous dire un mot d'encouragement intérieur. Songez : « Je ne vais pas me concentrer sur mon insécurité, mais sur un atout ; je vais ressentir l'énergie sacrée en moi et lui faire confiance. Je vais retrouver mon plein pouvoir. » Cette attention sélective met de l'avant vos meilleurs aspects. Une fois votre optique modifiée, il est plus facile de vous avancer avec confiance.

Ma patiente Dee, une mère monoparentale et une agente de bord, avait perdu son travail. Des mois durant, elle se retrouva au chômage avec trois enfants à nourrir ; elle sombrait peu à peu dans le désespoir. Dee s'en sortit en réveillant sa personnalité courageuse et en lui donnant la voix pendant les entretiens pour décrocher un emploi. Elle prenait quelques minutes au calme chaque jour pour se concentrer sur ce qui en elle disait : « Vas-y ma fille ! » Elle restait assise là, les yeux clos, invitant cette énergie sacrée à revenir en elle. Cette mobilisation d'énergie incita Dee à postuler pour un poste dans l'industrie de la mode, un changement de carrière intrépide dont elle avait toujours rêvé et qui devint réalité. Que le combat et le succès de Dee vous inspirent !

Projetez l'énergie du cœur à l'extérieur. L'amour crée un charisme envoûtant, un éclat chaleureux qui diffuse le bonheur, à nous-mêmes et à autrui. Il est possible de l'injecter dans n'importe quelle situation, un rassasiement qui ne se tarit pas. Comment ? Concentrez-vous sur le cœur (voir la méditation au chapitre 2) et évoquez quelque chose que vous aimez. Un vol de goélands. Le sourire de votre fils. Une rose épanouie. Puis, au milieu d'une conversation, demandez intérieurement : « Que l'amour coule par moi. » Sentez l'amour qui s'élève de votre poitrine ; remarquez une sensation de chaleur, une sérénité, un rayonnement. Projetez ces vibrations à l'extérieur. En leur présence, les gens s'adoucissent, ils se sentent en sûreté et en redemandent. La prochaine fois que vous êtes aux côtés de votre patron, diffusez-les. L'énergie bienveillante tempère les écueils dans n'importe quelle circonstance et facilite les rapports. Essayez-le, même si vous n'appréciez pas quelqu'un, mais que vous souhaitiez mieux vous entendre. Notre cœur aimant est capable de faire fondre les plus détestables grincheux. Il communique ce sentiment que les bouddhistes nomment le « sol sans fond », un lieu de sûreté absolue qui nous stabilise depuis l'intérieur. Les autres captent cette attraction primale. En l'absence du cœur, les gens vacillent sur le plan énergétique, en dépit de leur apparente assurance. (Si par exemple, un maître spirituel s'exprime avec éloquence, mais qu'il n'émet aucune énergie du cœur, alors c'est un imposteur.) Plus nous sommes bons avec nous-mêmes et avec autrui, plus nous communiquons de l'amour.

Méditez régulièrement. La méditation accroît le sentiment de bonheur. Des études neurologiques avancées confirment que nous avons tous un certain spectre de l'humeur, un éventail de sentiments que nous éprouvons normalement. Or, grâce à la méditation, il a été démontré que nous pouvons altérer nos schémas d'humeurs habituels et de les rendre positifs. Surveillez les sentiments qui apparaissent au cours de la méditation. Concentrez-vous sur ce qui vous ennoblit, pas sur le tourbillon d'émotions malsaines. Comme vous l'avez déjà fait, utilisez votre souffle pour vous centrer. Cette transformation intérieure transmue le pessimisme en quelque chose de plus noble. Vos vibrations changent ; les autres réagiront.

Lancez-vous dans un ménage émotionnel. Voici un impératif que je chanterai sur tous les tons : guérir la négativité empêche l'accumulation toxique dans votre champ énergétique. Comme je l'ai souligné au chapitre 4, grignoter la négativité crée l'espace pour que plus de lumière entre dans votre être. Avoir conscience de soi est notre meilleur allié contre la peur et ses cohortes de petites brutes. Quand elles se pointent, cela vous permet de dire : « Je vous connais. Décampez ! » La psychothérapie, l'introspection, la méditation, tenir un journal ou discuter avec des amis font tous progresser la guérison. Si la négativité bat en retraite, votre énergie est plus séduisante.

Principe d'attraction # 2 : L'intuition éclaire des choix avisés

Attardons-nous un peu plus sur les éléments clef de l'attraction. Il y a vous : ce que vous dégagez. Il y a l'autre : ce qu'il ou elle dégage. Et il y a la situation, comme un projet ou un travail, qui possède son propre champ énergétique. Votre objectif, c'est que tous ces composants deviennent cohérents. Les champs se marient ou se heurtent ; voilà ce qui explique qui vous attire et pourquoi. Les relations humaines sont épineuses ; elles peuvent s'embrouiller même quand vous avez les yeux bien ouverts. L'intuition éclaircit votre vision et vous oriente vers la bonne cible.

Voici la formule. En premier lieu, écoutez votre corps : respectez les intuitions, bonnes ou néfastes, que celui-ci transmet sur les relations et identifiez ces intuitions qui indiquent les alliances compatibles. En second lieu, agissez en tenant compte de cette information. C'est le plus difficile. Je vous accompagnerai au fil du processus.

Reconnaissez les intuitions de votre corps au sujet des vibrations

La plupart de nos parents ignoraient comment lire intuitivement les vibrations. Par conséquent, ils ne pouvaient nous l'enseigner. Nous avons donc appris à tirer nos conclusions à partir de données superficielles : la soi-disant gentillesse d'une personne, son apparence ou son éducation, ou ce à quoi ressemble une situation sur papier. Mais l'attraction va plus loin ; pour l'exploiter à votre profit, il vous faut tenir compte d'autres ingrédients. Revoyez les techniques pour lire l'énergie présentées au chapitre 1. Vous devez acquérir une assurance absolue quant à la configuration énergétique d'une personne positive et sur la manière d'y réagir.

Voici quelques directives générales sur les intuitions corporelles. Comme nous le faisons, mes patients et moi-même, servez-vous de cette liste lors d'une première rencontre pour régler des problèmes et, si vous êtes déjà impliqué, pour mesurer les « possibilités ». Libre à vous de la compléter. Je sais, en tant qu'intuitive, qu'une signature énergétique accompagne systématiquement toute situation ou personne. Vous souvenez-vous du personnage maudit du dessin animé *Li'l Abner* qui se baladait toujours avec un nuage noir au-dessus de la tête ? Voilà une vibration qui n'annonce rien de bon. Apprenez à graviter vers des gens qui rayonnent, une intuition favorable que vos réactions physiques viendront confirmer. Quand vous vous branchez sur les vibrations, laissez de côté l'analyse intellectuelle. Soyez à l'affût des signes suivants pour déterminer l'attraction.

INTUITIONS POSITIVES AU SUJET DE RELATIONS OU DE SITUATIONS

- Vous ressentez une familiarité réconfortante ou une lueur ; vous avez peut-être l'impression que vous connaissez déjà la personne, une sensation de déjà vu.
- Vous respirez mieux, votre poitrine et vos épaules se détendent, votre ventre est calme.
- Vous vous apercevez que vous vous penchez vers l'avant, au lieu de croiser les bras sur la défensive ou de prendre vos distances.
- Votre cœur s'ouvre ; vous vous sentez en sûreté, paisible, stimulé, ennobli ou vivant.
- Vous êtes à l'aise avec le toucher de la personne, que ce soit une poignée de main, une embrassade ou dans l'intimité.

INTUITIONS NÉGATIVES AU SUJET DE RELATIONS OU DE SITUATIONS

- Vous avez un malaise dans le creux de l'estomac ou de l'hyperacidité dans l'estomac, ce qui peut éveiller une impression désagréable de déjà vu.
- Votre peau est parcourue de frissons, vous êtes nerveux et, si l'on vous touche, vous vous retirez instinctivement.
- Les muscles de vos épaules se nouent, votre poitrine ou votre gorge se resserre ; les douleurs s'aggravent.
- Les poils derrière la nuque se dressent.
- Vous sentez un malaise diffus, une obscurité, une pression, de l'agitation ou l'impression d'être siphonné.

Ces critères procurent une évaluation réaliste de la zone confortable de votre corps. (Plus les intuitions sont favorables, mieux c'est – une seule suffit parfois à apporter la certitude. Néanmoins, des intuitions négatives persistantes devraient vous mettre sur vos gardes.) Vos intuitions vous conduiront à des amis, à des amants et à des milieux de travail empreints de vibrations formidables. Par ailleurs, en présence d'avertissements flagrants, vous saurez qu'il faut mettre les freins ou prendre la fuite. Néanmoins, une attirance sexuelle intense est susceptible de voiler votre intuition. Si tel est le cas, allez-y doucement jusqu'à ce que vous obteniez une lecture intuitive plus exacte. L'anxiété peut également brouiller les signaux. Si vous n'arrivez pas à distinguer le trac d'une première rencontre des messages d'avertissements qu'émet votre corps, accordez un peu de temps à la relation. Entre temps, respirez et continuez à vous centrer. D'ailleurs, quand l'autre personne est nerveuse, ses vibrations peuvent donner une impression grouillante. Généralement, en connaissant mieux la personne, le trac initial (le vôtre ou le sien) se dissipe, mais les instincts positifs ou négatifs de votre corps persisteront. Avant de tirer vos conclusions, il faudra tenir compte de ces divers facteurs.

Ma patiente Alison, quarante ans, était constamment attirée par les hommes et les boulots qui ne lui convenaient pas. Lorsque son copain la plaqua après une fausse couche, ce fut l'atterrissage brutal qui ramena Alison à la réalité. Elle précise : « J'ai toujours attendu que les autres me dictent ce que je "devais" faire – comment me comporter, quoi porter, qui fréquenter, amis ou amants. Je passais mon temps à changer de carrière, influencée par l'opinion des gens. Je ne me suis jamais interrogée pour savoir ce que moi je veux. »

J'ai enseigné à Alison le premier principe de l'attraction, qui exige de définir ses besoins intuitifs. Pour garder Alison sur la bonne voie, je lui servis de sergent d'entraînement, clémente mais ferme. Quand elle rencontrait un homme ou passait une entrevue pour un travail, je l'interrogeais : « Qu'est-ce que vous dit votre corps à propos des vibrations ? » Chaque fois, elle devait revoir sa liste d'intuitions favorables ou défavorables. « Inscrivez-les dans votre journal et apportez-le-moi. Nous repasserons les résultats ensemble. » Mon travail consistait à aider Alison à faire confiance à sa lecture des vibrations. Comme n'importe qui initialement, elle doutait d'elle-même, se dispersait, oubliait de se brancher intuitivement, se persuadait qu'elle avait tort sur ce qu'elle avait senti. En revanche, je sais d'expérience qu'il y a toujours un instant critique où l'intuition produit de magnifiques résultats. Après qu'Alison eut pris le risque d'agir en tenant compte des signaux de son corps, ses choix s'alignèrent sur ce qu'elle voulait réellement. Aujourd'hui, elle fait carrière comme illustratrice contractuelle, une carrière qui l'enchante ; et désormais, elle repère et attire des hommes attentionnés et compatibles.

Pour développer son intuition, Alison dut se brancher sur les gens, mais il est aussi possible de calibrer les vibrations d'une situation ou d'un lieu. Mon amie, la pasteure Mary Morrissey, est devenue une virtuose en lecture énergétique ; elle laisse l'énergie guider toutes ses décisions. Elle explique :

> « Il y a plusieurs années, notre communauté religieuse naissante se rencontrait dans un cinéma. Quand nous avons appris qu'on allait en faire un cinéma multiplex, nous avions seulement trente jours pour déménager ! Pendant les crises, les émotions s'intensifient, mais je n'allais pas me laisser régir par l'anxiété. Nous avons trouvé deux autres sites potentiels : un édifice bon marché en zone industrielle, que les gens d'affaires préféraient, et un site plus dispendieux, mais délabré, à la campagne. J'ai visité les deux endroits et je me suis branchée sur l'énergie. Dans l'édifice industriel, ma vitalité s'est effondrée. Je me sentais comprimée comme si je portais un ensemble de plongée trop étroit et suffocant. Le bâtiment à la campagne dégageait une énergie fort différente. Il était envahi par la végétation, il sentait mauvais et des animaux s'y étaient installés. Pourtant, debout sur la terrasse, je me suis calmée, et tout en moi devint vivant, brillant, vaste. Un voile se levait. J'eus la vision de centaines d'enfants sur la pelouse, lancés dans une chasse aux œufs de Pâques. Cette propriété était bien au-delà de nos moyens, mais je me sentais attirée par elle et je sus que nous pourrions y arriver. Depuis douze ans déjà, c'est devenu notre demeure spirituelle. »

Pour cette partie de la huitième prescription, apprenez à connaître vos réactions corporelles face aux vibrations et à mieux cerner ce qui vous attire. En évaluant vos diverses intuitions, prêtez une attention toute particulière à l'impression de déjà vu. Il s'agit de la mémoire cellulaire qui donne le sentiment d'avoir connu une personne inconnue en d'autres lieux, à une autre époque. Se rencontrer, ce n'est pas une introduction, ce sont des retrouvailles. (Ce sentiment inexplicable de parenté différencie le déjà vu de la chimie physique enflammée, même si les deux sont également excitants.) Le déjà vu peut être favorable ou néfaste, subit ou graduel, et il sera plus intense avec certaines personnes qu'avec d'autres. Systématiquement, il vous avertit de « rester vigilant » ; peut-être vous faudra-t-il achever ce qui est resté en suspens. Que l'on interprète les cas de déjà vu comme des prémonitions ou des souvenirs de vies antérieures, ce sentiment vous entraînera vers des alliances mystiques.

Plusieurs de mes relations les plus fortes ont débuté par un sentiment de déjà vu. Dès les premières minutes en présence d'une personne, je ressens une attirance particulière. Ce n'est pas tant que je l'associe à quelqu'un d'autre ou que son visage est agréable ; mon corps et mon âme ne l'abordent pas comme un étranger, mais comme un être avec qui je partage une confiance acquise et des antécédents communs. Avec d'autres, l'intemporalité de ce rapport manque.

Réfléchissez à vos relations. Vous êtes-vous déjà surpris à bavarder avec une femme que vous venez de rencontrer lors d'une réunion d'affaires et, soudain, vous vous dites : « Ah-ha, voilà une vieille amie ; j'ai l'impression de la connaître depuis toujours. » C'est évident : vous venez de reprendre là où vous vous étiez quittés. D'autres cas de déjà vu visent à votre protection. Dans des situations hasardeuses, elles vous avertissent qu'il faut faire attention, qu'il faut distinguer l'ami de l'ennemi. À l'instant même où un de mes patients, un scénariste qui excelle dans le travail de la psychiatrie énergétique, arriva à une réunion pour vendre un de ses projets, il se hérissa. Un coup d'œil sur l'acheteur éventuel, qu'il n'avait jamais rencontré, et chaque cellule de son corps s'écria : « Je le connais. Tire-toi d'ici ! » Heureusement, mon patient savait qu'il faut faire confiance à l'intuition. Peu après, cet acheteur fut accusé de fraude. Qu'il annonce un heureux présage ou vous écarte du mal, le déjà vu est le moyen par lequel votre corps s'occupe de vous.

Le deuxième principe de l'attraction systématise la manière dont votre corps écoute autrui. Grâce à lui, vous agirez à partir de l'instinct, pas de l'impulsion – une sagesse « regarde-avant-de-sauter » qui met en évidence l'énergie positive. Quand il s'agit de ceux que vous aimez, de votre milieu de travail ou de toute autre décision importante, il faut surtout éviter de rester flou. Vous brancher intuitivement précisera la situation. Mettez en pratique l'exercice qui suit pour bien l'assimiler.

CHANGEZ DÈS MAINTENANT CERNEZ LES VIBRATIONS ET OBÉISSEZ À VOTRE INTUITION

Maintenant, vous allez vous mettre à l'écoute, faire confiance à votre corps et effectuer des choix en vous basant sur les vibrations que vous captez.

- *Branchez-vous intuitivement.* Choisissez un rapport ou une situation qui demande une clarification avant d'aller plus loin. Vous êtes confus au sujet d'une amitié, de vacances ou d'un déménagement. Commencez par une cible facile avant de hausser le niveau de difficulté. Évaluez-la avec les critères de cette section sur les intuitions favorables et défavorables – ou selon d'autres critères que vous jugez fiables. Il est utile de dresser une liste des cinq indicateurs radicaux d'une attirance favorable. Pour l'une de mes patientes, ces signaux comprennent le sentiment d'être dynamisée et en sûreté. Un autre vérifie s'il ressent une vitalité accrue et un sentiment de paix. Inscrivez ces cinq indices infaillibles dans votre journal pour qu'ils ne se brouillent pas. Voyez s'ils fonctionnent ici.
- *Agissez en tenant compte des vibrations.* C'est ici qu'il faudra guerroyer. Je sais par expérience personnelle et par mes patients à quel point il est plus facile de se brancher intuitivement que de tenir compte des vibrations. L'insécurité, l'ego, le désir sexuel et l'entêtement viennent brouiller votre jugement intuitif. Il vous faudra peut-être y succomber avant de comprendre que vous ne tolérerez plus de telles intrusions. Cependant, si vous n'avez pas à emprunter ce chemin escarpé, faites l'essai des options qui suivent. Si les vibrations semblent favorables dans l'ensemble, allez-y ; explorez les possibilités. Si les vibrations sont contradictoires ou si vous n'êtes pas certain, laissez tomber ou du moins, attendez. Si vous

ne captez que du négatif, ayez le courage de vous retirer, même si l'aventure semble séduisante. Vous constaterez par la suite que cette écoute intuitive de l'énergie vous conduit à des occasions intéressantes.

Principe de l'attraction # 3 :
Voir la beauté et la bonté chez les gens aimants

Tous les êtres humains sont doués de beauté et bonté. Voir les autres avec ce regard est un bienfait pour eux. Modifiez votre perception : au lieu d'accentuer le pire chez une personne ou dans une situation, par pur réflexe, faites appel à la vision laser pour voir le meilleur. Choisissez de préférence de percevoir les qualités positives, pas les traits négatifs. Il ne s'agit pas d'encenser, d'embellir, d'être politiquement correct ou d'ignorer les drapeaux rouges intuitifs. Il ne s'agit pas non plus de nier le côté sombre d'une personne ou de faire des concessions avec les abuseurs que vous devriez d'ailleurs fuir. Votre objectif est de recueillir l'or dans des relations favorables et d'élever la communication dans celles qui sont plus difficiles. La beauté d'une personne que révèle la lecture intuitive est prodigieuse à voir. Elle ressemble à une lumière cristalline, douée d'une intelligence dynamique. Le plus étonnant, c'est que cette lumière réagit lorsqu'on la repère. Peu importe votre degré de bonté, celle-ci s'épanouit quand d'autres la voient. Quand je dis à un patient dépressif : « Vous avez fait preuve d'un grand courage », une petite flamme pétille en lui. « Je suis ici ! », crie le courage depuis quelque part. « Je suis ici ! » Et si je passe la remarque : « Que vous êtes jolie aujourd'hui ! » à une patiente extrêmement stressée, une partie d'elle-même s'adoucit instantanément : « Ouf. » C'est tout simple. Quand vous vous adressez à ce qu'il y a de bien chez quelqu'un, cette énergie s'éveille.

Récemment, j'ai pris un taxi de l'aéroport avec un chauffeur dément au volant. Le genre à plaquer les freins pour ensuite accélérer follement et freiner brusquement de nouveau. C'est lui qui commande et il le fait savoir ! Piégée de la sorte, d'habitude je bouillonne en silence, souhaitant la mort du type. Mes vibrations sont tangibles. À son tour, la rage muette de mon assaillant glisse en moi. Pourtant, lorsque le chauffeur accéléra à plus de 90 kilomètres à l'heure en longeant les marécages de Balona (une zone de 60 km/h), je me suis aperçue que si je survivais à cette course, j'arriverais effectivement à la maison plus tôt. Un avantage fort appréciable.

En arrivant à mon condo, le chauffeur avait une expression contrite, il s'attendait à être invectivé. D'une certaine manière, il m'avait parfaitement comprise ; en temps normal, j'aurais adopté cette attitude. À ma surprise, j'ai préféré lui déclarer : « Vous avez parcouru la route en un rien de temps. » Le changement fut immédiat. Ce chauffeur de taxi me regarda, rayonnant : « Je fais de gros efforts. Merci, merci beaucoup ! » J'ai hoché la tête pour l'encourager. Il est reparti, le sourire accroché aux lèvres. Et il respectait la vitesse prescrite, ai-je remarqué.

Nous avons tous impérieusement besoin que ce qu'il y a de bien en nous soit reconnu. Si vous voulez connecter avec quelqu'un, remarquez ses atouts et faites-en mention. Considérez qu'il s'agit là d'une expérimentation. Disons que l'un de vos collègues dont le bureau jouxte le vôtre soit perpétuellement en rogne. Comprenez : les gens heureux n'agissent pas ainsi. Donc au lieu d'être grincheux à votre tour ou d'être constamment contrarié, réorientez l'énergie en ne mordant pas à l'appât. Complimentez ce qu'il fait correctement – les longues heures qu'il contribue ou ses nouvelles chaussures formidables. Il ne s'agit pas d'être faux, mais de trouver un moyen de manœuvrer autour de cet écueil. Utilisez cette approche pendant une semaine et voyez les vibrations se transformer.

Larry King croit fermement que la gratitude favorise d'heureux échanges. Lors de notre entrevue, il a déclaré : « Vous allez au restaurant et ils vous servent des rôties brûlées. Il y a deux attitudes possibles. "Garçon, pourquoi mes rôties sont-elles brûlées ?" Il retournera peut-être dans la cuisine et crachera dessus. L'autre attitude, c'est "Garçon, je sais que vous travaillez fort, mais ces rôties sont un peu noires pour moi." Qui obtiendra les meilleures rôties ? Cela dépend de ce que vous dégagez. Vous engendrez une bonne attitude qui vous reviendra. » Le pouvoir qui sous-tend la sagesse pragmatique de Larry vient de l'énergétique de la communication, il ne se limite pas à la simple énonciation de mots. La gratitude reflète le respect pour autrui. Celui-ci voyage d'un cœur à l'autre, il inspire la bonté chez les gens et les attire à vous.

Pour valoriser ce qu'il y a de mieux en l'autre, il faut être capable de voir le pire également. Vous choisissez simplement où mettre l'accent.

Voilà qui m'a sauvée à maintes reprises lorsque je faisais des exposés sur l'intuition à l'école de médecine lors des « grands débats », un rituel universitaire où les médecins délibèrent des soins à donner aux patients. Mes idées sur la participation de l'intuition aux décisions cliniques sont sacrilèges pour les scientifiques intégristes qui vouent un véritable culte à la technologie et réfutent l'instinct ; ces derniers ne comprennent pas que les deux peuvent s'allier. Du coup, je m'attends toujours à des discussions enflammées, voire hostiles. Je supervisais un résident en psychiatrie à UCLA, un garçon sympathique qui me demanda : « Comment pouvez-vous rester là si calmement et ne pas être sur la défensive ? » J'ai répondu : « Mon but est de faire passer le message, pas de repousser les gens. Naturellement, être la cible de la colère des autres est désagréable, mais je ne m'y attarde pas. » Polémiquer manque de courage et est voué à l'échec. Je préfère m'adresser résolument à l'âme humanitaire qui anime chaque médecin sceptique – je sais bien qu'elle existe ! – et leur démontrer sur le plan pratique comment l'intuition est capable d'accélérer la guérison. Je goûte les douces récompenses de cette diplomatie énergétique lorsque je vois les esprits s'ouvrir. C'est merveilleux à observer, et cela vaut bien la tolérance et l'effort pour y arriver.

L'essence de ce principe d'attraction consiste à voir l'autre tel que vous aimeriez être perçu. L'attitude apportera plus de cœur à vos rapports. Vous admirez une personne ; à son tour, il sera fort probable qu'elle vous admire. Ainsi, une bonne atmosphère s'établira entre vous deux. Aspirez à atteindre ce talent. Nous en sommes tous capables. Réagir à ce qu'il y a de mieux chez les gens améliorera l'ensemble de vos rapports. Voici un exercice pour raviver ce qu'il y a de bien chez l'autre en appliquant le troisième principe.

Changez dès maintenant
Attirez en reconnaissant le meilleur chez l'autre

- Dites à au moins deux personnes que vous aimez ce pour quoi vous êtes reconnaissant vis-à-vis d'eux.

- Passez un après-midi à remarquer la bonté et la beauté de tous ceux que vous rencontrez ; ajuster votre perception du monde libère des vieilles habitudes.
- Complimentez les qualités d'autres personnes. Dites à un pompiste, à un laveur de vitres ou à une caissière : « Vous faites du bon travail ! » Voilà des paroles magiques qui rendent heureux. Exercez-vous d'abord avec des gens au périmètre de votre vie, puis passez à votre partenaire, aux collaborateurs ou aux amis.
- Si vous êtes fâché contre quelqu'un, essayez de transformer la situation en parlant le premier de ses côtés remarquables, pas de ses défauts. Soyez zen. Maintenez votre centre. Prenez une bonne respiration. N'opposez pas à la résistance un poing fermé. Interrogez-vous : « Bon, cette personne est un véritable ours, mais je refuse de me mettre à son niveau. Comment contourner ses dagues et adoucir ses défenses ? » Il ne s'agit pas de baisser les bras ou de mentir. C'est, au contraire, une dissémination de l'énergie sacrée qui pave la voie à une communication plus efficace.

Improvisez avec ces astuces. Vous verrez votre énergie s'accroître et les autres graviteront davantage vers vous. Il est utile de voir l'être humain en chacun, quelqu'un qui, exactement comme vous, tente de surnager dans un monde souvent difficile. Avec une telle philosophie, il est plus facile d'être tolérant avec eux.

Principe d'attraction # 4 : La générosité sincère génère l'abondance

Notre style de générosité définit qui nous attirons. En psychiatrie énergétique, elle vient en tête de la liste de facteurs contribuant au mieux-être. J'enseigne à tous mes patients comment donner de manière appropriée, une approche thérapeutique impérative. C'est une leçon qu'il nous faut tous apprendre – ou presque tous. Pourquoi ? Parce que la générosité n'est pas toujours une vertu. Croyez-moi : je sais que le don malsain peut nuire sur le plan émotif, il peut même tuer certaines personnes. Il invite au conflit et à des relations destructives. Il est possible de glisser à notre insu dans un tel schéma et d'être incapable de nous en extirper. La générosité est censée être agréable ; si non, alors quelque chose ne va pas. Ici, vous apprendrez comment donner avec sang-froid et dans un esprit productif, sans trop vous départir. Si vous préservez une telle ouverture, vous attirerez dans votre sphère personnelle d'autres âmes généreuses. (Nous aborderons la question du service à la communauté et au monde au chapitre 10.)

Du point de vue énergétique, il existe deux catégories principales de don : le don sincère et celui animé par la dépendance affective. La générosité sincère représente un moyen de vous épanouir, elle augmente votre capacité d'être plus attentionné envers les gens. Vous donnez pour la joie de donner, sans rien attendre en retour, sans conditions ; c'est un partage régénérateur qui vient du cœur. La générosité n'est jamais contrainte. À l'opposé, le don émanant de la dépendance affective saigne la force vitale, il est motivé par l'obligation, par la culpabilité ou par un complexe de victime, conscients ou pas. Le donneur se sent siphonné, mal apprécié et sent qu'on abuse de lui.

Même si je suis psychiatre et intuitive, je ne suis pas pour autant exemptée d'avoir à découvrir comment donner sincèrement. Mon compteur, c'est toujours mon niveau d'énergie. En raison d'une tendance à m'engager au-delà de mes limites, je dois constamment surveiller mon énergie. Après avoir fait des tournées de conférences pendant cinq ans, avec des séminaires quotidiens pendant des mois et des mois, j'ai sérieusement forcé la dose pour ce qui est de la générosité. À vrai dire, je ne voulais plus jamais donner ! Je n'avais d'autre choix que de me mettre au repos complet pendant un an. Petit à petit, j'en suis venue à comprendre que j'adore enseigner, mais qu'il fallait que je m'y prenne autrement. Aujourd'hui, j'ai un horaire beaucoup plus léger, avec de grands blocs de temps consacrés au calme. Par le fait même, j'ai retrouvé le bonheur de donner. Récemment, j'ai reçu une photo prise après l'un de mes stages. Je discutais avec une participante et je touchais son épaule. En examinant la photo, je fus ravie de constater que j'avais l'air extatique, que je rayonnais et que j'étais complètement présente. Naturellement, c'est dans cet esprit que je souhaite donner. Pour maintenir un haut niveau d'énergie, il faut que vous reconnaissiez votre style de générosité – mû par la dépendance affective, sincère ou un peu des deux. Avec quelle intention offrez-vous des présents personnels ou charitables, un soutien psychologique ou évaluez-vous d'importantes requêtes, tel le don d'un rein ? Il faut donner pour des motifs qui vous dynamisent, pas en raison d'une dépendance affective ; celle-ci implique de prendre une responsabilité inappropriée pour d'autres ou de donner tellement que vous vous oubliez vous-même, deux symptômes d'un bon samaritain qui déraille. Il y a une vieille blague : lorsqu'un dépendant affectif meurt, c'est votre vie qui défile devant ses yeux ! Ce n'est pas l'objectif que vous visez. Il faut vous défaire de la notion erronée que le don exige de se perdre dans l'autre ou de vous vider. (Je recommande l'ouvrage de Melody Beattie, *Codependent No More.*) Pour vous assurer que votre générosité soit sincère, assimilez les points ci-dessous liés à ce principe d'attraction.

La compassion exige d'établir des frontières

Pour devenir une âme véritablement généreuse et attirer la même chose, sachez bien ce que veut dire compassion. Dans ce programme, la compassion, c'est se mettre dans la peau de l'autre, offrir son soutien, sans toutefois prendre sur soi une souffrance qui ne nous appartient pas. En tant qu'humains bienveillants, on nous conditionne à définir la compassion comme donner aux autres et soulager la souffrance. Cependant, plusieurs d'entre nous, notamment les intuitifs empathiques qui sont de véritables éponges énergétiques, ne s'arrêtent pas là. Par inadvertance, nous imbibons leur détresse. Et voilà soudainement que nous nous retrouvons en détresse. Perdre ainsi notre centre ne sert à rien. La compassion exige que nous tracions des frontières quant à l'énergie que nous absorbons ou tolérerons. La moniale bouddhiste Pema Chodron nous avertit d'éviter ce qu'elle nomme astucieusement « la compassion de l'idiot » : utiliser la bonté pour éviter le conflit alors qu'un « non » retentissant serait plus indiqué.

Je suis tout à fait d'accord avec sa conviction que, pour que les gens cessent de siphonner notre énergie, il faut savoir où marquer les limites. Mon patient Ken, un psychologue au grand cœur, souhaitait ouvrir une clinique pour les survivants de la violence conjugale, mais il craignait de se donner jusqu'à ce que mort s'ensuive. Et avec raison. Ken admettait : « Je suis incapable de fixer mes frontières. Je me suis tellement souvent effondré à force de supporter des patients et des amis dans leurs crises. Les gens perturbés ont un radar qui les mène directement à moi, comme si une flèche invisible pointait "Allez là". Et si je dis non, je me sens comme un salopard. » Je lui ai enseigné à réévaluer sa manière de donner : « Si vous ne marquez pas vos limites, les gens ne savent pas quand cesser de prendre. Cependant, si nous diffusons le message "Je m'intéresse à toi, mais voici ce que j'ai à offrir", ils se font une idée plus précise. » Du coup, le mandat de Ken fut de garder le cœur ouvert tout en marquant ses limites, une générosité sincère et équilibrée que je conseille ardemment. Naturellement, il est plus facile d'avoir quelqu'un qui vous incite à vous occuper de vous-même. Subséquemment, lorsque vous donnerez, ce sera agréable. Ken persévéra. Encore et encore. Cet effort améliora ses rapports, les foules de gens en manque d'affection se dispersèrent et il préserva son énergie malgré son travail. Un an plus tard, Ken se sentit prêt à lancer sa clinique, une entreprise qui l'aurait dévoré tout cru s'il n'avait pas revu son attitude sur la générosité saine.

À cette étape du programme, interrogez-vous : « Est-ce que donner me nourrit ou me vide ? Est-ce que j'attire des relations de soutien mutuel ? Est-ce que je tombe dans le piège de la "compassion de l'idiot" et les gens abusent-ils de moi ? Suis-je prêt à dire "c'est assez" et à marquer mes limites ? Comment donner d'une manière qui m'épanouisse ? » Réfléchissez à ces questions. Inscrivez vos intuitions dans un journal. Mettez-les ensuite en œuvre. Ne vous découragez pas si vous avez des propensions à la dépendance affective. Nous en avons tous, mais avec de la vigilance, nous pouvons transformer la générosité en profusion.

La générosité est un échange énergétique

Un présent est un transfert d'énergie d'une personne à une autre. D'habitude, le donneur choisit un objet, l'emballe, rédige une carte de souhaits et offre le cadeau. Celui qui le reçoit lit la carte, déballe le présent, réagit et absorbe en lui cette énergie subtile. Ces vibrations continueront à l'imprégner lorsqu'il ou elle utilise ou montre le présent. Idéalement, ce rituel se veut une expression du cœur, un signe de respect, d'appréciation. Au pire cependant, c'est un stratagème pour manipuler, soudoyer, faire du chantage, épater la galerie ou enclencher un cycle « donner pour recevoir » ; tous ces gestes sont des impasses énergétiques. Dans ce programme, vous constaterez comment le don sincère attire des relations affectueuses et les fait porter fruits.

Le geste de donner peut avoir différentes interprétations. Les psychanalystes freudiens conçoivent le présent offert par un patient strictement comme un « passage à l'acte » et ne l'acceptent jamais. Ils préfèrent plutôt sonder les motifs inconscients qui sous-tendent le geste, par exemple un désir du patient d'être apprécié ou de faire taire sa culpabilité. Heureusement, les méthodes thérapeutiques divergent. Dans ma pratique, je n'adhère pas à ce dictat psychanalytique. J'adore conserver les cadeaux de patients à mon cabinet. Ils aiment bien à les voir là ; j'aime bien les avoir. (Un site Web très drôle offre des « jouets freudiens » comme cadeaux, comme des oreillers gonflables en forme de Freud et des menthes après séance.) À l'encontre des thèses freudiennes, plusieurs cultures considèrent que refuser un cadeau est une insulte. Au Japon, de petits présents sont échangés traditionnellement lors de premières rencontres en signe de respect. En revanche, il existe aussi des faux pas culturels comme de faire don d'une horloge en Chine – le terme pour horloge est homophone du terme pour mort, un présent de mauvais augure !

Utilisez l'art d'offrir un cadeau pour disséminer de l'énergie sacrée dans votre univers. Tout comme pour la générosité sincère, les cadeaux visent à générer des vibrations prospères pour vous et pour celui qui le reçoit. Si vous donnez avec le cœur, votre vitalité sera décuplée.

Changez dès maintenant
Offrez des présents sincères

Pour réorienter vos habitudes de don, expérimentez avec chacune des approches et observez leur influence sur vos rapports.

- *Donnez spontanément de petits cadeaux symboliques, sans raison autre que votre bon vouloir.* N'attendez pas les fêtes désignées. Il est opportun d'offrir de petits cadeaux symboliques en tout temps : une bougie, une rose, une petite plante, un savon parfumé, une carte drôle. J'aimerais bien être la « fée des dattes » et déposer des petits sachets de dattes géantes sur le seuil de la maison d'amis. De même, surprenez un ami, votre dentiste, votre gérant de bureau ou votre partenaire ; ils seront ravis. Un cadeau symbolique est gage de votre appréciation. N'exagérez pas. Sachez que vous disséminez une gentillesse inespérée. Même si vous ne le faites pas pour « obtenir quelque chose en retour », vous déclenchez un cycle énergétique qui ramènera inévitablement cette amabilité vers vous.

- *Discerner les « bons » cadeaux des cadeaux « inappropriés ».* Un « bon » cadeau correspond aux besoins de celui qui le reçoit, pas uniquement aux désirs du donneur. Il représente l'engagement à une relation. Un cadeau « inapproprié » est quelque chose que vous pourriez donner à n'importe qui. Il témoigne de ce que vous voulez que la personne soit – par exemple, vous faites cadeau à votre copine d'un appareil d'exercice pour raffermir les cuisses ou d'un robot culinaire à votre compagnon. Une étude déclare, avec beaucoup d'humour : « Ce n'est pas un présent romantique, s'il y a une condition ». Un cadeau « inapproprié » est perçu comme une tentative de soudoyer ou une demande pour obtenir une faveur.
- *Sélectionnez un présent qui résonne avec la personne.* Vous trouvez un objet qui fera plaisir à un ami. Cet objet vous saute aux yeux, vous donne des frissons affirmatifs, vous fait sourire ou vous chuchote « C'est moi. Achète-moi ! » J'ai souvenir qu'à l'âge de onze ans, j'ai aperçu dans la vitre d'une galerie d'art une énorme sculpture en bois représentant deux chevaux majestueux qui semblaient voler. La chair de poule m'envahit. Je voulais l'offrir à mon père, même s'il n'avait jamais exprimé d'intérêt particulier pour les chevaux. Mystérieusement pourtant, je savais qu'elle lui appartenait. J'ai donc investi chaque sou économisé sur mon allocation pour l'acquérir. L'œuvre était plus grosse que moi ; la galerie devait la livrer dans une fourgonnette. Mon père fut ému de mes efforts ; il avait toujours adoré les chevaux. Cette sculpture occupa donc le mur de son cabinet de radiologie, au-dessus de son bureau, pendant trente ans.

  De même, si vous captez qu'un objet résonne fortement avec un ami en particulier, achetez-le ; il n'est pas nécessaire que ce soit une extravagance. Vous ne connaissez pas l'impact que produira le présent, mais faites confiance à l'impulsion qui vous anime.
- *Ajoutez des vibrations bienveillantes aux présents.* Gardez l'objet ou le contenant emballé dans la main durant une minute, les yeux

clos ; puis diffusez vers lui une bouffée d'énergie venant du cœur. Ces vibrations s'étendront spontanément de votre poitrine, elles parcourront votre bras et pénétreront le cadeau. Je garde parfois pendant des mois un objet que j'ai acheté à l'intention de quelqu'un avant de le lui remettre. Cela permet à mon énergie de s'accumuler dans ses molécules afin qu'il devienne plus vivant et personnel.

Pour recevoir un cadeau aussi, il faut être conscient de l'énergie. C'est facile lorsqu'ils sont offerts par amour. Acceptez-les dans le même esprit ; laissez-vous emplir des vibrations positives. Si vous percevez des motifs malsains derrière le geste, vous avez plusieurs choix : accepter, refuser ou négocier. L'un de mes patients avait un associé véreux qui lui fit parvenir un ensemble de bâtons de golf dispendieux ; il refusa poliment, car il ne souhaitait pas être redevable à l'associé. Un autre patient, un punk rocker dans la vingtaine, avait une tante qui lui postait de l'argent pour son anniversaire de naissance, mais qui désapprouvait ses achats vestimentaires. Ces critiques le peinaient au plus haut point. Pour finir, ce jeune rocker informa sa tante qu'il n'accepterait plus d'argent si elle continuait à le démolir. Remarquablement, tantine obéit et laissa tomber ses vitupérations. Enfin, si quelqu'un vous offre un cadeau bien intentionné que vous n'appréciez pas, il n'est pas malhonnête sur le plan affectif de l'accepter gracieusement. Voilà à quoi sert le comptoir des remboursements !

La générosité anonyme accroît l'énergie

Donner sans se voir attribuer de mérite ou donner à des gens que vous ne connaissez pas vous ramène au cœur et transforme la pensée pessimiste. Aidez une petite vieille à traverser la rue, tenez la porte de l'ascenseur ouverte, laissez passer une voiture au milieu de la circulation ou faites une gentillesse en coulisse pour quelqu'un sans que personne ne le sache. Ces bonnes actions s'accumulent dans votre karma, elles ajoutent de la lumière à notre champ énergétique et, pour finir, elles nous attirent la même bonté. (Il doit y avoir un *gigantesque* entrepôt quelque part dans le Bronx où sont conservés tous nos points karmiques.) Le paradoxe, c'est que la générosité anonyme nous apportera le plus dans les moments où justement nous en avons le moins envie. Le petit effort requis inversera instantanément ce mal-être qui découle du fait de se préoccuper exclusivement de soi. Comme le disait une copine de quatorze ans : « Le meilleur moyen de vous rendre heureux, c'est de rendre quelqu'un d'autre heureux. » Reprenez courage : ce que vous donnez vous revient, et plus tôt que vous ne le croyez !

La huitième prescription du programme pour épanouir l'énergie sacrée – attirez des gens bien et des situations favorables – est formulée pour obtenir le bonheur et l'amour. Appliquez ses instructions avec persévérance. Recherchez sans ambages les gens et les situations compatibles. Néanmoins, il ne suffit pas de le vouloir. La danse de l'attraction est intéressante en ce que vous tentez d'obtenir ce que vous désirez tout en vous détachant du résultat. Cette équation cosmique déclenche un mouvement vers l'avant.

J'ai pour la première fois compris le principe en assistant à l'une de ces soirées « télékinésie » au début de ma carrière de détective dans le domaine de l'énergie. Ces réunions étaient animées par Jack, un ingénieur et un homme bon qui était ravi d'enseigner aux gens ordinaires à plier le métal par la pensée. Imaginez cette scène urbaine : une vingtaine d'adultes apparemment sains d'esprit, cuillère en main, qui hurlent en chœur « Plie plie plie ! » Puis, au beau milieu de toute cette ferveur, Jack avertissait : « Maintenant, renoncez au désir de plier le métal ! » C'était une volte-face complète par rapport à notre point central. Nous entendions. Nous tentions. Et en quelques secondes voilà ! Tout un assortiment de cuillères se tordait. Incroyable ! Qu'est-ce qui produisait donc cette fantasmagorie où l'esprit domine la matière ? La combinaison gagnante à tout coup : intention puis relâchement. Si nous ne faisions pas appel à ces deux opérations, rien ne se produisait, comme le constataient ceux qui n'arrivaient pas tout à fait à se détacher. N'oubliez pas : lorsque vous visez un objectif, une prise trop serrée peut devenir une poigne fatale. Mieux vaut adopter une approche légère ; laissez un peu d'espace pour que l'univers puisse accomplir son œuvre. Impossible de forcer une réaction. Par contre, si une possibilité est douée d'énergie, vous le sentirez intuitivement.

Dans vos rapports, servez-vous de cette prescription pour mobiliser l'excellence et la bonté. Refusez fermement tout ce qui n'épanouit pas le cœur. Applaudissez chaque succès. Ne vous privez pas de joie en sautant trop rapidement d'une ambition à l'autre. Il y a toujours plus à vouloir, plus à accomplir ; c'est la fascination qu'exerce sans fin la sphère matérielle. Ne succombez pas à la fixation « il-m'en-faut-plus ». Mieux vaut apprécier même le plus infime triomphe. Voilà en quoi consiste l'art de vivre.

Choyez-vous :

Examinez les amitiés que vous avez nouées. Identifiez une personne avec qui vous êtes en affinité. Retirez-vous de l'activité fébrile pour vous rencontrer tous deux ou au minimum, pour parler au téléphone. Que cet interlude soit une véritable fête de l'amour. Prenez plaisir à votre compagnie mutuelle ; soyez prompt à complimenter votre ami. Appréciez l'être prodigieux que vous êtes et cette personne fabuleuse : voilà de miraculeuses retrouvailles entre amis !

ENTREVUE : LARRY KING PARLE DE GÉNÉRER DE L'ÉNERGIE SACRÉE

Larry King a remporté le Emmy Award ; il est l'hôte de Larry King Live à CNN, auteur d'un ouvrage à succès et animateur radio.

Ma carrière tout entière se fonde sur l'énergie que j'apporte à l'émission. Depuis plus de quarante ans, je passe sur les ondes en direct. J'adore penser spontanément et être totalement présent à l'instant. Je me délecte de cette immédiateté. J'aime tout dans le travail d'interviewer. Je ne m'ennuie jamais. J'écoute mon intuition, je piste les mouvements corporels de la personne et tout ce qu'il ou elle dit. J'essaie aussi d'établir une atmosphère propice, régie par la curiosité et exempte de jugement. Voilà qui met les invités à l'aise et ils s'expriment plus facilement. Si on s'éternise sur un thème ou si la conversation se tarit, je sens que l'énergie diminue. Mon travail consiste alors à faire redémarrer l'entrevue. Je dois augmenter le niveau de l'énergie en jouant l'avocat du diable ou en donnant un angle nouveau à de vieux propos. Je n'aime pas savoir à l'avance ce que sera la réponse. Je ne crains jamais de poser une nouvelle question.

Dès l'âge de six ans, je voulais être animateur. Je n'avais d'autre ambition que celle-là. J'ai toujours eu un penchant fortement inquisiteur. Enfant, j'assistais à des matchs de base-ball à Ebbets Field à Brooklyn et j'attendais à l'extérieur du vestiaire pour parler aux joueurs. Je demandais aux conducteurs de bus : « Pourquoi voulez-vous conduire un autobus ? » J'interrogeais les plombiers : « Qu'est-ce que le métier vous apporte ? » Si, à l'instar de certains de mes invités, vous me dites : « Je parle avec les morts », alors je vous demanderais comment vous vous y prenez. En tant qu'interviewer, je n'ai pas de motifs ultérieurs. J'essaie cependant d'établir une connexion avec ce qu'il y a de meilleur chez les gens, cela les aide à s'ouvrir.

Il est important d'éprouver de l'empathie. Quand je pose des questions, je me sers de mon cœur et de mon cerveau. J'aime les gens et je me préoccupe d'eux. Je sympathise. Il y en a qui disent que cette attitude est lâche, mais c'est faux. Un jour, j'ai interrogé un ami, le plus grand avocat que je connaisse : « Qu'est-ce que tu veux d'un jury ? Quel est ton but, comme avocat ? » Modeste, il répondit : « Je cherche à ce que les jurés se mettent à la place de mon client. Une fois qu'ils y sont, j'ai gagné. Même quand un type a reçu une balle dans la tête, si je réussis à ce que les jurés croient qu'ils auraient fait la même chose dans de telles circonstances, alors c'est du tout cuit. » Pour mon émission, je commence par l'empathie et je pars de là. Pour interviewer, la voie de la facilité c'est : « Vous êtes un sale type ! Comment avez-vous pu faire ça ? » Or, cela ne fait que mettre les gens sur la défensive. Alors, ils érigent un mur autour d'eux, précisément ce qu'il ne faut pas. Cependant, je ne suis pas là que pour faire sortir les bons côtés.

Je suis là pour faire apparaître la personne. Si quelqu'un est mauvais, alors cet aspect devrait transparaître. Si vous restez sur l'impression : « Merde, je déteste ce type ! » alors, j'ai fait un bon travail. Si j'interviewe Hitler, je ne suis pas là le rendre sympathique. Je suis là pour apprendre à son sujet. Cela ne signifie pas que j'approuve ce qu'il a fait. Cela signifie que je suis ouvert à découvrir pourquoi il l'a fait, et l'écouter. Mon jugement n'a aucune importance.

Interroger quelqu'un avec hostilité ne fonctionne jamais. Cela ne fait qu'accroître la négativité. Autrefois, ça m'est arrivé d'être hostile. Il y plusieurs années, j'ai interviewé Georges Wallace. Dès le départ, il était agressif. C'était à son époque raciste. Je l'ai engueulé et il a gagné parce que j'ai perdu le contrôle de l'émission. J'ai cessé d'être centré et je me suis mis à être le moi querelleur ; je me suis donc rabaissé à son niveau.

Je ne crains pas non plus d'être authentique quand j'interviewe. Je l'ai appris à mon premier jour en ondes. Depuis, je n'ai plus jamais eu le trac. J'ai toujours voulu faire carrière dans le domaine radiophonique. Quand on m'a enfin donné ma chance, à mon premier jour, rien ne sortait de ma bouche. J'ai levé le regard et j'ai dit : « Ce n'est qu'un château en Espagne. J'ai la frousse. » Le directeur général a ouvert la porte de la salle de contrôle et a lancé : « Hola, nous sommes dans la communication de masse. Alors communique ! » Et je jure par tous les dieux que j'ai allumé le microphone et j'ai dit : « Bonjour. C'est mon tout premier jour en ondes. J'ai prié toute ma vie que ça m'arrive et je ne trouve rien à dire. » J'ai raconté aux auditeurs ce qui s'était passé. Je les amenés à se mettre dans ma peau. Le fait d'être vulnérable vous rend sympathique au public. À chaque bêtise que j'ai commise au cours du reste de l'émission, ils se disaient : « Tout de même, c'est son premier jour. »

Votre énergie est responsable de ce qui se passe autour de vous. Être positif attire le positif ; être négatif attire le négatif. Swami Satchidananda disait : « Le matin, remerciez : Merci pour cette journée. » Peu importe qui me l'a accordée cette journée, Dieu ou pas Dieu, je suis simplement reconnaissant d'être en vie. J'en parle aux athlètes. Voici une formidable anecdote sur le base-ball : un joueur médiocre a demandé à Stan Musial des Orioles : « Dis donc, Stan, je me sens dans une forme superbe aujourd'hui. Le petit déjeuner a été formidable. Ma douche a été formidable. Le soleil brille et je déborde d'énergie. Tu t'es déjà senti ainsi ? » Et Musial de répondre : « Tous les jours. » Stan apportait cette attitude constructive à ce qu'il faisait. Il était le meilleur frappeur parce qu'il y allait avec confiance. Je suis confiant aussi quand je passe en ondes. Vous créez de l'énergie sacrée lorsque vous en dégagez. Pour ma part, je n'y parviens pas toujours dans la vie, car j'ai une personnalité de type A, même si j'essaie de modifier mon comportement aussi rapidement que possible.

Les guérisseurs parlent de l'énergie subtile de la force vitale qui circule en nous. Je ne l'ai jamais vue, mais en présence de gens bons, je ressens souvent une chaleur. Lorsque j'ai eu une attaque cardiaque, je n'ai vu aucune lumière dorée et je n'ai pas vécu d'expérience extracorporelle. Ce qui ne signifie pas pour autant que je ne croie pas à l'énergie subtile. La meilleure preuve, c'est qu'il y a des courants électriques qui traversent cette pièce en ce moment même. Il est ainsi fort possible que nous générions des champs énergétiques en tout temps. Mais au cours de l'histoire, les gens « progressistes » l'ont toujours ridiculisée. Quand Edison a dit qu'il était capable d'illuminer la ville de New York, le conseil municipal a voté à quatre contre trois en faveur de le financer. Le *New York Times* qualifia d'imbéciles ces quatre voteurs ! On a également dû ridiculiser Ben Franklin lorsqu'il fit voler son cerf-volant pendant un orage.

Je suis agnostique. J'aimerais bien croire que je vais quelque part après ma mort. J'aimerais bien savoir que quelqu'un veille sur moi. Mais ce n'est pas moi. Tout ce que je peux dire c'est : « Je ne sais pas. » Dans la vie, je n'ai qu'une loi. Si tout le monde l'adoptait et si on éduquait les enfants ainsi, il n'y aurait aucun problème sur cette planète : ne faites pas à autrui ce que vous n'aimeriez pas que l'on vous fasse. Voilà ma philosophie. J'ai foi en la puissance d'être un être humain bon. Il n'y a besoin de rien d'autre que cela. Une telle attitude génère de l'énergie positive dans votre vie et dans le monde.

Neuvième prescription :

Se protéger des vampires d'énergie

Chaque milliseconde de nos rapports humains est régie par des échanges énergétiques. Certaines personnes nous électrisent ou nous mettent à l'aise. D'autres aspirent toute notre force vitale. Médecin licencié par l'American College of Psychiatry and Neurology, je tiens à déclarer formellement que les vampires d'énergie hantent notre monde et sapent notre exubérance ; voilà une épidémie que les traités de médecine n'abordent pas. Dans ma pratique et lors de mes séminaires, j'ai constaté les traces de leur morsure et le carnage qu'ils laissent derrière eux. Pourtant, le cadre conceptuel même qui permettrait de voir ce qui les entoure manque à mes confrères qui exercent la médecine traditionnelle. Par le fait même, le public reste malheureusement dans l'ignorance et plusieurs d'entre nous traînassent sans but, victimes involontaires affligées d'une fatigue tout à fait évitable. Si cela vous paraît être votre cas, ne vous en faites pas. La neuvième prescription explique ce qui se passe et offre un traitement. Dans mon rôle d'éducatrice, je mène une lutte pour faire admettre dans le lexique médical l'expression « vampire d'énergie » – expression bien tournée dont les répercussions sont moins jolies. Si vous ne maîtrisez pas la manière de gérer ces sangsues de la force vitale, elles empoisonneront votre existence.

Chacun a son histoire de vampire. En Amérique et ailleurs, je n'ai jamais rencontré quelqu'un qui ne saisissait pas ce concept. Mes ateliers servent parfois de groupes d'entraide pour « survivants aux vampires » ; les participants vident leur sac et trouvent des solutions, une scène dont *Saturday Night Live* ferait certainement une satire juteuse. Même si j'adore rigoler, même de moi-même, ces séances sont très sérieuses. L'atmosphère est intense ; on rit, on pleure, on explose de rage... Puis on retrouve son pouvoir. Découvrir la raison de votre épuisement et son remède est libérateur ; appliquer cette prescription, magnifique. Les participants relatent, avec émotion, comment leurs parents envahissants n'avaient aucune idée du sens du mot *frontière* ; comment un partenaire en manque d'affection saigne leur énergie ; comment des collègues de travail avec une tendance à dramatiser les épuisent ; comment les gémissements incessants des amis au téléphone les laissent à plat. Malheureusement, j'en ai moi-même fait l'expérience. Pendant quelques décennies, ma mère juive et médecin ne se gênait pas pour critiquer mes amoureux, ma « tignasse sauvage », mes vêtements « mal assortis », et tout cela « pour mon bien ». Invariablement, ces pointes me laissaient complètement dépitée. Répétés quotidiennement, ces épisodes peuvent vous être funestes, ils ponctionnent notre estime de soi et notre champ énergétique. Pourtant, plusieurs d'entre nous ont l'impression que tout ce qu'il y a à faire, c'est d'endurer sans se plaindre ou alors, d'exploser. Pourquoi ? Nous n'avons pas les outils qui nous permettraient de faire autrement. L'œuvre du vampire : léthargie chronique, colère, dépression ou symptômes physiques allant de l'ulcère à l'attaque cardiaque.

Soyez avertis que les vampires peuvent être autodestructeurs à un point tel qu'ils vous entraîneront avec eux. Quand j'ai interviewé John Densmore, le batteur des Doors, il a dressé un portrait touchant de la descente tragique du chanteur Jim Morrison, descente qui entraîna de sérieuses répercussions énergétiques pour son entourage. John expliqua :

> « Aux débuts de notre groupe, Jim était rempli d'espoir, jeune, naïf. En quelques années, il était devenu morose et alcoolique. Je sentais clairement que son désespoir s'approfondissait. À la fin, sa négativité était si sombre que je dus m'éloigner pour me protéger, même si je l'aimais comme un frère. Jim entrait dans une pièce avec une atti-

tude totalement négative. Je me disais : “Il faut que je me tire d'ici, sinon je vais succomber à cette noirceur et il me saignera littéralement.” »

Ce programme présente une tolérance zéro au comportement du vampire, peu importe que la personne soit douée ou attachante. Face à ce qui pénalise notre énergie, nous sommes devenus beaucoup trop blasés. La neuvième prescription vous enseignera comment identifier et combattre ces saigneurs avec fermeté et douceur. Il est possible d'éprouver de l'affection pour une personne, même de la sympathie pour le diable, sans pour autant en devenir la cible. Pour commencer, renseignez-vous bien sur les diverses formes et allures du vampire. Elles vont du délibérément cruel jusqu'à ceux qui n'ont pas conscience de l'effet qu'ils produisent, dont les types passifs-agressifs. Il y a les vampires dominateurs ou grands parleurs ; d'autres sont charmants ou affables. Les vampires se trouvent parmi vos voisins, collègues ; il peut s'agir d'un télévendeur ou des grosses matronnes aboyant leurs ordres aux serveurs au café du coin. Conjoints, enfants et belle-famille sont aussi susceptibles de nous vider, même s'ils n'en ont pas l'intention. Par contre, les vampires partagent ce trait commun : ils sapent notre énergie et nous épuisent. Une fois que vous les aurez repérés, vous établirez des relations plus vivantes, même avec ceux avec qui vous possédez des liens de sang !

En psychiatrie énergétique, les patients apprennent à repérer les vampires et à s'en prémunir. Comment savoir si vous avez affaire à un tel suceur de sang ? L'indice révélateur, c'est que même un bref contact vous laisse avec une impression désagréable, mais qu'il ou elle semble vivifié. Pour compenser cette perte de force vitale, vous aurez envie de dormir, de faire des excès alimentaires ou de disparaître dans un trou à jamais. Comprenez qu'une mauvaise chimie entre deux personnes, discordance qui laisse simplement une impression déplaisante, diffère complètement de l'interaction avec le vampire, car celui-ci vous dérobe de l'énergie. Il faut également faire la différence entre l'anxiété des débuts – comme par exemple, en commençant un nouveau travail –, car cette anxiété se dissipera dans des situations propices, alors que la fatigue induite par le vampire persistera. À l'instar de mes patients, j'aimerais que vous soyez à l'affût des premiers signes indiquant que l'on vous siphonne en vous mettant à l'écoute de vos réactions physiques. Plus rapidement vous localiserez la fuite d'énergie, plus vite vous saurez la prévenir ou prendre des mesures pour contrôler les dommages.

Réfléchissez :

- « Ma poitrine se serre-t-elle chaque fois qu'une certaine personne se joint à la conversation ? »
- « Est-ce que je fonce sur le réfrigérateur pour me gaver après un échange avec cette personne ? »
- « Dois-je faire la sieste après avoir raccroché le téléphone avec la personne ? »
- « Est-ce que j'ai mal à la tête, je me sens nauséeux ou englué quand un certain invité à une fête entame la conversation avec moi ? »
- « Mon énergie est-elle à plat après des dîners en famille ? À la suite de réunions du personnel ? Ou de soirées entre amis ? »
- « Est-ce que je me sens attaqué, critiqué ou blâmé dans une relation en particulier ? »
- « Une personne est-elle en manque d'affection ou s'accroche-t-elle au point tel qu'elle semble collée à moi comme du papier à mouches ? »

Soyez attentifs à vos réactions énergétiques en présence de certaines personnes. Chaque jour, inscrivez dans votre journal les assauts vampiriques importants, notamment de la part de gens avec qui vous avez des interactions régulières. Dès lors, vous serez moins tenté de vous persuader qu'il n'y a pas de raison à votre fatigue subite ou au fait que vous vous gaviez de crème glacée. Je le conseille à mes patients : nommez la personne et le comportement en question. Si vous n'êtes pas certain du trait déclencheur, notez-le également. À mesure que vous apprenez à distinguer les diverses espèces de vampires, vous ne serez plus leur proie.

N'importe qui peut être victime des vampires d'énergie, mais nous sommes parfois plus à risque. Identifiez ces zones problématiques, susceptibles de vous rendre vulnérable.

- Manque de sommeil
- Régime alimentaire inadéquat
- Manque d'exercice

- Aucun ressourcement spirituel
- Surcharge de travail
- Stress émotionnel
- Maladie
- Toxicomanie ou alcoolisme
- Empathie intuitive excessive

Pour vous protéger des vampires, vous devez prêter attention aux soins personnels. Pour ma part, si je néglige ces éléments de base, régime alimentaire, exercice et repos adéquat, je suis fragilisée et moins résiliente sur le plan énergétique quand je dois affronter ces sangsues. La maladie, rhume ou cancer, affaiblit également nos défenses ; elle exige de se montrer particulièrement clément envers soi-même. Dix ans passés dans une unité pour toxicomanes dépendants de substances chimiques m'ont appris que ces patients présentent un fort risque d'absorber les vibrations nocives. La tradition amérindienne affirme que les alcooliques assis à un bar constituent des proies de choix, susceptibles d'être possédés par les esprits. Ils sont déconnectés de leur corps, laissant un vide sans défense dans leur champ énergétique. Tous mes patients en cure de désintoxication doivent se centrer davantage dans leur corps et acquérir des stratégies pour repousser les saigneurs.

Les intuitifs empathiques sont excessivement sensibles aux nuances de l'environnement – bruits, lumières, odeurs, émotions, souffrances de l'autre. Nous sommes des proies particulièrement vulnérables ; l'attaque insidieuse d'un vampire aggravera le sentiment d'être assailli de toutes parts, ébranlera notre centre et nous expédiera d'un cabinet médical à l'autre, victimes d'une « fatigue inexplicable ». Ce type d'assaut vampirique peut également déclencher un cercle vicieux d'excès alimentaires et de gain de poids, une vaine tentative pour nous cuirasser. Si vous remarquez que vous vous cuirassez en vous gavant, sujet que nous avons abordé au chapitre 3, vous devriez réévaluer vos rapports afin d'éviter d'être continuellement atteints par des flèches empoisonnées. Un intuitif empathique assiégé par des vampires présente un problème plus complexe. Un patient, Mel, un scénariste de type Woody Allen, se terrait pendant des jours dans son appartement d'Hollywood en raison de telles attaques. Chaque fois qu'il assistait à une réunion de famille, il se sentait transpercé, dégonflé, lessivé – « comme de pénétrer dans la tanière des vampires ». Il avait le même sentiment lorsqu'il rencontrait un agent arrogant ou même une réceptionniste impolie. (Les dîners familiaux batailleurs venaient encore aggraver la « déprime du temps des fêtes » de Mel.) Pour s'adapter, il ingérait toutes les sucreries à portée de la main. Je lui ai dit : « Mel, tu es devenu une victime, mais il faudra tôt ou tard que tu sortes. » Lors de séances, nous faisions appel à des techniques du programme pour préserver son énergie, plutôt que se tourner vers l'isolement ou les bonbons pour soulager son anxiété. Heureusement, ces techniques le libérèrent du bunker de son appartement. Vivre comme un intuitif empathique qui se cache est misérable. Nous devons tenir ferme, en tout temps et partout.

Quand un patient est un saigneur, je le perçois intuitivement. En quelques minutes, j'éprouve cette sensation horrible, ce manque de nerf, comme si je m'enfonçais dans le sable mouvant. Je coule et coule encore… J'ai le cerveau en bouillie. Mes paupières sont lourdes et s'alourdissent. Tout va au ralenti. Cinquante minutes d'une telle séance suffisent à m'achever. Malgré tout, je ne suis pas décontenancée ; je sais bien que cette condition est temporaire et qu'un peu de méditation la soulagera. Dès la première rencontre avec un patient, je baisse délibérément mes défenses sur le plan énergétique en vue d'établir un diagnostic initial. Pour l'aider, j'ai besoin de savoir si celui-ci présente des tendances vampiriques. (J'attends toujours l'occasion opportune pour aborder cette question épineuse, une fois que le rapport est bien établi.) Il y a fort à parier que si je me sens lessivée, d'autres personnes auront la même impression. Néanmoins, une fois que j'ai posé mon diagnostic intuitif, je n'hésite plus à me protéger.

Qu'est-ce qui pousse quelqu'un à devenir un vampire d'énergie ? Au fil des ans, j'ai constaté que les traumatismes d'enfance – maltraitance, deuil, négligence, maladie – endommagent le champ d'énergie subtile d'une personne. Il se produit une fuite qui contraint les vampires à se nourrir de la force vitale des autres pour compenser. (Imaginez un tentacule semblable à celle d'une pieuvre qui part de leur champ énergétique et qui s'attache hermétiquement au vôtre.) Comprenez cependant que la plupart des vampires ne décident pas intentionnellement : « Je vais aspirer l'énergie de cette femme. » Généralement, ils déconcertent, car ils n'ont pas conscience des dommages qu'ils causent.

Quelques rares vampires viennent toutefois me consulter : « Je crois que je draine l'énergie de tout le monde qui m'entoure. Qu'est-ce que je peux faire ? » Voilà une réalisation qui demande courage et humilité ; j'éprouve à leur égard le plus grand respect. L'un de ces vampires conscient de lui-même est venu me consulter. Sherry, une propriétaire d'un restaurant en vogue à Malibu, s'attristait de sa capacité infaillible à conduire ses employés à l'épuisement professionnel. Elle protestait : « Nous les vampires n'avons pas de chance. Les gens nous dénigrent et personne n'explique comment réussir à se joindre au club des gens sympathiques. » Il fallut d'abord l'aider à découvrir la blessure d'enfance responsable de la fuite d'énergie et la guérir. Par la suite, son système immunitaire énergétique s'enclencherait pour colmater cette fuite. Systématiquement, il existe une sorte de stress post-traumatique qu'il faut traiter. Dans le cas de Sherry, un père toxicomane, véritable épave, avait disparu sans laisser de trace quand elle avait cinq ans. Comme les plantes démoniaques mangeuses d'humains dans le classique *La petite boutique des horreurs*, Sherry souffrait d'une terrible lacune subliminale qui gémissait : « Nourrissez-moi, nourrissez-moi. » De toute évidence, elle avait la pulsion subconsciente de rafler de l'énergie là où elle le pouvait. Je l'ai donc aidée à identifier quels comportements (voir les types de vampires décrits ci-dessous) s'avéraient les plus toxiques pour les autres et lui ai indiqué comment les modifier. En tête de liste venait l'habitude de râler sans cesse. Grâce à ces approches combinées, Sherry a pu réparer l'intégrité de son champ énergétique et remplacer les attitudes qui la sabotait par une sociabilité avisée.

Que vous soyez vampire ou victime, la neuvième prescription éclairera votre situation. Vous y trouverez une description des types courants de vampires qui vous permettra de reconnaître les comportements qui mettent en garde, chez autrui ou en vous. Associées à cette description, vous trouverez des stratégies ; quelques-unes fonctionnent mieux avec des saigneurs spécifiques, tandis que d'autres ont une application plus générale. Il est excellent de les associer ; voyez celles qui dégriffent plus efficacement votre adversaire. Si vous possédez une robuste constitution génétique, les vampires ne vous posent pas de problème. Mais si, comme moi, vous êtes perméable aux influences extérieures, les renseignements contenus dans ce programme vous ramèneront à la vie. Nouer des liens intimes deviendra enfin possible, même si auparavant vous aviez l'impression d'être englouti. Et vous n'aurez plus à vous fermer en permanence de crainte d'être démoli sur le plan énergétique ou émotionnel.

Quand vous prendrez la tête, attentez-vous à une véritable débandade avec ces Dracula du quotidien. Votre objectif consiste à les mettre en déroute grâce aux manœuvres appropriées ; inutile de prendre la fuite. Pour chaque type de vampires, il existe une approche. Il est cependant possible d'utiliser plus d'une stratégie. Gardez cependant votre sens de l'humour. Soyez certain que personne ne pourra plus vous siphonner à moins que vous ne coopériez.

Se protéger des types courants de vampires d'énergie

Pour vous protéger des vampires d'énergie, vous devez a priori identifier à quel type vampirique une personne appartient. Une fois identifiée la catégorie, vous adopterez les stratégies appropriées sur le plan énergétique.

Vampire d'énergie # 1 : La sœur sanglot

Chaque fois que vous bavardez avec elle, elle se plaint. À son public séduit, elle joue le rôle de la victime. Le monde est toujours contre elle, il est responsable de ses malheurs. Ce type de personnalité résulte parfois d'un sentiment total d'impuissance dans l'enfance ou de l'exemple de parents geignards qui n'assumaient pas la responsabilité de leur vie. Si vous lui offrez une solution, la sœur sanglot réplique : « Oui… mais. » Sa posture est voûtée ; il en va de même pour son champ énergétique. Vous vous affaissez tandis qu'elle relate sans scrupule les détails de ses mésaventures, s'attardant sur chaque offense perçue. Vous aurez beau l'écouter pendant des heures, les mêmes jérémiades se répéteront, sans fin. Elle se régénère, vous êtes lessivé.

Ma patiente Denise, mère de trois petites filles, eut affaire à ce type de vampire lorsqu'elle embaucha une gouvernante. Au départ, la dame semblait être une véritable perle. Cependant, peu après avoir commencé à travailler, la gouvernante devint cauchemardesque. Elle se plaignait de son copain qui la laissait tomber, de sa mère qui la repoussait, de ses amis qui lui faisaient constamment faux bond. Sa négativité était tenace, au point qu'elle accablait la pauvre Denise, déjà à peu près comateuse entre les tâches domestiques et les enfants. Denise en toucha un mot à la gouvernante, mais rien ne changea. Après deux semaines, elle dut se résoudre à la congédier.

CHANGEZ DÈS MAINTENANT PROTÉGEZ VOTRE ÉNERGIE EN DÉFINISSANT DES FRONTIÈRES CLAIRES

Il est crucial de limiter le temps que vous passez à parler des problèmes de la sœur sanglot. (N'oubliez pas : il existe aussi des frères sanglot !) Quand vous l'approchez, restez vigilant : la différence entre la vacherie et la délimitation de ses frontières repose sur l'attitude. Il faut éviter de dire : « Tu es égoïste et obsédé par toi seul, je ne peux plus te supporter. » Même si une partie de vous a ce sentiment, mieux vaut prendre une bonne respiration et vous centrer sur votre cœur. Que son énergie donne le ton. S'il s'agit d'un ami ou d'un membre de votre famille, dites affectueusement : « J'accorde une grande importance à notre amitié, mais quand tu passes ton temps à ressasser les mêmes histoires, ça m'épuise. Je peux t'écouter pendant dix minutes ; c'est ma limite. Néanmoins, si tu veux discuter de solutions, je suis tout à toi. »

S'il s'agit d'un confrère, il faut une approche moins directe : soulignez que vous avez du travail à faire, que vous ne pouvez écouter que pendant un temps limité. Si, après cinq ou dix minutes, la sœur sanglot continue à râler, changez le sujet de conversation ou mettez-y un terme poliment. Si elle persiste à ignorer votre requête, réduisez les contacts. Inutile d'essayer de faire comprendre à ce vampire votre point de vue. Se mettre sur la défensive ne fera qu'accroître la charge négative de l'échange. Si elle vous met hors de vous, il faut vous résoudre à ne pas réagir ; il est préférable de définir des frontières claires. L'inaptitude à mettre vos limites envoie le message :

« Prenez mon énergie. Elle vous appartient ! » Par contre, si vous posez des limites cohérentes, la relation s'équilibrera de nouveau.

Vampire d'énergie # 2 : L'accusateur

L'accusateur vous culpabilise insidieusement de ne pas avoir fait les choses exactement comme il le fallait. Il réprimande, distribue un incessant chapelet de fautes ou a recours aux insultes, une forme d'attaque qu'il a apprise petit. Des recherches en psychiatrie démontrent que les enfants que l'on a blâmés deviennent souvent des parents qui blâmeront. Comparativement à la sœur sanglot qui s'apitoie sur son sort, ce vampire est plus manifestement colérique, il projette la négativité dans votre champ énergétique. Il fera appel à des stratagèmes pervers, comme : « Si ce n'était de toi, nous ne serions pas dans ce pétrin ! » Ou encore : « C'est ta faute si je suis toxicomane. » Il utilise les accusations pour siphonner, ne laissant aucun espace à la discussion. Vous avez l'impression d'avoir été poignardé, de n'être pas à la hauteur des attentes, d'être en quelque sorte défectueux.

Le beau-père de ma patiente Holly, Max, un veuf, a toujours été un féroce accusateur, même s'il est capable d'être aussi charmant. Avec l'âge, ses critiques ont proliféré. Aujourd'hui, à l'âge de soixante-dix ans, Max rend dingue la famille de Holly. Il habite un appartement du voisinage et vient manger deux fois par semaine. Holly m'a confié :

> « Max a un commentaire défavorable à émettre sur à peu près tout. Il m'épuise. Le poulet est trop cuit, le canapé nuit à son dos, si j'étais bonne mère je quitterais mon emploi à temps partiel, conseillère auprès d'adolescents. Une nuit après une visite particulièrement horrible, j'ai fait un cauchemar. J'étais à l'hôpital souffrant d'insuffisance rénale et branchée sur un appareil à dialyse. Je me suis réveillée en songeant : "Incroyable, on dirait que Max m'a vraiment achevée." Son amertume rebute aussi les enfants, ils refusent qu'on les laisse seuls avec leur grand-père. Heureusement, mon mari et moi formons un front uni. Nous tentons de poser des limites, nous lui disons : "Max, nous vous aimons beaucoup, mais vos blâmes nous font du mal ; il faut que ça cesse." Cela l'a un peu radouci, mais pas suffisamment. Qu'est-ce que je peux faire d'autre ? »

Certains accusateurs peuvent être supprimés de votre existence. Dans d'autres cas, c'est impossible. Pour ceux qui font partie du mobilier, établir des frontières délimitant les comportements acceptables représente une excellente première ligne de défense et une approche qu'il faut poursuivre. Cependant, Holly avait besoin de plus, et rapidement. Son rêve de dialyse constituait un SOS intuitif signalant l'effondrement du système de défense de son corps contre les toxines entrantes. En psychiatrie énergétique, je prends très au sérieux de telles prémonitions avertissant d'une éventuelle maladie ; elles requièrent une intervention d'urgence. Du coup, comme partie de la neuvième prescription, j'ai offert à Holly la technique ci-dessous. Appliquez-la aux vampires qui sont des accusateurs chroniques et à d'autres types.

CHANGEZ DÈS MAINTENANT PROTÉGEZ VOTRE ÉNERGIE EN VISUALISANT DE LA LUMIÈRE BLANCHE

Pour désamorcer les vibrations de l'accusateur, utilisez votre propre énergie subtile comme bouclier :

Imaginez que vous êtes enveloppé d'un cocon de lumière blanche. Visualisez ce cocon comme un écran formant une barrière impénétrable qui vous entoure de toutes parts, une couverture qui vous protège du mal. Ce cocon est à moitié perméable ; l'énergie sacrée peut y pénétrer, mais il repousse la négativité.

Le musicien Kenny Loggins m'a expliqué qu'il nomme cette méthode « revêtir ma cape d'invisibilité ». « En présence d'un accusateur, je demande à ce que la lumière blanche m'enveloppe entièrement. Je l'utilise aussi pour empêcher les intrusions, comme lorsque je vais à Disneyland avec mes enfants et je veux être "un simple père". Elle fonctionne encore mieux que le camouflage classique – lunettes noires et chapeau. »

Se protéger, ce n'est pas vous engourdir ou vous couper des émotions. Vous avez érigé une zone tampon où les vibrations négatives ne peuvent vous débiliter. Vous entendrez encore l'accusateur pester, mais il ne vous transpercera plus viscéralement. Voilà une forme de protection fort pratique en présence de proches intransigeants ou d'inévitables collègues de travail, une défense délibérée qui préservera votre énergie et générera une distance psychologique.

Vampire d'énergie # 3 : La tragédienne

Voici la Sarah Bernhardt des vampires, douée d'un penchant à exagérer les petits incidents pour en faire des productions théâtrales à grande échelle. Pour elle, la vie est toujours extrême, les choses vont incroyablement mal ou incroyablement bien. Elle passe d'une crise à l'autre, dynamisée par le chaos. Le scénique, voilà sa spécialité. (Généralement, pour ses parents, les « désastres » proclamés à grands cris équivalaient à l'intimité.) On n'ose pas demander comment elle va : elle pourrait nous le dire ! Le magazine électronique *Salon.com* proposait un jour un amusant concours « Tragédienne d'un jour ». Ils décrivirent leur gagnante ainsi : « Elle est venue, elle a vomi, elle a vaincu. » Un stéréotype plutôt cru pour illustrer comment ce vampire opère sur le plan énergétique subtil. Il épuise notre force vitale avec l'intensité de l'émotion ; puis il fond sur vous pour vous achever.

Si vous soupçonnez que quelqu'un est une tragédienne, passez-lui le questionnaire ci-dessous. Une réponse affirmative à au moins deux questions est révélateur. Trois réponses affirmatives indiquent sans l'ombre d'un doute la présence d'un vampire.

QUESTIONNAIRE SUR LA TRAGÉDIENNE

- Commence-t-elle souvent ses phrases par : « Oh mon dieu, tu ne croiras jamais ce qui s'est passé ! » ?
- Si une tache brune apparaît sur sa peau, a-t-elle la certitude absolue d'être atteinte d'une maladie mortelle ?
- Est-elle toujours en train de se réconcilier avec son petit ami ou de le quitter ?
- Si son mari oublie de lui envoyer un courriel un soir alors qu'il est en voyage, l'accuse-t-elle sur-le-champ d'avoir une liaison ?

- Après quelques appels téléphoniques erronés, appelle-t-elle la police, hystérique, pour signaler que des voleurs épient sa maison ?
- Si son patron ne complimente pas instantanément son travail, raconte-t-elle à qui veut l'entendre qu'elle est sur le point d'être congédiée ?

Le cinéma bouleversant de la tragédienne vous surcharge et vous épuise. C'est ce que ressentait mon patient, Greg, après avoir travaillé avec Joan, une nouvelle employée. Les deux étaient consultants pour des projets informatiques, mais du fait que Joan avait toujours un drame sur le feu, elle laissait systématiquement tomber Greg. Une semaine, Joan eut un empoisonnement alimentaire, elle « y passa presque ». La semaine suivante, ses valises n'étaient pas dans son avion – la Troisième Guerre mondiale qu'elle lança contre le service aux usagers lui causa un retard au travail. Par la suite, sa Mustang rose d'époque, « son bébé », fut remorquée, encore une fois ! Quand Joan quittait enfin le bureau, Greg était lessivé et sentait qu'on l'avait utilisé.

Avec la tragédienne, fixer des frontières restreindra ses excès émotionnels. Greg dut signifier à Joan, encore et encore : « Vous devez venir à l'heure si vous voulez garder cet emploi. Je suis désolé que vous ayez tous ces problèmes, mais le travail a priorité. » En restant calme et en se protégeant, il n'alimentait pas son hystérie. Comprenez : ce vampire ne tire aucun carburant de l'impassibilité ; il ne gagne que lorsqu'il réussit à vous bouleverser. Garder votre calme fait aussi partie de l'exercice qui suit.

CHANGEZ DÈS MAINTENANT
PROTÉGEZ VOTRE ÉNERGIE EN RESPIRANT PROFONDÉMENT ET EN VOUS CENTRANT

Dès que vous sentez que la tragédienne démarre, prenez une inspiration lente et profonde pour vous centrer. Respirer est un moyen merveilleux de vous reconnecter rapidement à votre force vitale pour que son intensité épuisante ne s'insinue pas dans votre champ énergétique et entraîne le surmenage. Concentrez-vous sur le souffle. Dites-vous que vous savez ce qui se passe et que vous êtes capable de l'affronter.

Je rappelle à mes patients : vous avez un pouvoir ici. Il est facile de le perdre. Mais, quand vous êtes assiégé par ce vampire enflammé, il faut vous rendre maître de l'instant. Vous y parviendrez en utilisant la respiration pour libérer la tension et vous ancrer. Cela vous empêchera de vous laisser piéger par le cinéma de la tragédienne.

Vampire d'énergie #4 : Le volubile ou blagueur

Ce moulin à paroles, toujours plein d'entrain, ne porte aucun intérêt à vos sentiments, il occupe le centre de la scène. Il ne se préoccupe que de lui-même, de ses histoires, de ses opinions, de ses blagues. Au début, il paraît amusant, mais quand les boutades refusent de cesser, vous vous affaiblissez et vous demandez ce qui se passe. Le volubile est accro à sa propre voix, parle trop, soit parce qu'il est nerveux ou narcissique, soit parce qu'il est obsédé du contrôle, qu'il présente une hostilité de type passif-agressif ou qu'il imite inconsciemment des parents verbeux. Souvent, ce bavardage incessant surcompense pour le fait de se sentir abandonné émotionnellement ou de ne « pas avoir été entendu » enfant, une condition digne d'empathie, mais qu'il ne faut pas alimenter. Parce que je vénère le silence, les volubiles m'irritent au plus haut point. De la banque au salon de beauté, des cohortes de ces pollueurs par la parole sans scrupules caquettent sur leur cellulaire. Ils grignotent notre champ énergétique comme le chihuahua qui jappe sans relâche, en mal d'une promenade.

Si vous rencontrez un volubile lors d'une fête, vous attendrez en vain de placer un mot dans la conversation. Pis encore, les lèvres remuantes, il tend à s'approcher de si près qu'il vous donne pratiquement le bouche-à-bouche. Vous reculez, il se rapproche. Vous faiblissez, persuadé que votre léthargie vient du stress ou du manque de sommeil et avalez un deuxième espresso. En vérité, ce vampire vous saigne. Les endroits sans issue sont sa spécialité : avion, voiture, tapis d'exercice au club de sport. Il fond sur vous. Je me retrouvais sans cesse dans cette situation avec un médecin que je rencontrais une fois par mois lors d'une réunion du personnel à l'hôpital. Il avait l'art irritant de me coincer tout près de la feuille des présences.

Je trouvais systématiquement un prétexte pour m'échapper et il finit par laisser tomber.

Changez dès maintenant
Protégez votre énergie en demeurant neutre et en établissant vos besoins verbalement

Certains volubiles ne peuvent être évités. Le secret, dans leur cas, c'est de savoir qu'ils ne réagissent pas aux signaux non verbaux. Vous n'avez d'autre choix que de faire connaître vos besoins. (S'ils continuent à ne pas en tenir compte ou que vous êtes coincé quelque part, former un cocon protecteur autour de vous pour repousser leur barrage.) Le ton est tout à fait décisif avec ces vampires. Ils sont très sensibles au rejet, ce qui les pousse à redoubler leur verbiage. Donc, avec un volubile, faites un effort pour vous montrer attentionné – ce sont des gens blessés ! Demeurez cependant ferme et neutre. Les vibrations qu'ils capteront venant de vous détermineront leur réaction. Bouillir en silence ou les engueuler ne réussira qu'à miner votre énergie et les incitera à riposter.

En présence de ces sangsues, inspirez à fond et lentement, sentez que vos pieds sont solidement plantés dans le sol et ne laissez pas l'exaspération obnubiler le calme que vous vous efforcez de maintenir. Ensuite, dans un espace neutre, fixez les paramètres de votre dialogue. Dès lors, il ne vous laissera pas vidé, plein de ressentiment ou contraint d'être impoli. Voici comment cette approche traite :

- *Des inconnus.* Ce sont les plus faciles à repousser, mais il faudra vous exprimer verbalement pour y parvenir. Par exemple, dans un avion, n'hésitez pas à dire gentiment : « J'espère que vous êtes en mesure d'apprécier que c'est un moment de détente pour moi. Je préfère ne pas parler, je veux seulement lire. » Même alors, cela ne suffira pas à faire cesser votre voisin de siège de jacasser avec son autre voisin, mais alors il n'en tient qu'à vous de vous centrer, de concentrer votre attention ou de former un cocon pour ne pas l'entendre.

- *Voisins et collègues de travail.* Ma patiente, une introvertie qui aime la lecture, s'installa dans un édifice peuplé de voisins bavards. Ils tentèrent de l'entraîner dans de longues discussions au sujet de tout et de rien, du terrorisme aux toilettes brisées. Elle expliqua : « Chaque fois que je repère un voisin, mon colon se noue en un spasme. Quand le voisin en question en a terminé avec moi, j'ai besoin d'un antiacide. » Au lieu de fuir ses voisins, lui ai-je suggéré, elle devrait sourire, écouter pendant quelques minutes, puis s'excuser poliment : « Je suis une personne très réservée, excusez-moi de ne pas parler plus longtemps avec vous. » Une tactique beaucoup plus constructive que « Tais-toi, emmerdeur ! » Heureusement, les voisins reconnurent qu'elle était gentille, ils virent qu'elle ne cherchait pas la bagarre et peu à peu, ils la laissèrent tranquille. Avec les collègues, employez la même approche discrète pour éviter les conflits ; insistez cependant sur le fait que vous devez reprendre le travail. Par contre, si ce vampire se met à vous en vouloir parce que vous refusez de vous joindre à lui, alors qu'il en soit ainsi. Ce n'est pas votre problème.
- *Amis et famille.* Les êtres chers nous déconcertent le plus. Par désir de plaire, nous perdons notre centre neutre et succombons au mode de la victime ou de l'enfant. Si cela se produit, reconnaissez que vous avez régressé – nous le faisons tous ! – et revenez à votre moi adulte. Vous devez formuler un scénario à l'avance. Nos intimes réagiront peut-être à ce type d'affirmation : « Je me sens exclu quand tu domines la conversation. J'aimerais bien dire quelque chose aussi. » Le problème c'est que, puisque le bavardage est compulsif, la personne volubile se maîtrise difficilement. Lors de dîners en famille, une amie tentait d'affirmer ses besoins face à sa sœur, une véritable pie ; celle-ci réagissait en boudant et en pérorant sur la colère et la blessure qu'une telle requête lui causait. Ces discussions bouleversaient ses parents âgés, la dernière chose que mon amie souhaitait. Désormais, lors de ces dîners (dont elle a réduit la fréquence), elle a diminué ses attentes, se concentre sur son souffle pour rester centrée et tente de demeurer neutre en considérant les platitudes de sa sœur avec plus de compassion. Par ailleurs, elle s'entoure du cocon protecteur pour filtrer l'énergie nocive. Ces efforts préservent son énergie.

Vampire d'énergie # 5 : Le projet à réparer

Ce vampire est pareil à une maison en mal de réparations. Il en existe deux types qu'il faut surveiller. Le premier fait de vous son thérapeute. À toute heure, il téléphone, désespéré, pour que vous régliez ses problèmes, contrairement à la sœur sanglot, qui ne cherche qu'à se plaindre. En tant qu'ami, vous voulez prêter main-forte, mais ses problèmes sont sans fin : « Comment vais-je récupérer mon amoureux ? Pourquoi suis-je si grosse ? » Bla bla bla. Appâté par son manque d'affection tyrannique, ce vampire siphonnera toute l'énergie que vous avez à donner. C'est inévitable : vous êtes la bonne poire sur qui il se décharge. Préoccupé, vous vous prêtez au jeu, espérant diminuer sa souffrance, vous refusant à abandonner un ami. Or, il s'agit là d'une pulsion compatissante qui émane plutôt de la dépendance affective (car l'accent est mis à l'excès sur autrui, voir le chapitre 8). Enfant, ces vampires n'ont pas eu le soutien parental qui leur aurait permis de développer cette valeur personnelle qui mène à résoudre ses problèmes de manière autonome. Au signal, vous faites votre entrée. *Roulement de tambour !* Voilà le vaillant sauveteur qui sait ce qui vaut mieux pour lui. Néanmoins, le rôle est exténuant. Pressé de remettre son pouvoir à quelqu'un d'autre, ce type de vampire devient dépendant, infantilisé. Dans ce rapport, il n'y a pas de gagnant.

Le second type de projet à réparer, c'est une personne que vous estimez avoir besoin d'une restructuration ; vous en faites donc votre projet. Ce vampire est attrayant parce qu'il ne s'oppose pas assez pour vous dissuader d'essayer de le réparer. Pourtant, il n'est nullement intéressé à changer. Au fil des ans, j'ai connu des patients intelligents et sensibles qui se sont laissé séduire par le « potentiel » d'un tel vampire. Je sais qu'ils sont en territoire périlleux lorsqu'ils s'attendrissent avec enthousiasme : « Il a tellement de potentiel. Il faut que je l'aide à le réaliser ! » Une femme, persuadée d'avoir rencontré l'âme sœur, un irrémédiable tombeur, déclara : « Si je l'aime suffisamment, alors il n'aura plus peur de s'engager. » Un autre avait investi tous ses espoirs dans sa sœur alcoolique : « Si seulement je peux arriver à ce qu'elle cesse de boire, elle redeviendra un membre de la famille. » Inévitablement, les deux réformateurs se traînèrent dans mon cabinet, en piteux état et déçus après que leurs croisades eurent échoué.

Avec les projets à réparer, un phénomène intuitif déroutant survient : vous ressentez une puissante connexion avec la personne, connexion à saveur de déjà vu, mais qui n'est pas réciproque pour l'autre. Au lieu de l'interpréter comme simple potentiel, vous supposez que la relation est prédestinée. Alors, vous entreprenez de le convaincre (une sorte de réparation) ou vous mettez de côté votre vie jusqu'à ce qu'il « se prenne en main », un choix que je ne recommande pas. Même si vous avez le pressentiment qu'il y a vraiment un lien authentique qui vous unit, il est possible que ce lien ne se réalise jamais. La personne ne peut ou ne va pas réagir. Acceptez-le. Pour préserver votre énergie et votre temps, ne vous perdez pas dans les limbes d'un désir qui ne se réalisera jamais. Trouvez des gens qui vous porteront un amour réciproque. La destinée nous réserve plusieurs âmes sœurs.

Dans tous ces cas, si vous êtes celui qui tente de réparer l'autre, c'est que vous recherchez sincèrement un lien tendre, mais refusez d'accepter les gens tels qu'ils sont. C'est votre château en Espagne : « Si j'aide cette personne à changer, alors notre relation sera heureuse. » L'issue d'une telle saga ? Les années défilent, il ne change pas un brin. Vous finissez vidé et le cœur en miettes.

Changez dès maintenant
Protégez votre énergie en identifiant les questions de dépendance affective et en vous distanciant avec compassion

Il faut deux participants au jeu de réparateur-réparé. Pour vous libérer d'une telle dépendance affective, prenez conscience de ces vérités immuables :

- Les autres doivent assumer la responsabilité de leur vie.
- Ce n'est pas votre rôle de tenter de réparer qui que ce soit.
- En tant que réparateur, vous finirez *invariablement* avec un vide énergétique.
- Une relation mutuellement aimante ne peut s'épanouir à moins que les deux personnes n'y travaillent.

Si vous êtes la victime de ce type de vampire, efforcez-vous de comprendre ce qui vous attire afin de ne plus répéter ce schéma qui ne mène nulle part. Interrogez-vous : « Suis-je motivé par le désir d'être apprécié ? Par le désir d'être utile ? De contrôler ? Par la culpabilité ? Par une incapacité à dire non ? » Lorsque vous étiez enfant, on vous a peut-être encouragé à jouer le rôle du responsable ou vous aviez des parents en manque d'affection. Néanmoins, pour maintenir votre niveau d'énergie jour après jour, ces schémas doivent évoluer.

Quand un vampire à réparer se pointe, commencer par établir des règles de base pour vos interactions : vous offrez un soutien affectif sans compulsivement échafauder de solutions. Si vous êtes cohérent, l'attitude en dissuadera plusieurs ; d'autres seront incités à se fier à leur sagesse intérieure ou à un professionnel de la santé approprié. Cette stratégie demande aussi d'appliquer une visualisation : distanciez-vous avec compassion.

Quand vous êtes obsédé par ce que vous pourriez faire pour réparer quelqu'un, il est important de lui retirer votre énergie avec compassion. Posez la main sur votre centre du cœur et dites silencieusement à la personne qui a besoin de réparation : « Je respecte ton courage et je te souhaite du bonheur. » Puis sentez que votre énergie se retire pour se rematérialiser dans votre corps. Visualisez que votre champ énergétique est complètement distinct de celui de la personne à problèmes. Vous êtes une sphère lumineuse. L'autre aussi. Mais il n'y a pas d'empiétement de vos deux champs énergétiques.

Gardez le cœur ouvert sans intervenir compulsivement, une attitude plus saine que celle d'un « réparateur ».

Vampire d'énergie # 6 : La rencontre apparemment sympathique

Rien d'évident ne vient trahir ce saigneur d'énergie. Il a l'air parfaitement correct, ce qu'il dit est sensé, et il n'est pas forcément ennuyeux. Malgré tout, après quelques minutes à son contact, votre énergie fuit. Il poursuit la conversation – vous voyez ses lèvres bouger – mais vous disparaissez rapidement, au bord de la nausée. Comme d'habitude, vous vous traiterez de névrosé ou croirez que vous allez avoir la gripppe, sans toutefois vous figurer que c'est lui, le saigneur. Les impulsions de ce vampire sont instinctives, subconscientes. Souvent, il a été un enfant carencé sur le plan affectif qui a appris à extraire de l'énergie subtile de tout être humain à proximité, lorsque les champs énergétiques se mêlent.

Vous rencontrez souvent ces types « sympa » dans des fêtes, lors de célébrations ou au cours de repas festifs. Vous êtes décontracté, prêt à vous amuser, ce qui fait de vous une proie de choix pour ce vampire. Le contact sera peut-être bref. Il s'approche pour bavarder innocemment, puis vlan ! Il vous vide, dans le style « délit de fuite » qui se prête parfaitement aux occasions sociales. Il fera plusieurs prises dans la soirée ou s'en tiendra à une cible volontaire. La bienséance joue à son avantage. Ne souhaitant pas l'offenser, nous, qui avons reçu une « bonne éducation », supportons l'échange jusqu'à son terme. Des années durant, j'ai enduré en vain ces gens et j'ai souffert, réticente à offenser un inconnu. Combien d'entre nous ne veulent pas paraître impolis au point qu'un maniaque délirant se trouve directement sous notre nez et que nous ne fuyons pas de crainte de l'offenser ? Jamais plus ! Pas dans ce programme. Maintenant que vous savez comment opèrent ces vampires, voici ce qu'il faut faire.

Changez dès maintenant
Protégez votre énergie
en vous autorisant à vous échapper

Disons que vous bavardez avec un homme que vous venez de rencontrer à une conférence et votre énergie se met à décliner. N'hésitez pas une minute et sortez-vous poliment de cet échange meurtrier. Voici l'un de mes boniments préférés : « Pardonnez-moi, je dois aller aux toilettes. » Même le plus téméraire des vampires ne peut vous contredire là-dessus. Il est capital que vous vous éloigniez à au moins sept mètres de lui, au-delà de son champ énergétique. Si vous sentez un soulagement instantané, vous avez votre réponse.

Quand votre bien-être est menacé en présence de certaines personnes, faites une sortie pleine de tact et expéditive. Si vous êtes en mauvaise posture, fuir physiquement représente une solution sûre, rapide.

Vampire d'énergie # 7 : Le démon sans pitié

Suceur de sang des plus venimeux, il est vindicatif et vous abat sans aucun égard envers vos sentiments. Animé par l'envie, la rivalité ou une sérieuse insécurité, ce vampire dégonfle votre énergie avec l'invective juste. Ses morsures sont si douloureuses qu'il est difficile de les sortir de votre tête. Voici quelques énormités infligées à quelques patients : « Chérie, les cheveux gris c'est tellement repoussant ! » ; « Oublie-le. Il est trop bien pour toi ! » ; « Ne sois pas ridicule, tu n'as pas ce qu'il faut pour cet emploi ! » Quelques-uns de ces vampires cherchent sans scrupule à faire saigner ; d'autres sont davantage de type passif-agressif. Ce démon emploie sa propre obscurité pour blesser et l'insinuer en vous, une manœuvre probablement apprise de ses parents, à table. Les retombées énergétiques de ces vampires sont carrément nucléaires ; ils vous rendront malade, car ils siphonnent de l'énergie vitale. Une exposition excessive à leurs attaques peut causer la maladie, de la fatigue chronique, voire la dépression. Dans ce programme, vous identifierez ces êtres malveillants pour éviter les répercussions néfastes sur votre santé.

Ma patiente Jessie, une massothérapeute, rencontra ce type de vampire à une réception-cadeaux pour la grossesse d'une de ses amies. Tout se passait à merveille jusqu'à ce que Roz apparaisse, une amie d'université (ou directement des enfers, semble-t-il) de la future maman. Elle portait un pull taché (de sang ?) et empestait la fumée. Au beau milieu de l'échange de cadeaux, Roz lâcha un bâillement, se leva et annonça : « Je ne serai jamais enceinte parce que je ne pourrais jamais supporter d'avoir un gros derrière ! » Soudain, cette occasion festive s'assombrit. La remarque empoisonnée de Roz visait à contaminer l'énergie de la fête. Heureusement, plusieurs femmes prirent les devants et la poussèrent dehors sur le balcon où elle ne fut plus en mesure d'insulter la future mère.

Le démon sans pitié fait le plus de dégâts lorsqu'il vous a sous son emprise. La pire de ces embuscades, c'est la voiture. Les vibrations abjectes de ses commentaires pollueront l'environnement fermé. Vous, la cible, sentez presque ces affronts se congeler dans vos artères. Les recherches ont démontré que la conduite automobile suscite des comportements terribles ; les voitures sont le théâtre idéal pour la rage au volant, l'agression et la belligérance familiale. Une forme commune de maltraitance conjugale prend place quand l'un des conjoints abreuve l'autre d'injures dans la voiture et se met à conduire dangereusement. Attention à cette mise en garde. Si vous soupçonnez qu'une personne appartient à cette espèce de vampire, ne songez même pas à monter dans le véhicule !

Que faut-il faire de ce saigneur ? Retournez le ciel et la terre pour le sortir de votre vie. Être exposé à un tel venin n'apportera jamais quoi que ce soit. Toutefois, si c'est impossible, ne vous abaissez pas à son niveau en contrant la méchanceté par la méchanceté. Cela ne fait qu'attiser son pouvoir. Il est préférable de faire de votre mieux pour ne pas encaisser son venin personnellement – c'est une personne blessée qui malheureusement ne peut faire mieux. Dans une situation temporaire – disons un despote de rien du tout qui remplace votre patron – n'hésitez pas à vous entourer du cocon protecteur et ne prenez pas la mouche. S'il s'agit de votre mère, dont vous ne pouvez vous débarrasser, allez plus loin en déclarant fermement : « Maman, il faut que nous nous traitions avec respect, l'une et l'autre. Ta remarque au sujet de … était méchante. Je ne t'autoriserai pas à me traiter ainsi. » Ne cédez pas. Si elle persiste, réduisez les contacts ou mettez en œuvre d'autres mesures. Une attente réaliste serait de modifier graduellement son comportement. Je suggère aussi les tactiques qui suivent pour désamorcer la causticité.

Changez dès maintenant
Protégez votre énergie en évacuant des vibrations négatives de votre système

- Évitez de regarder l'autre dans les yeux pour stopper le transfert des toxines.
- Utilisez le souffle pour récupérer votre force vitale. Servez-vous-en comme d'un aspirateur. Avec chaque inspiration, visualisez que vous aspirez chaque goutte d'énergie que le vampire vous a subtilisée. Continuez d'inspirer jusqu'à ce que le travail soit accompli. Faites-le en présence du vampire ou subséquemment.
- Expirez les vibrations négatives et faites-les sortir par le bas de votre colonne vertébrale. Il y a des interstices entre vos vertèbres lombaires, des points de sortie naturels pour l'énergie. Touchez la

région ; apprenez à connaître l'anatomie. Quand la toxicité s'accumule, expulsez-la par ces interstices. Visualisez des immondices sombres qui quittent votre corps. Puis respirez l'air frais et le soleil, un revitalisant expéditif.

- Sautez dans un bain ou sous la douche pour nettoyer les vibrations néfastes et empêcher d'autres transferts néfastes d'énergie. Buvez beaucoup d'eau pour évacuer les toxines de votre système. Brûlez de la sauge là où ce vampire se trouvait pour purifier chaque coin et recoin. (C'est excellent dans les chambres d'hôtel lorsque les vibrations d'un autre client semblent collantes ; assurez-vous de n'en utiliser qu'un peu pour ne pas déclencher le détecteur de fumée !)

Vampire d'énergie # 8 : Les foules qui fatiguent

Puisque les foules intensifient l'énergie, elles dynamisent ou irritent. Kenny Loggins me disait : « Un public qui réagit bien m'apporte une euphorie. Mais quand nous ne sommes pas en synchronie, je suis exténué – dans l'industrie du spectacle, nous disons que la salle s'est refroidie ». De même, vous devez rester conscient de l'énergie des foules pour naviguer à l'aise.

Les vampires fraient dans les lieux bondés, un chaudron où mijotent les vibrations néfastes. Être compressés au centre commercial, à l'arène sportive ou à l'aéroport dégonfle votre énergie. Entourés d'étrangers qui jouent du coude pour passer, jacassent sur leur cellulaire, fument ou vous assaillent de relents de parfums, vous vous videz, notamment s'il n'y a pas d'air frais ou de lumière naturelle. Les soldes dans les grands magasins me poussent au seuil de ma tolérance. L'assaut féroce des acheteurs à l'affût de bonnes affaires fouillant des montagnes de marchandises me donne l'impression de carnassiers qui fondent sur leur proie. Je cherche impérieusement à m'échapper et vite pour ne pas être entraînée dans ce vortex de vibrations. Chaque fois qu'il y a un contact rapproché, nos champs énergétiques s'entremêlent. De l'information intuitive est transférée. *Zip. Zip. Zip.* Brusquement, sur le plan subtil, vous percevez l'irritation d'un passant, sa solitude, sa douleur physique. La plupart d'entre nous n'ont pas conscience de l'énergétique de ce qui vient de se produire. Nous avons seulement l'impression d'être surchargés et siphonnés.

Une patiente intuitive empathique m'a confié : « J'aime bien les gens, mais dans la foule, j'éprouve le spectre entier de l'émotion humaine. Récemment, mon mari et moi sommes allés à une exposition automobile dans un centre de congrès. Au début, j'allais bien, mais subitement, je me suis sentie anxieuse. J'étais passé du bonheur à la déprime et à la colère en l'espace de quelques minutes. Mes émotions fluctuaient à un point tel que j'ai dû partir. » Comme plusieurs intuitifs empathiques qui viennent me consulter, on l'avait d'abord affublée du diagnostic de crises de panique et on lui a prescrit du Valium. Mais cette femme préférait apprendre à s'adapter autrement.

Voici une solution à appliquer spécifiquement dans la foule : apportez une pomme ou un goûter sain pour garder votre taux de glucose sanguin à un niveau optimal. Par ailleurs, n'allez jamais prendre un bain de foule si vous êtes fatigué, perturbé ou malade. Il faut être en pleine forme. Acclimatez-vous lentement à la foule. Évitez d'en faire trop, trop rapidement. Commencez par une exposition de dix minutes ou moins, puis augmentez la dose. N'hésitez pas à faire appel à la respiration profonde, au cocon de protection visualisé ou à l'évitement physique des gens odieux. De plus, mettez en pratique la méditation qui suit pour atténuer votre malaise.

CHANGEZ DÈS MAINTENANT
PROTÉGEZ VOTRE ÉNERGIE
EN VISUALISANT UNE OASIS RASSURANTE

Dès que vous vous sentez surchargé, dénichez une aire tranquille où vous asseoir, à l'écart de l'affluence. Buvez une tasse de thé ; asseyez-vous. Prenez quelques respirations profondes, fermez les yeux et méditez. Imaginez un paysage serein – un croissant de plage au crépuscule, une forêt de pins au printemps, un pré verdoyant. Vous vous y trouvez réellement ; centrez-vous dans votre corps à mesure que s'apaise le désordre extérieur. Immergez-vous dans la scène : ses parfums, ses sons, ses textures. Sentez que la beauté paisible vous régénère. Bientôt vous serez capable de poursuivre vos activités.

Vampire d'énergie # 9 : Saigneurs involontaires

Les gens que nous aimons sont parfois ceux qui nous siphonnent le plus. Enfants, conjoints et autres intimes ne cherchent pas à nous achever, mais les exigences de la vie s'accumulent. Quelqu'un doit s'en occuper et souvent, ce quelqu'un, c'est vous. Après une longue journée au travail, vous rentrez à la maison pour tomber sur votre petit de sept ans qui pique une crise de tous les diables. Votre belle-sœur téléphone, elle a la fièvre, pourriez-vous aller chercher une ordonnance ? Votre mari a saboté un contrat important, il a besoin de fulminer, car il est en déconfiture. Vous pédalez aussi vite que vous le pouvez, mais arrive un moment où vous êtes sur le point de vous effondrer vous aussi.

Il existe également d'autres vampires involontaires : les gens qui souffrent physiquement ou psychologiquement. Vous repartez affligé après avoir rendu visite à votre frère qui souffre atrocement à la suite d'une chirurgie au dos. La solitude océanique d'une amie après son divorce menace de vous emporter, vous aussi. À l'âge de neuf ans, j'ai pour la première fois ressenti le fardeau de la souffrance de l'autre. Ma mère médecin, cette « surfemme », a subi une attaque cardiaque. Pendant des mois, sembla-t-il, elle resta allongée dans l'obscurité, cruellement immobile, dans sa chambre sans air, à gémir de douleur à la poitrine. Je demeurais à ses côtés, à lui tenir la main dans le noir. J'avais peur. J'étais épuisée. Je me sentais très seule. Une fois qu'elle se fut remise, ces souvenirs et les vibrations de la maison me parurent insupportables. J'ai fait pression sur mes parents pour qu'ils déménagent. Curieusement, ils ne protestèrent pas ; nous nous sommes installés ailleurs dans le quartier. Malgré tout, je n'ai jamais oublié comment sa faiblesse m'avait envahie. J'ignorais complètement comment ne pas la prendre sur moi.

Avec les proches également, il faut voir à conserver votre énergie. Ne vous culpabilisez pas et n'hésitez pas à employer mes stratégies pour les saigneurs à proximité, notamment l'écran visualisé, et à expulser le malaise hors de votre corps grâce à la respiration. Assurer votre force vitale est aux antipodes de l'égoïsme ; cette protection accroîtra au contraire votre dynamisme et votre capacité à aimer.

Une autre technique consiste à délimiter et respecter votre espace personnel, et elle est particulièrement pertinente pour les membres de la famille. Déterminez le nombre de centimètres ou de mètres que vous préférez maintenir lors d'une conversation ; sachez de combien de temps de répit des êtres chers vous avez besoin en sorte qu'ils ne vous envahissent pas. L'espace personnel peut varier selon les situations, l'éducation et la culture. (En Chine, par exemple, il est impoli de reculer lorsque vous êtes engagé dans une conversation et que votre interlocuteur s'avance vers vous.) Idéalement pour moi, je tiens à garder un bras de distance en public ; avec des amis, ce peut être la moitié. Nous possédons tous un contour énergétique subtil et invisible qui détermine la zone dans laquelle nous sommes à l'aise ; vous pouvez le percevoir intuitivement. Si d'autres transgressent ce contour énergétique sans cesse, vous aurez tendance à l'épuisement ou à l'agitation.

Mon ami Dan, un coordinateur pour les opérations spéciales dans la Marine, a appris la nécessité d'établir un espace personnel lorsqu'il fut posté sur un porte-avion avec cinq mille autres personnes au cours de l'opération *Enduring Freedom* en Afghanistan. Il décrit la vie dans ces conditions pires que claustrophobiques :

> « C'était une ville flottante fabriquée de quatre acres d'acier. L'air était imprégné de relents de combustible et du vacarme des avions. Avec mon mètre quatre-vingt-dix, ma tête frôlait les plafonds. Lors de ma première expédition, je dormais sur l'un des trois lits superposés. Ils mesuraient soixante centimètres par un mètre quatre-vingt – l'un des seuls endroits avec un semblant de solitude. Un jour, je fus réveillé en sursaut : quelqu'un jouait avec le rideau qui nous séparait. Furieux de l'intrusion, j'ai lancé un coup de poing au travers du rideau, que mon voisin avait accidentellement frôlé. J'ai sorti rageusement la tête de ma caverne, et l'autre me fixait, stupéfié ; il n'avait pas conscience d'avoir empiété sur mon espace personnel. J'ai murmuré quelque chose d'inintelligible et ai refermé le rideau. Dès lors, j'ai compris à quel point il était vital d'avoir un peu d'intimité. J'ai donc déniché un coin secret sur le bateau où je pouvais méditer et me cacher chaque jour. »

Tous, nous devons délimiter notre espace personnel. Cela évitera de nous sentir assaillis par ceux qui nous sont chers et rendra possibles les relations intimes pour ceux qui étaient autrefois suffoqués par celles-ci. Je connais une foule de gens, dont moi-même, qui sont restés célibataires parce que vivre avec quelqu'un d'autre les asphyxiait ; si nous ignorons comment exprimer notre besoin d'espace personnel, un partenaire potentiel prend l'allure d'un vampire d'énergie. Une fois que vous l'aurez compris, vous pourrez nouer des relations fertiles. L'exercice ci-dessous vous aidera à définir et à maintenir des frontières physiques réalistes.

CHANGEZ DÈS MAINTENANT
PROTÉGEZ VOTRE ÉNERGIE
EN DÉLIMITANT VOTRE ESPACE PERSONNEL

- *Démarquez intuitivement la zone physique où vous vous sentez à l'aise.* Avec un ami, expérimentez. Commencez par une distance d'environ sept mètres. Puis, approchez-vous lentement l'un de l'autre, six mètres, cinq, quatre ; observez quelle impression vous fait chaque rapprochement. Interrogez-vous : « Suis-je à l'aise ou est-ce que je suffoque ? » La limite où vous vous sentez mal à l'aise représente la frontière énergétique de votre espace personnel. Dans le monde, il faudra peut-être l'élargir.
- *Négociez avec votre famille.* Prévoyez des mini-répits fréquents de votre partenaire et de vos enfants. Il faut négocier vos besoins d'espace personnel avec les êtres chers. Le mari d'une patiente doit parcourir chaque jour un trajet pare-choc à pare-choc sur l'autoroute pour se rendre de la maison au travail. Le soir, il franchit le seuil de la maison fatigué et irritable, ce qui dégénérait en querelles. Le contact de la famille ne faisait que l'exaspérer davantage. Sa solution ? Prendre vingt minutes pour décompresser seul dans la chambre à coucher, où il écoutait du jazz, faisait la sieste ou méditait. Par la suite, il avait beaucoup plus à offrir à sa famille.

Se sentir piégé rend fou. Plusieurs d'entre nous n'ont pas conscience que même une brève escapade est susceptible de préserver notre santé mentale. Passez cinq minutes dans la salle de bain, la porte fermée pour que les enfants n'y entrent pas. Faites une promenade autour du pâté de maisons. Lisez dans une pièce séparée si la contrariété de votre compagnon vous pèse trop. Naturellement, avec des bébés, il n'y a pas cette flexibilité, même s'il est possible de faire régulièrement des pauses. À mesure que les enfants grandissent, par contre, apprenez-leur à établir des frontières en offrant un modèle parental sain.

- *Expérimentez avec des conditions de vie innovantes.* Il faut revoir les règles classiques sur l'espace personnel lors de la cohabitation afin de rendre plus attrayantes les relations intimes pour les gens sensibles à l'énergie. Par exemple, je n'ai jamais apprécié d'être assise trop près des gens en public. Au cinéma, je suis toujours la petite dans le coin éloigné de la salle. Au cabinet du médecin, j'empile mon sac et mes dossiers sur le siège à côté pour garder les autres à distance. Je me sens envahie par les parfums, la toux, le mouvement et le champ énergétique d'une autre personne qui empiète sur le mien. Même si les vibrations de l'autre sont agréables, je préfère ne pas les sentir. Personnellement, c'est davantage qu'un caprice de princesse au petit pois ; j'ai besoin de maintenir mon bien-être dans le monde et avec mon partenaire de vie, si je vis avec quelqu'un.

  Ce qui a fonctionné pour moi, c'est d'installer ma chambre à coucher privée et un bureau isolé là où je n'entends pas un son de la part d'un intrus. Il est aussi avantageux d'avoir des ailes séparées ou des maisons adjacentes si vous en avez les moyens. Deux de mes amis qui partagent une longue amitié platonique ont départagé leur aire de vie de manière inspirée. Il y a un hall d'entrée commun avec des appartements indépendants de chaque côté, une innovation architecturale ingénieuse. Si je voyage en compagnie d'un partenaire, romantique ou pas, je tiens à ce que nous prenions des chambres adjacentes avec ma propre salle de bain. Me retrouver coincée dans un espace étroit avec qui que ce soit me rend dingue, peu importe que je sois follement amoureuse.

  Vous avez l'autorisation d'explorer vos besoins en ce qui a trait à l'espace personnel. Il vous faudra peut-être éduquer votre partenaire ; lancez le débat. Concevez une vie qui convienne à vos exigences énergétiques. Une approche créative à la répartition des mètres carrés a sauvé bien des mariages et rendu plus sûres des relations intimes. Respecter vos besoins apportera plus d'amour au rapport.

- *Prenez spécialement soin de vous, en présence de gens dans le besoin.* Vous pouvez vous montrer compatissant sans exagérer l'empathie. Si vous êtes vulnérable aux malheurs des autres, n'hésitez pas à vous fortifier pour affronter de telles situations. Alimentez-vous adéquatement et soyez frais et dispos quand vous vous présentez. Par ailleurs, maintenez une distance physique qui tient compte de vos besoins d'espace personnel. Asseyez-vous à un ou deux mètres plutôt que de vous asseoir au beau milieu du champ énergétique de la personne souffrante. Vous pouvez la prendre dans vos bras, mais ne vous attardez pas. Déplacez-vous dans la pièce pour diminuer l'intensité du contact. Que la visite reste brève et aimable ; n'exagérez rien. Quand vous repartez, n'oubliez pas de vous recharger d'abord, au lieu de vous précipiter vers un autre événement stressant. Faites une promenade paisible, méditez tranquillement pendant quelques minutes ou plongez-vous dans la baignoire. Ces restaurations énergétiques permettront des visites ultérieures puisque vous savez que vous ne serez pas vidé.

La neuvième prescription du programme pour épanouir l'énergie sacrée – protégez-vous des vampires d'énergie –, vous apportera le bon sens qu'il faut pour repousser une cohorte de suceurs de sang. Cette prescription fait partie du manuel d'instructions essentielles et fondamentales. Mettre en pratique les stratégies de cette prescription conservera votre énergie, à court et à long terme.

Attendez-vous aussi à vous heurter à un principe cosmique embêtant : nous attirons ce que nous n'avons pas encore résolu en nous-mêmes. Si vous êtes pris d'assaut par un vampire en particulier, sondez-en la raison avec honnêteté. Si par exemple, vous tombez continuellement sur des copains « à réparer » qui redoutent de s'engager, n'écartez pas allègrement l'évidence avec un « Il n'y a pas d'hommes bien ! » Vérifiez si vous ne mettez pas en scène subconsciemment les thèmes de votre enfance : « Je vais réussir à obtenir l'amour de papa », ou « Je vais rendre heureuse cette famille misérable. » Il existe une excellente raison qui m'a poussée à suivre une psychothérapie au cours de la presque totalité de ma vie adulte. Par expérience, j'ai constaté que je peux conserver mon énergie jusqu'à ce qu'émerge le continent englouti de l'Atlantide, mais si je ne m'efforce pas de guérir mes schémas d'enfance liés à des relations malsaines, les mêmes vampires retrouveront le chemin de ma porte. Surmonter les insécurités non résolues renforcera votre champ énergétique et réduira le pouvoir du saigneur.

Si les vampires éveillent des réactions fortement critiques en vous, c'est peut-être qu'ils reflètent des aspects de votre personnalité que vous appréciez peu ou que vous comprenez mal. Je me méfie de ma véhémence lorsque je pointe un doigt accusateur vers quelqu'un et que j'entonne : « Il est agressif et brutal ! » Peut-être l'est-il, mais la question demeure : « Pourquoi est-ce que je réagis avec une telle charge émotive face à lui ? » C'est peut-être parce que je ne tolère pas ces traits en moi-même ou que je les nie. Si tel n'était pas le cas, alors ce vampire en particulier, ou n'importe quel vampire, ne me toucherait pas tant. Avouer honnêtement vos failles vous évitera d'être tellement contrarié (et par le fait même, siphonné) par d'autres qui présentent des traits similaires.

Le plus formidable lorsque l'on n'est plus à la merci des saigneurs, c'est l'ouverture ressentie face au monde. Personnellement, je ne passe plus mon temps à me protéger d'une blessure imminente. Désormais, je sais précisément comment prendre soin de mon énergie, une consolation qui vaut mieux que de l'argent en banque. L'enfant en moi se sent en sûreté, il peut sortir. Je suis libre d'examiner longuement les détails de la personnalité des autres. Ce *rapper* au crâne rasé dans sa veste marine en cachemire qui avale une soupe au poulet dans un café. Ou la motarde tatouée qui s'accroche à son homme sur une Harley Davidson monstrueuse. Tout me semble si merveilleux. Je refuse désormais de me tenir sur mes gardes face à la vie. Grâce aux prescriptions que j'enseigne et que j'applique, ce n'est plus nécessaire. Pour vous non plus.

Choyez-vous :

Songez à une de vos victoires sur un vampire. Vous avez fini par exciser un « ami » malveillant de votre vie ? Vous avez réussi à poser vos frontières avec un proche indiscret qui demande à chaque dîner en famille pourquoi vous n'êtes pas marié ? Réjouissez-vous d'avoir tenu votre bout. Maître de votre énergie : habituez-vous à cette sensation triomphante !

Entrevue : Jamie Lee Curtis parle de protéger son énergie

Jamie Lee Curtis est une actrice lauréate d'un golden Globe et une auteure de livres jeunesse sur l'estime de soi.

Les gens sont doués d'une pulsation énergétique qui se dégage d'eux dès l'abord. L'énergie se communique par les yeux. Si quelqu'un me fixe intensément, je sens que nous nous sommes connectés par ce port énergétique. La plupart du temps, j'ai une impression favorable. Il arrive cependant que les gens vous vident s'ils sont négatifs ou pleins d'hostilité. Cela dépend de l'intention de la connexion. Les gens qui me posent surtout problème, ce sont les « victimes » qui refusent d'assumer la responsabilité de leurs actions. Les voir tenter de s'en tirer en blâmant les autres pour leurs malheurs me rend furieuse. Ils siphonnent mon énergie comme une pile. Avec ce type de personnage, je reste gentille, mais ferme : « J'aimerais que nous modifiions le ton de nos interactions. Quand nous avons fini de parler ou plutôt, quand VOUS avez fini de parler, je n'ai pas l'impression d'avoir eu un échange. Vous vous sentez mieux. Je me sens plus mal. » J'ai, à vrai dire, suggéré à certaines personnes de se trouver un bon médecin pour découvrir la source du problème. Après cinq ans passés en cure de désintoxication, je suis plus experte à poser mes limites. Avant j'enfouissais mon ressentiment dans les drogues et l'alcool. Aujourd'hui, il m'a fallu trouver d'autres moyens de gérer ces sentiments. Il y a encore une partie de moi qui dit : « Allez Jamie. Cette personne a besoin de toi. Tu es injuste. » Mais désormais, je sais que, pour bien m'occuper de moi, je dois fixer mes limites.

Un autre type de personnes qui me siphonne, ce sont les narcissiques qui ne tirent rien de leurs expériences. Quelqu'un qui répète les mêmes choses encore et encore. La répétition vous épuise. Ces gens cherchent une caisse de résonance, quelqu'un pour les guider, mais à vrai dire, vous n'êtes qu'un dépotoir où ils balancent leurs problèmes. J'ai compris que cela nuisait à mon énergie. Donc, ici aussi, je marque des limites face à leur comportement.

Toute ma vie, j'ai eu une personnalité dynamique et je me sens entourée d'une forte lumière. J'en suis heureuse. C'est un don providentiel. Alors, en présence d'une personne négative, je n'ai pas à visualiser de cocon protecteur. Ce qui me protège vraiment, c'est mon intuition. Quand je travaille dans un film, je l'appelle mon antenne. Je perçois des choses intuitivement. Je sais ce qui se passe sur scène. Je lis intuitivement l'énergie du jour. Je capte les gens. C'est une faculté que j'ai affinée au cours d'une longue carrière. De même, je suis d'avis que surmonter vos problèmes, qu'il s'agisse d'angoisses ou de vieilles blessures, vous apporte également une sorte de champ protecteur.

Je n'ai jamais été du type à prendre sur moi l'énergie nocive des autres. Je suis très ancrée. C'est essentiellement grâce à ma mère, Janet Leigh. Elle-même était ancrée et nous a légué cette qualité, à ma sœur et à moi. Ma mère reconnaissait la nature éphémère de l'industrie du spectacle, elle a choisi un homme qui n'en faisait pas partie pour nous élever. Nous avons aussi grandi dans la nature. Nous avons eu cette chance.

Dans certaines situations, j'ai beaucoup de difficulté à me laisser photographier. J'ai l'impression que c'est la foire aux phénomènes. C'est épuisant, comme si je n'étais qu'un « objet ». Je ne me plains pas du tout de la célébrité qui vient avec le métier. J'adore. Mais c'est horrible de sentir qu'on est devenu un « objet ». Je me suis retrouvée, par exemple, dans une pièce avec plein de gens ivres qui voulaient tous avoir leur photo avec moi. Dans ces moments-là, je voudrais bien me téléporter ailleurs.

Comme mère, je sais bien que les apports négatifs perturbent aussi les enfants. Ces assauts peuvent vider leur énergie. J'écris des livres sur l'estime de soi pour les jeunes, afin de leur apprendre à apprécier qui ils sont. Je suis d'avis que les images violentes ne conviennent pas aux jeunes enfants quand ils se développent psychologiquement. J'estime que Spider Man était trop stimulant visuellement pour mon petit de six ans. Ils censurent les films pour une bonne raison. Si souvent, des parents avec leur gamin de trois ans viennent me dire : « Nous venons de vous voir dans *Halloween.* C'était formidable ! »

Je me dis : « Hein ? Êtes-vous complètement cinglé ? » Pourquoi diable emmener des tout-petits voir un tel film, où la gardienne est incapable de les protéger ? Le film perturbe le sentiment de sécurité de l'enfant, il les terrorise. Par ailleurs, un adolescent (dont ma fille) ou un adulte comprendra que ce n'est qu'un film et gérera plus facilement sa frayeur et tout ce qui l'accompagne.

La maternité, c'est mon plus grand rôle. En tant que mère, je ne trouve pas que mes deux enfants me lessivent. Je suis là pour les aimer et m'en occuper ; par contre, il faut une quantité énorme d'énergie pour courir à gauche et à droite et satisfaire leurs besoins. Je me réveille à cinq heures du matin, comme un lièvre à grandes oreilles. Souvent, je cours du matin au soir. J'adore ma vie. Mais à un certain moment, il faut m'arrêter. Je le respecte.

Dixième prescription :

Générer l'abondance

Lorsque vous profitez de votre énergie dans sa totalité, l'abondance vient en prime. Cette abondance débute toujours par l'ouverture de votre cœur, puis elle s'étend vers l'extérieur, pas l'inverse. À mon avis, les réalisations matérielles, peu importe leur envergure, sont incapables en soi de pénétrer suffisamment la profondeur de notre âme pour procurer cette plénitude. Néanmoins, en évaluant avec sagesse là où va et ne va pas notre énergie, et si toutes nos décisions sont inspirées par l'intuition, de nos céréales au petit déjeuner à l'élu de notre cœur, nous jouirons d'une abondance vraie. C'est l'objectif de ce programme.

En psychiatrie énergétique, l'essentiel de mon travail consiste à réveiller les morts. Pas nos chers disparus, mais ces parties de nous-mêmes qui ont sombré dans le coma ; je les éveille à l'abondance qui se trouve directement sous notre nez. Notre société nous escroque scandaleusement : elle nous fait croire que les clefs du bonheur résident dans la richesse et la célébrité. Il est vrai que si votre cœur est à la bonne place et que vous n'avez pas un ego semblable à Godzilla, l'opulence peut être magnifique. Malgré tout, cela demeure très hypothétique. Mes patients qui « possèdent tout » sont généralement les plus malheureux. Ce qui les rend pires que d'autres, c'est ce sentiment : « Malgré ma réussite, pourquoi suis-je encore misérable ? » La raison : ils éprouvent une indigence émotionnelle qui endigue leur capacité d'apprécier ce qui va bien pour eux. Jusqu'à ce qu'ils puissent ressusciter leur cœur, ils ne saisissent pas leurs acquis, matériels ou autres.

La dixième prescription du programme consiste à donner et à recevoir la grâce de l'abondance. N'ayez crainte, vous la méritez bien. Nous la méritons tous. Acceptez-le. Préparez-vous ensuite à bénéficier d'heureuses perspectives d'avenir, de portes grandes ouvertes et de l'amour. Effectivement, de l'amour. Traditionnellement, l'abondance signifie que vos besoins matériels sont comblés ; nous examinerons cet aspect. Mais une définition plus large du terme est sans cesse à l'œuvre, même dans les époques de tristesse ou de pénurie apparente. Pour accéder à cette opulence, il faut comprendre la perfection de l'instant présent, qu'il soit pénible ou sublime, et réaliser que ce que vous donnez et ce que vous recevez est largement suffisant. Bien comprendre ce qu'est l'abondance m'aide à rester centrée lorsque tout s'effondre. Par surcroît, cela m'incite à faire de mon mieux pour ne pas fermer mon cœur, car je sais qu'il n'y a pas que le désastre. Cette philosophie nous laisse également entrevoir le « big bang » au cœur de la minutie. Notre attitude psychologique détermine l'abondance.

La fatigue et le désespoir ne sont jamais des absolus. Ce sont des énergies que nous pouvons modifier grâce aux prescriptions contenues dans cet ouvrage. La physique quantique affirme que l'énergie n'est jamais créée, ni détruite, elle se convertit simplement d'une forme à l'autre. Quel enchantement ! La photosynthèse transforme la lumière en énergie chez les végétaux, l'électricité devient l'énergie mécanique qui opère votre grille-pain. De même, vivre en vous conformant à ce programme transformera la négativité en un bouquet de roses.

L'abondance vient aussi du fait d'apprécier ce que vous faites, d'avoir le dynamisme d'aller plus loin et de provoquer d'heureux changements, des traits de caractère que partagent tous ceux que j'ai interviewés pour ce livre. Le producteur Norman Lear s'enthousiasme d'avoir fait circuler la Déclaration de l'Indépendance partout aux États-Unis « pour partager l'inspiration des pères fondateurs qui l'ont signée et qui ont mis leur vie, leurs fortunes et leur honneur sacré en péril pour elle ». Mon ami le révérend Michael Beckwith qui crie « Oui ! » depuis son siège dans la salle parce qu'il s'enflamme pour une idée que le conférencier propose. La salle se recouvre d'un silence abyssal. Puis jaillit son « Oui ! » sans inhibition. Incroyable ! Jamie Lee Curtis a suggéré que le magazine *More* la photographie en sous-vêtements sans retoucher le cliché et compare cette photo à une photographie prise après que les pros de la coiffure, du maquillage et de l'habillement aient fait leur œuvre. Jamie a eu le cran de montrer que personne, *jamais*, n'a l'air parfait sans des heures de maquillage, de coiffure et d'habillage. En tant que femme, je dis un grand bravo à cette prouesse. Ce que dégagent tous ces gens, c'est l'exubérance qui vient du fait de vivre nos convictions et nos passions, dans tout et dans rien.

Plus vous donnez, plus vous recevez

La formule pour accroître l'abondance est enfantine : plus vous donnez, plus vous recevez. Un paradoxe pour l'esprit ordinaire, mais une certitude du point de vue de la dynamique de l'énergie. Votre moi inférieur dit : « Il n'y a pas assez. Je veux tout garder. » Votre moi supérieur affirme : « Il y a plus qu'assez. Je veux partager. » Il est tentant de s'accrocher à ce que l'on possède, pétrifié à l'idée qu'on pourrait vous l'enlever. (La malédiction d'avoir été enfant unique, c'est que partager pour moi relève véritablement du miracle.) Mais il faut savoir également qu'en perpétuant cette idée préconçue, vous vous retrouverez piégé dans une minuscule boîte remplie d'angoisse, une perspective peu réjouissante. Pour libérer notre vitalité, il faut apprendre à passer de l'étroitesse d'esprit au moi plus vaste, une technique décrite ci-dessous.

Dans la dixième prescription, ma formule pour l'abondance se rattache aux finances. L'abondance financière, c'est être en mesure de vivre confortablement et de prendre plaisir à ce que vous possédez, avec ou sans compte en banque astronomique. Même si l'argent apporte surtout la puissance en ce bas monde, dans ma philosophie, il ne mesure jamais la valeur personnelle. L'argent ne justifie pas non plus de devenir une salope à roulettes ou de gonfler démesurément votre ego ; ce type de « pouvoir » est sans valeur. Comment l'argent appelle-t-il de l'énergie sacrée ? Miraculeusement, ces morceaux de papier ornés d'images paieront vos comptes, vous faciliteront la vie et la rendront plus agréable ; on peut les échanger contre une maison, une formation universitaire, des soins médicaux ou une escapade à Shangri-la. En revanche, le fric est aussi à l'origine de guerres ; sa perte en a incité quelques-uns à se jeter d'une fenêtre. À l'encontre des notions déformées qu'entretiennent maintes civilisations, ce programme ne préconise *en aucun cas* que notre valeur en tant qu'être humain dépend de l'argent ni qu'il rende une personne supérieure à une autre. Pour finir, une chose est sûre : quand vous quitterez ce corps, vous n'emporterez pas vos biens matériels. Vous emporterez cependant votre cœur plein d'amour. Lui seul donnera l'impulsion qui dirigera vos pas.

Voilà ce que je tente d'expliquer à mon patient, Bob, qui acquiesce, tout en restant d'avis que mes conseils ne sont pas praticables. « Bien sûr, Judith. Mais je dois vivre dans ce monde. » Bob fait beaucoup d'argent, mais il en veut toujours plus. Naturellement, il a des obligations financières, l'hypothèque, l'école privée pour ses enfants, etc. Dans l'ensemble, il vit luxueusement, même s'il semble malheureusement le dernier à en être informé. Bob est captif du « Si seulement je gagnais tant, je pourrais… » et du « Mon collègue, qui gagne tant, possède plus d'influence que moi et obtient plus de respect. » Quelquefois, ce type de pensées l'empêche de dormir la nuit ; jour après jour, elles épuisent son énergie. Le problème, c'est que Bob s'identifie à son chèque de paye, une idée reçue invalidante et cependant fort répandue. Mon travail actuel avec Bob consiste à l'aider à définir un sentiment d'identité qui ne dépende pas de circonstances extérieures, une voie assurée vers la liberté émotionnelle. Je passe mon temps à le ramener au cœur, à lui souligner le bien qu'il a fait autour de lui et à lui rappeler son action remarquable. Néanmoins, pour accéder à son moi supérieur, Bob doit se livrer aux exercices qui suivent.

Je suis consciente de l'attrait du courant de notre société de consommation, et de comment l'équation argent = pouvoir nous a conditionnés. Je ne dis pas que ces idées de masse préconçues sont faciles à vaincre. Cependant, je suis certaine que si vous ne tentez pas de les vaincre, vous allez sacrifier une énorme part de votre énergie et de votre estime personnelle. En premier lieu, vous devez identifier les blocages qui vous rendent aveugles à l'abondance que vous connaissez : sentiments d'envie et de compétition, avidité, manque de confiance en l'intégrité de la mission de votre âme, peur de ne pas « être assez » en comparaison aux autres. Être traversé par ces pensées négatives ne signifie pas que vous n'êtes pas

« spirituel ». Mais, pour l'amour du ciel, relevez vos manches et combattez. Comme mes patients et moi-même le faisons, utilisez les exercices suivants afin de vous libérer de ces pensées douloureuses.

CHANGEZ DÈS MAINTENANT PASSEZ DE VOTRE MOI INFÉRIEUR À VOTRE MOI SUPÉRIEUR

1. *Examinez avec candeur ce qui vous empêche d'apprécier votre abondance à l'instant même.* Vous êtes d'avis que vous ne parviendrez à l'abondance que lorsque vous aurez ...$ à la banque ? Vous enviez tous les abrutis dans la rue ? Jetez plutôt un coup d'œil compassionné sur ce qu'il y a à l'intérieur de vous. Sachez exactement à quoi vous avez affaire. Aucune censure n'est permise. Voilà votre moi inférieur. Apprenez à le reconnaître. Ressentez l'étranglement, l'anxiété et l'énergie faible qu'entraîne cet état d'esprit.
2. *Passez à votre moi supérieur.* Commencez en prenant quelques respirations profondes et lentes. Avec chaque inspiration, sentez que vous grandissez, que vous êtes plus vaste, plus magnanime. Effleurez le centre du cœur, au milieu de la poitrine ; sentez la chaleur, la satisfaction. Retrouvez ce sentiment d'être aimé par l'Esprit, quelle qu'en soit votre conception. Avec cette attitude au grand cœur, sachez qu'il y a suffisamment d'espace pour toutes les réussites ; il y a suffisamment d'amour pour tous. Ensuite, tournez votre attention vers ce qui est magnifique dans votre vie, et *non pas* vers ce que vous croyez faire défaut. Laissez errer votre pensée. Songez à l'argent que vous avez en banque, à votre santé, à l'ange sur votre épaule qui est toujours là. Dans ces moments de sérénité, détournez le regard de ce que possèdent les autres. Concentrez-vous sur vos privilèges et sur l'immense puits d'amour que vous avez à votre disposition ; cette modification de point de vue opère une puissante réorientation de l'énergie.

Obstacles intérieurs à l'abondance

Du fait que les obstacles intérieurs à l'abondance sont tenaces, la psychothérapie offre une aide précieuse. Ce qui sous-tend nos insécurités est souvent surprenant. Prenez mon ennemie jurée, l'envie. Des années durant, je devenais grincheuse quand un pair se retrouvait, à juste titre ou pas, sur la liste des auteurs de best-sellers du *New York Times* – un objectif que je n'ai jamais atteint. Je me sentais diminuée par son succès, négligée, invisible. Je voulais saluer la réussite de l'autre, mais j'en étais incapable. Ce n'était peut-être pas le Bangladesh, mais cette envie me ruinait. Je n'ai jamais jalousé ces auteurs sur le plan personnel, car j'aime bien ce que la providence m'a donné, mes bizarreries et le reste ; et je n'étais pas non plus intéressée à l'argent. J'enviais le fait que leur travail soit reconnu. Je suis pourtant assez intelligente pour savoir que la voie de la « popularité » est semée d'embûches, mais mon défi consistait à continuer de croire au bien-fondé de mon travail, sans me comparer.

En thérapie, j'ai toutefois découvert l'origine insoupçonnée de ma jalousie : je ne voulais pas être seule. J'étais célibataire. Enfant unique. Mes parents étaient décédés. En écrivant, je vivais en ermite. À mes yeux, être reconnue publiquement m'aurait apporté un sentiment de communauté, des gens et des occasions. Quelle révélation que de comprendre brusquement qu'il est insensé d'essayer de combler un tel besoin avec les ventes d'un livre ! Il fallait plutôt que je m'occupe à former ma propre famille étendue, une intuition et une entreprise qui ont sérieusement apaisé ma convoitise. Même alors, la chèvre alpine Capricorne en moi (mon ascendant) cherche toujours à gravir cette montagne.

La générosité

Outre la suppression des blocages, la dixième prescription a également recours à la générosité pour générer l'abondance. La largesse accélère la libre circulation de l'argent et de tout élément favorable dans votre vie. Il va sans dire que, pour ce qui a trait aux finances, il est important d'avoir un bon travail, de faire des investissements avisés et d'épargner. Outre ces pratiques fondamentales, le secret de l'abondance consiste à se montrer généreux, quels que soient vos capitaux propres.

Comme le disait Norman Lear : « Vous recevez à la mesure de ce que vous donnez. Mais il faut dépenser de l'énergie pour en recevoir. L'électricité se produit par la friction de deux fils ensemble. Voilà ce que donner m'apporte. » La générosité est une énergie en expansion. La mesquinerie est constipée. Si vous êtes plutôt radin, ne vous en faites pas, mais réveillez-vous ! Comprenez qu'il s'agit là d'un *énorme* inconvénient ; appliquez des mesures contraires. Comment ? Si quelqu'un vous donne cinq sous, vous lui en redonnez dix. Peu à peu, défaites-vous de cette mentalité « un prêté pour un rendu », une attitude rapace qui va à l'encontre de l'abondance. Soyez magnanime : voilà la générosité. Par ailleurs, prêtez main-forte aux gens autour de vous : œuvres de bienfaisance, dîme, donations. Donnez ce que vous pouvez, il n'est pas nécessaire que ce soit beaucoup. Ce changement d'attitude accroît le sentiment d'abondance ; ressentez cette énergie qui se diffuse au loin et partout. Et elle retrouvera le chemin du retour vers vous. Vous gagnerez peut-être le gros lot ou alors, vous aurez une meilleure opinion de vous-même. Quelle que soit la manière dont s'exprimera votre générosité, vous ne serez jamais perdant.

Osez être non conformiste avec vos largesses. Soyez à la hauteur des occasions qui se présentent. Par exemple, l'autre jour, pendant que j'attendais dans un restaurant mes plats chinois à emporter, une femme avait commandé son repas, mais elle avait oublié son porte-monnaie. Je me suis sentie poussée à payer pour elle. Le devrais-je ? Ne le devrais-je pas ? Dieu merci, avant de m'enliser dans une polémique mentale, ma bouche a prononcé : « Laissez-moi payer pour vous. » Son visage s'éclaira : « Oh mon Dieu, vous êtes Judith ! » Stupéfiée, j'ai répondu : « Oui. » Elle poursuivit : « Il y a plusieurs années, je vous ai consulté pour une seule séance. Vous m'avez aidée à quitter mon mari violent ! » Même si je ne l'avais pas du tout reconnue, j'adore ce genre de synchronicités. « Prodigieux », songeai-je. Elle souriait. Je souriais. La caissière souriait. À tous points de vue, du bon karma. Et il avait suffi de peu. Plus tard dans la semaine, j'ai reçu un chèque pour les vingt dollars qu'elle avait acceptés, accompagné d'un charmant billet qui me remerciait.

Je ne cherche pas à me féliciter, je tente de vous encourager à aller plus loin que les normes établies. Ne ratez pas une seule occasion de vous montrer généreux, les petites ou les grandes. Si vous êtes intimidé, faites-le quand même. Personnellement, je trouve excitant de laisser incognito des billets de banque dans des lieux publics. L'idée m'est venue en avalant mon petit déjeuner dans un café à Manhattan. J'ai eu cet éclair : « Pourquoi ne laisses-tu pas cinq dollars dans les toilettes ? Quelqu'un le trouvera et pensera qu'il a de la chance. Il croira alors que tout est possible. » Désormais, chaque fois que j'en ai envie, je laisse un dollar ici, cinq dollars là. Ce n'est pas beaucoup, mais juste assez pour que les gens se mettent à réfléchir. Jouer au génie des sous m'apporte une immense satisfaction.

Dans cet esprit, voici un exercice qui étendra les limites de votre générosité.

CHANGEZ DÈS MAINTENANT
GÉNÉREZ L'ABONDANCE EN LAISSANT ANONYMEMENT DE L'ARGENT POUR QUE D'AUTRES LE TROUVENT

Laissez de l'argent, un montant qui vous paraît juste, dans un site de votre choix ; il faut que ce soit à l'insu de tous. Cela peut être n'importe où : dans le corridor de l'édifice du cabinet de votre dermatologue, sur le trottoir, dans une plante d'intérieur. Goûtez l'euphorie que procure ce geste délicieusement subversif et espiègle. Je parie que vous en serez heureux, aussi. Répétez l'exercice à votre guise.

Réinventez continuellement la tournure que vous donnerez à la générosité. Dans le domaine de l'argent, nous devons être précurseurs dans ce territoire en friche qui a la réputation d'être bonasse. L'argent, c'est ce que vous en faites. Fortuné ou pauvre, il n'est pas nécessaire d'être extravagant pour s'amuser. Je vous le promets : ces radins avides de contrôle à la tête d'une fortune de vingt millions de dollars ne s'amusent pas et ils ne prospèrent pas. Un avare n'a rien d'enviable. Mieux vaut adopter ce précepte bouddhiste comme devise : « Votre bonheur, c'est mon bonheur. Il n'y a pas de plus grand bonheur au monde. » L'abondance engendre l'abondance, un principe énergétique qui vous attirera les nombreux visages de la prospérité.

L'ALTRUISME

Allié au concept de la générosité, l'on retrouve celui de l'altruisme – un don de soi-même pour améliorer la vie d'autrui, de votre communauté, du monde. C'est une attitude et une énergie qui perpétuent l'abondance. Il y a divers moyens de vous extirper de votre moi inférieur et de diffuser de l'énergie sacrée : bonnes actions, bénévolat, pétitions pour défendre l'environnement envoyées par courriel, etc. En outre, ces gestes vous ramènent au cœur et transforment les pensées pessimistes. L'altruisme n'est pas quelque chose que vous êtes « censé » faire, ni une corvée. Il s'agit plutôt de sentir intuitivement vers quoi vous tendez ; donner ainsi vous rendra heureux. Comprenez également que nous sommes tous connectés sur le plan énergétique avec l'ensemble de l'humanité ; l'altruisme est une marque de respect envers l'autre. Il est impossible que l'abondance se limite à vous seul. Pour le meilleur et pour le pire, nous sommes tous dans ce même bateau espace-temps. L'abondance exige de reconnaître que nous sommes tous inextricablement liés les uns aux autres.

Pour accéder à ce niveau supérieur de l'abondance, il vous faudra peut-être redéfinir qui vous êtes et pourquoi vous êtes ici. Notre monde est en crise. Personne n'est à l'abri des répercussions sociales, économiques et environnementales. Dans le but d'ennoblir votre énergie personnelle et celle de la planète, il est indispensable de découvrir de quelle manière vous allez prêter main-forte. Des gens ordinaires comme vous et moi ont le pouvoir de modifier l'avenir. Nous ne sommes pas sans influence. Jour après jour, nous devons livrer une révolution de l'amour, au cœur des réalités quotidiennes ou à l'échelle globale. Si le concept d'altruisme vous est inconnu, ne vous forcez pas à contribuer. Examinez les possibilités qui coulent de source.

CHANGEZ DÈS MAINTENANT
DÉCOUVREZ UNE FORME D'ACTION ALTRUISTE QUI VOUS TOUCHE

La base même de l'action altruiste, c'est d'ouvrir votre cœur pour alléger le fardeau de l'autre ou améliorer une situation. Il existe mille façons d'aider. Pour déterminer ce qui vous appelle, écoutez votre intuition et faites l'essai de choses nouvelles. Ne tentez pas de vous faire l'émule de mère Teresa. Commencez par poser des actes de bonté aléatoires autour de vous, ce qui vous mènera à d'autres occasions. Accomplissez au moins une bonne action par jour. Portez les sacs d'épicerie d'une voisine, ramassez des détritus dans la rue ou mettez des pièces de monnaie dans un parcomètre échu. Voyez la bouffée d'énergie que vous en tirez.

Ensuite, songez à étendre votre action. Par exemple, renseignez-vous sur des œuvres de bienfaisance à l'intention d'adultes ou d'enfants, des abris pour animaux ou des groupes pacifistes. Toute forme d'action altruiste est précieuse. Déterminez ce qui vous intéresse. Mesurez intuitivement ce qui vous touche, même vaguement. Puis, obéissez à cette impulsion. Donnez une heure par mois à cette cause, chez vous ou sur place, comme il vous convient. N'importe quel don de votre temps représente un véritable trésor.

Pour quelques-uns d'entre nous, l'altruisme est un choix. Mais il peut vous être imposé, comme il le fut pour mon amie, Hafsat Abiola. Âgée de vingt-sept ans, elle est diplômée de Harvard ; c'est une activiste nigérienne dont le travail consiste à rendre le pouvoir aux femmes. Le père d'Hafsat, l'un des premiers présidents démocratiques du Niger, fut emprisonné par l'élite dirigeante. Il est décédé d'une « mort suspecte » le soir suivant sa libération. Peu après, la mère d'Hafsat, également activiste, fut assassinée. En dépit de son chagrin abyssal, Hafsat explique pourquoi sa vie est prospère :

« Brusquement, mes parents avaient disparu. Ils s'étaient préparés aux sacrifices qu'exigeait la démocratie, mais leur perte fut accablante. J'éprouverai toujours l'abondance d'amour qu'ils m'ont donné. À mon sens, l'abondance, c'est de rester en contact étroit avec la gratitude, d'apprécier la grâce de chaque journée. Notre pays est pauvre financièrement, mais du point de vue de la sagesse de notre peuple, de sa grâce et de sa dignité, nous sommes riches. Le pays émerge de trente ans de dictature et, plus que jamais, je vois comment l'abondance exige de donner en retour. L'altruisme est le loyer qu'il faut payer du fait d'habiter en ce monde, une générosité qui rend hommage à tous les peuples de cette planète. Être noble, c'est donner. Sur le plan spirituel, je me sens mesquine et laide si je ne suis pas généreuse. Par ailleurs, l'abondance demande de pardonner, de consentir à ce que notre cœur se brise et de s'ouvrir à nouveau. Pardonner signifie de laisser derrière tous vos bagages, vos rancœurs et vos craintes. Si vous n'y renoncez pas, vous raterez le bus. L'abondance, c'est une eau claire et exquise qui coule dans mon âme. Elle nettoie la saleté et éveille en moi une profonde gratitude pour toutes les bénédictions qui me sont accordées. »

Le pardon

Comme Hafsat, je préconise l'abondance qui découle de l'amour. Plus nous succombons à l'amertume, plus notre monde devient dangereux. Pour accroître l'énergie sacrée, il ne peut y avoir de nouveau discours sans le pardon. Autrement, le narcotique de la haine nous transforme en machines de guerre, au Moyen-Orient ou dans notre cuisine, c'est une fugue dissociée où nous sommes indifférents à notre propre souffrance ou à celle de l'autre. À l'opposé, le pardon est une tentative de laisser tomber le ressentiment ; les directives fondamentales pour y parvenir sont présentées à la quatrième prescription. Naturellement, si l'on vous a fait du tort, il est naturel d'être furieux ou blessé ou de vouloir rompre une relation de maltraitance. Néanmoins, si la colère est tout ce qui vous reste, elle chassera toute forme d'abondance affective.

Le pardon vient de votre moi supérieur, c'est une élévation nécessaire de perspective. Au bout du compte, il profitera à vous plus qu'à quiconque. Même si le pardon n'arrive pas à effacer toute la rancœur, vous acquerrez la liberté d'apercevoir au-delà. Pour faciliter ce processus tonifiant, je le répète : le pardon vise l'acteur, pas le geste. On ne pardonne pas l'offense, mais l'on comprend que l'offenseur est blessé. Le véritable test pour l'âme, par contre, c'est d'éprouver de l'empathie pour l'ampleur des blessures psychologiques chez l'autre. Il faut aussi reconnaître le caractère sacré de votre « ennemi », caractère qui résonne au-delà de toute zone de guerre. Cette connexion d'être humain à être humain permet d'effacer cette mentalité « nous contre eux ». Notre désir de transcender la haine apportera la paix ici-bas, ce qui vaut bien ce dépassement de l'âme.

Reconnaître notre unité collective

À l'échelle globale, l'abondance se propage lorsque nous prenons conscience de notre unité collective. Du point de vue de l'énergie, il n'y a aucune séparation arbitraire entre Nous et Eux. Cette division n'est que l'hallucination de notre moi inférieur, mais cette hallucination a suffisamment de puissance pour anéantir la civilisation humaine. Chaque être humain appartient à la même famille, une vérité sur laquelle je parierais ma vie. Hélas, nous n'avons plus le luxe d'en débattre. On saccage notre Terre, notre demeure.

Aucune survie n'est possible sans Elle. Le sort de notre espèce, de toutes les espèces vivantes, dépend des soins que nous apporterons aux écosystèmes naturels. Sur le plan de l'énergie subtile, quand on viole la nature, on se viole aussi. Quand les océans sont empoisonnés, notre corps physique pleure. Les causes de la souffrance physique et psychologique ne sont pas si évidentes qu'elles le paraissent. Ce n'est pas une coïncidence si la dépression est épidémique et que le cancer emporte tant d'êtres qui nous sont chers. À notre manière, nous assimilons l'énergie de la violence qui nous entoure. Il existe un métabolisme énergétique entre les nations, les communautés, la Terre et notre corps. Ma dernière prescription exige de faire notre part : lutter pour obtenir la richesse d'une Terre en santé et la prospérité de ses peuples. Voici des paroles de Krishnamurti, chères à mon cœur : « Le cœur de l'homme est son propre gardien. Pour arrêter la violence, nous devons absolument nous garder libre de la violence intérieure. Les conflits internes se projettent à l'extérieur et deviennent des chaos mondiaux. » Sachant que le chemin menant à la paix n'est pas à l'extérieur de nous, il nous faudra désormais tenir compte des énergies que nous projetons, la thèse qui sous-tend ce programme. Même si les paroles sont capables d'ennoblir, elles ont un pouvoir bien moindre que d'incarner le changement auquel nous aspirons. Pratiquer ce que nous prêchons est impératif en ce millénaire. Ce sera peut-être difficile, nous défaillirons. Et alors ? On ne peut contourner le fait que nos champs énergétiques s'entremêlent collectivement. Les « malfaiteurs » n'opèrent jamais seuls. Notre apathie face à la guérison fait de nous leurs complices.

La dixième prescription du programme pour épanouir l'énergie sacrée – générer l'abondance – repose sur la prémisse que l'amour est une énergie viable. Toutes les autres prescriptions allaient dans le même sens. N'oubliez jamais l'importance de l'amour. Le mandat est simple. Si vous êtes fatigué, aimez. Si vous êtes heureux, aimez. En expirant votre dernier souffle, aimez encore ! Quand il vous semble absolument impossible d'aimer – et ce découragement est inévitable – alors, aimez plus tard. Je vous le promets : vous ne repartirez jamais les mains vides si le cœur est sincère. Viendra un temps où vous devrez décider à quoi ressemblera la fin de la joute, sur le plan personnel et pour la planète. En ce qui me concerne, le seul aboutissement logique, c'est l'amour. Voilà comment il faut nous définir, en dehors de tout autre critère. Voilà ce qui assurera l'abondance.

Je souhaite que ce livre vous aura apporté quelque chose qui dépasse vos espérances. Je vous souhaite une énergie qui se renouvelle jusqu'au bout de la vie. Je vous souhaite également de vous dorer à la brillance de l'énergie qui émane de toutes choses. Sous l'angle approprié et avec l'attitude juste, vous arriverez à voir scintiller les semelles de vos chaussures. Car elles scintillent ! Elles scintilleront. Que le miracle soit. Émerveillez-vous des énergies qui se tissent ensemble au jour le jour. Si vous êtes capable de l'apprécier, même pendant de brefs instants, alors j'aurai réussi. Le présent anime l'avenir. Utilisez mes prescriptions pour illuminer votre présent. Croire en l'amour est invincible. Vous aurez le courage de tout accomplir.

Une dernière douceur pour vous :

Comme une famille unie, nos cœurs à l'unisson, répétons sans relâche une prière pour le monde : « Que notre peuple et notre planète soient en santé. Que notre peuple et notre planète soient heureux. Que la souffrance disparaisse. Que nous vivions une paix sans fin. »

Entrevue : Rosa Parks parle du pouvoir de l'amour

Rosa Parks est la mère du mouvement des droits civils. Son refus de céder son siège à un passager blanc a déclenché un mouvement qui a mis fin à la ségrégation légale aux États-Unis. Elle est lauréate du prix Martin Luther King jr. pour la paix et la non-violence.

Le premier décembre 1955, à Montgomery en Alabama, la décision de ne pas céder mon siège à un Blanc dans l'autobus fut intuitive et spontanée. Comme à l'habitude, je rentrais de mon travail dans un grand magasin. À l'époque, j'avais quarante-deux ans et j'avais toujours réfléchi à la liberté. Mon grand-père et ma mère m'ont enseigné que tous les êtres humains sont égaux. Pourtant, à bord de cet autobus, je savais bien que nous, en tant qu'êtres humains, avions souffert trop longtemps. Même si j'avais peur d'élever une protestation – je risquais d'être battue ou tuée – j'ai résolu de ne pas succomber à la peur. Sinon, la situation ne s'améliorerait jamais. Après mon arrestation, les gens ont commencé à boycotter les autobus. Nous avions la chance que le Dr Martin Luther King, qui avait alors vingt-six ans, ait consenti à prendre la tête du mouvement. Après 381 jours de boycott, la Cour suprême a annulé l'ancienne loi et a rendu la ségrégation illégale dans les transports publics en Alabama. Cette motion a servi de modèle de changement dans les États du sud. Je n'éprouve aucune colère ni sentiment de victimisation liés au passé, je suis tout simplement reconnaissante que les conditions dans lesquelles nous étions forcés de vivre aient changé. Si vous restez furieux contre les autres, il y a peut-être des amis parmi ces gens contre qui vous étiez en colère que vous ne connaîtrez jamais.

Mon énergie et ma force me viennent de la foi en Dieu. L'intuition a aussi son importance, car elle vous permet de savoir que vous pouvez continuer. Je conseille aux gens d'éveiller en eux une foi robuste et une intuition claire ; cela vous donnera du courage et vous mènera à une abondance du cœur. À quatre-vingt-dix ans, pour accroître mon énergie, je fais de l'exercice régulièrement, je soulève des haltères, je fais des étirements et je me fais masser. Je suis végétarienne depuis quarante ans. Quand j'étais petite, ma famille n'était pas riche et j'ai eu des problèmes de santé en raison de carences nutritionnelles. Manger sainement est l'une de mes priorités. J'adore aussi les enfants. Travailler avec eux au Rosa Parks Learning Center me dynamise. J'ai conçu un programme où les jeunes enseignent aux gens âgés des connaissances de base en informatique. J'ai été la première à décrocher le diplôme ! Je suis d'avis que la qualité suprême chez l'être humain, c'est l'amour. Le trait le plus négatif, c'est la haine injustifiée. Nous façonnons un monde plus aimant en respectant nos différences et en évitant de les juger. La haine, comme d'autres émotions négatives, est un choix. Si vous choisissez la bonté et l'altruisme, vous obtenez la paix et la prospérité. Ces qualités naissent aussi du fait de se montrer généreux envers autrui quand il n'y a pas de profit à en tirer. Mon ami, le Dr King, nous en a donné un merveilleux exemple. C'était un homme très bon. Il comprenait l'âme de l'être humain.

Je sais que nous pouvons réaliser le rêve du Dr King d'un monde où nous nous serions unis et vivrions comme un seul peuple. L'amour, pas la peur, doit être notre guide. Je vois un monde où les enfants n'apprennent pas la haine à la maison, où les gens ne s'invectivent pas en raison de la couleur de leur peau. J'entrevois un monde exempt de violence, où les gens de toutes les races et de toutes les religions travaillent ensemble pour améliorer l'existence de tous.

À propos de l'auteure

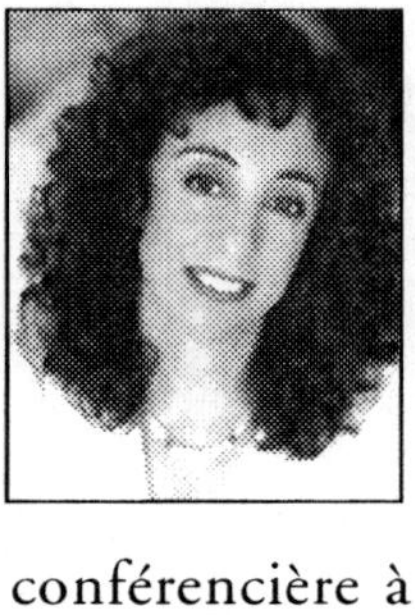

Détentrice d'un doctorat (M.D.), Judith Orloff est à la fois psychiatre et intuitive. Elle est également professeure assistante de clinique au département de psychiatrie à l'UCLA, l'auteure des best-sellers *Dr Judith Orloff's Guide to Intuitive Healing* et *Second Sight,* et conférencière à l'échelle internationale. Dans ses conférences, elle aborde la relation entre l'intuition, l'énergie et la médecine. Ses recherches ont été présentées à NPR et CNN, et dans les magazines *USA Today* et *O, The Oprah Magazine.* Pour de plus amples renseignements, visitez son site Internet www.drjudithorloff.com.

Ressources

Le site Internet www.reseauproteus.net/fr offre des renseignements détaillés sur diverses maladies physiques ou psychologiques ainsi que les solutions, médicales et alternatives, à ces maux. En outre, il décrit une multitude de thérapies corporelles, approches et méthodes de guérison, et donne des références permettant de trouver praticiens et thérapeutes en tous genres. Il contient une section nutrition, des articles sur diverses questions santé et un forum. De plus, les références fournies renvoient aux pays de la francophonie.

Centre éducatifs

Esalen Institute
Big Sur, CA 93920
408-234-3000

Institute of Noetic Sciences
101 San Antonio Road
Petaluma, CA 94952-9524
www.noetic.org

Omega Institute for holistic studies
260 Lake Drive
Rhinebeck, NY 12572
800-944-1001
www.omega-inst.org.

Choix de lectures

Beattie, Melody. *Codependent No More: How to Stop Controlling Others and Start Caring for Yourself.* Hazelton, 1997.
Des principes d'avant-garde pour vivre sans disperser votre énergie

Brockway, Laurie Sue. *A Goddess Is a Girl's Best Friend.* Perigee Books, 2002.
Un regard intelligent et drôle sur l'énergie de déesses archétypales.

Dossey, Larry, M.D. *La médecine réinventée. L'art de guérir du 3e millénaire.* Vivez Soleil, 2002.
Une étude dotée de preuves scientifiques sur l'intuition et la guérison énergétique à distance.

Eden, Donna. *Energy Medicine.* Tarcher, 1999. Version française : *Médecine énergétique,* Éditions Ariane, 2005.
Un texte fort utile sur les méthodes visant à accroître les énergies subtiles de votre corps et à augmenter votre vitalité.

Emery, Marcia. *The Intuitive Healer: Accessing Your Inner Physician.* St. Martin's Press, 1999.

Un manuel pratique écrit par un psychologue. Porte sur la manière d'éveiller l'intuition et déborde d'exercices faciles à comprendre.

Gallo, Fred. *Energy Psychology.* CRC Press, 1998.

Un guide sur le diagnostic et le traitement de problèmes psychologiques à l'aide de systèmes d'énergie subtile telle l'acupuncture.

Gerber, Richard. *Vibrational Medicine: The #1 Handbook on Subtle-Energy Therapies.* Bear, 2001.

Une explication scientifique des rapports de l'énergie subtile à la santé.

Ingram, Catherine. *Passionate Presence: Experiencing the Seven Qualities of Awakened Awareness.* Gotham Books, 2003.

Instructions d'un maître spirituel sur la manière d'éveiller l'intelligence du cœur.

Joy, W. Brugh, M.D. *Joy's Way: A Map for the Transformational Journey.* Tarcher, 1979.

Un classique rédigé par un médecin et guérisseur sur la guérison énergétique et le système des chakras. Les meilleures illustrations de chakras que j'aie vues !

Keieger, Dolores. *The Therapeutic Touch.* Fireside, 1992.

Une explication limpide des moyens d'employer l'énergie subtile pour guérir.

Myss, Caroline. *Anatomie de l'esprit. Les sept étapes pour retrouver son pouvoir de guérison.* Ariane, 1999.

Écrit par une intuitive médicale fort douée, ce guide présente un aperçu clair du système de chakras et de la médecine énergétique.

———. *Why People Don't Heal and How They Can.* Three Rivers Press, 1998.

Une ressource excellente qui permet de comprendre et de surmonter les obstacles à la guérison.

Naparstek, Belleruth. *Your Sixth Sense: Activating Your Psychic Potential.* HarperCollins, 1997.

Un guide direct rempli d'amour en vue de développer l'intuition. Comporte une étude perspicace de divers intuitifs.

Ram Dass. *Be Here Now.* Crown Publishing, 1971.

Un ouvrage marquant sur l'énergie et le principe de vivre le moment présent.

Salzberg, Sharon. *Lovingkindness: The Revolutionary Art of Happiness.* Shambhala, 2002.

Enseignante bouddhiste, l'auteure explique des formes de méditation permettant d'acquérir cet amour bienveillant et libérateur dans notre vie.

Schulz, Mona Lisa, M.D. *Awakening Intuition: Using your mind-body network for insight and healing.* Harmony Books, 1998. Version française *: Le réveil de l'intuition : Le réseau corps-esprit à l'œuvre dans la guidance et la guérison. ADA, 2003.*

L'autobiographie d'une neuroscientifique et intuitive médicale qui met en relief la manière dont l'intuition est liée à l'énergie et à la physiologie du corps.

Targ, Russell, et Jane Katra. *Miracles of Mind: Exploring Nonlocal Consciousness and Spiritual Healing.* New World Library, 1998.

Un regard passionnant sur la vision et la guérison à distance depuis le point de vue unique de Targ, un chercheur ésotérique d'avant-garde, et de Katra, une guérisseuse.

Tolle, Eckhart, *The Power of Now.* New World Library, 1999. Version française : *Le pouvoir du moment présent.* Ariane, 2000.

Un ouvrage simple et puissant sur la manière d'atteindre un bonheur plus grand et d'obtenir de l'énergie dans le moment présent.